J. SCHREIBER

TRAITÉ PRATIQUE

DE MASSAGE

ET DE

GYMNASTIQUE MÉDICALE

avec 117 figures dans le texte

A LA MÊME LIBRAIRIE

LEÇONS

DE

CLINIQUE THÉRAPEUTIQUE

PAR

Le Dʳ DUJARDIN. BEAUMETZ

MEMBRE DE L'ACADÉMIE DE MÉDECINE
MÉDECIN DE L'HOPITAL COCHIN, MEMBRE DU CONSEIL D'HYGIÈNE
ET DE SALUBRITÉ DE LA SEINE.

TOME Iᵉʳ. — Traitement des Maladies du Cœur, et de l'Aorte, de l'Estomac et de l'Intestin.

TOME II. — Traitement des Maladies du Foie et des Reins, du Poumon et de la Plèvre, du Larynx et du Pharynx.

TOME III. — Traitement des Maladies du Système Nerveux, Traitement des Fièvres et des Maladies générales.

Ouvrage terminé.

3 volumes grand in-8° de 800 pages chacun avec figures dans le texte et planches chromolithographiques hors texte.

PRIX : 48 FR.

TRAITÉ PRATIQUE

DE MASSAGE

ET DE

GYMNASTIQUE MÉDICALE

BIBLIOTHÈQUE DE L'ÉLÈVE ET DU PRATICIEN

Collection publiée dans le format in-18 jésus. Cartonnage diamant, tranches rouges

OUVRAGES PARUS DANS CETTE COLLECTION :

Manuel pratique de Laryngoscopie et de Laryngologie, par le Dr G. POYET, ancien interne des hôpitaux de Paris. 1 vol. de 400 pag. avec 30 figures dans le texte et 24 dessins chromolithographiques hors texte. Prix. . . . . 7 fr. 50

Manuel de Dissection des Régions et des Nerfs, par Charles AUFFRET, professeur d'Anatomie et de Physiologie à l'École de Médecine navale de Brest. 1 vol. de 471 pages, avec 60 figures originales dans le texte exécutées pour la plupart d'après les préparations de l'auteur. Prix . . . . 7 fr. »

Histoire de la Médecine, d'Hippocrate à Broussais et ses successeurs, par J.-M. GUARDIA. 1 vol. de 600 pages. Prix. . . 7 fr. »

Traité pratique de Massage et de Gymnastique médicale, par le Dr J. SCHREIBER, ancien professeur libre à l'Université de Vienne, membre des Sociétés d'Hygiène et d'Hydrologie de Paris. 1 vol. de 350 pages avec 117 figures dans le texte. Prix. . . . . 7 fr. »

Manuel pratique de Médecine mentale, par le Dr F. REGIS, ancien chef de Clinique de la Faculté de Médecine de Paris à Sainte-Anne, précédé d'une préface de B. BALL, professeur de Clinique mentale à la Faculté de Médecine de Paris. 1 vol. de près de 600 pages avec planches. Prix. . . . . 7 fr. »

Hygiène de la vue, par le Dr G. SOUS (de Bordeaux). 1 vol. de 350 p. avec 67 figures. Prix. . . . . 6 fr. »

Manuel clinique de l'analyse des urines, par P. YVON, pharmacien de 1re classe, ancien interne des hôpitaux de Paris. 2e édition, revue et augmentée. 1 vol. de 320 pages, avec 37 figures dans le texte et 4 planches hors texte. Prix. . . . . 6 fr. »

Manuel pratique des Maladies de la Peau, par le Dr F. BERLIOZ. Professeur à l'École de Médecine de Grenoble. 1 vol. de 500 pages. Prix. . . . . 6 fr. »

Manuel pratique des Maladies de l'Oreille, par le Dr P. GUERDER. 1 vol. de 320 pages. Prix . . . . 5 fr. »

Des Vers chez les enfants et des Maladies Vermineuses, par le Dr Élie GOUBERT. Ouvrage couronné (médaille d'or) par la Société protectrice de l'Enfance. 1 vol. de 180 pages, avec 60 figures dans le texte. Prix.. . . . . 4 fr. »

Manuel d'Ophtalmoscopie, par le Dr LANDOLT, directeur du laboratoire d'ophtalmologie à la Sorbonne. 1 vol. avec figures dans le texte. Prix. 3 fr. 50

Manuel d'Hygiène et d'Éducation de la première Enfance, par le Dr A. BOURGEOIS, médecin-major de la Garde républicaine. 1 vol. de 170 pages. Prix. . . . . 3 fr. »

CORBEIL. — IMPRIMERIE B. RENAUDET

TRAITÉ PRATIQUE

DE

MASSAGE

ET DE

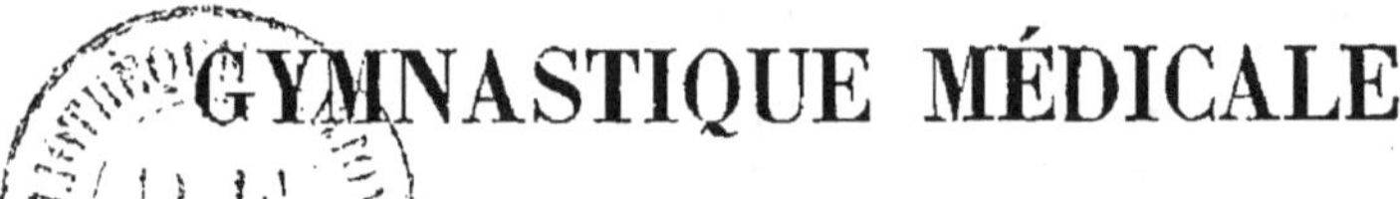

GYMNASTIQUE MÉDICALE

PAR

Le Dr J. SCHREIBER

MEMBRE DE LA SOCIÉTÉ MÉDICALE DE VIENNE,
ANCIEN PROFESSEUR LIBRE A L'UNIVERSITÉ DE VIENNE,
MEMBRE ASSOCIÉ DE LA SOCIÉTÉ FRANÇAISE D'HYGIÈNE,
DE LA SOCIÉTÉ D'HYDROLOGIE MÉDICALE DE PARIS, DE LA SOCIÉTÉ DE MÉDECINE
DE BUCHAREST, MEMBRE CORRESPONDANT DE LA SOCIÉTÉ DE MÉDECINE
ET DE CLIMATOLOGIE DE NICE, DIRECTEUR DE L'ÉTABLISSEMENT « ALPENHEIM »
A AUSSEE EN STYRIE.

Avec 117 figures dans le texte.

PARIS

OCTAVE DOIN, ÉDITEUR

8, PLACE DE L'ODÉON, 8

1884

PRÉFACE

Ce traité a pour but de servir de guide au médecin praticien dans le traitement mécanique des différentes maladies.

Pendant son impression, qui a demandé beaucoup de temps à cause des nombreuses figures qu'il renferme, il a paru, rien qu'en langue allemande, quatre ouvrages importants sur le même sujet: ce sont les traités de Rossbach, Busch, Reibmeyer et Samuely.

On comprendra que je les aie parcourus avec une certaine anxiété, car je craignais que le mien ne semblât sans objet après eux, ou ne fût pris pour une simple compilation. Mes craintes n'étaient pas fondées. Je crois avoir découvert quelques aperçus nouveaux, et j'ai l'espoir que mon travail viendra combler une lacune dans la littérature de la thérapeutique mécanique.

Je me suis efforcé de faire comprendre ce traitement par des observations personnelles très détaillées, d'attirer l'attention sur les difficultés de la méthode, et de mettre chacun à même de l'appliquer sans maître, grâce à des indications précises.

Si j'ai réalisé mes intentions, je serai heureux de penser que j'ai rendu service à beaucoup de mes confrères.

J. SCHREIBER.

TRAITÉ PRATIQUE

DE MASSAGE

ET DE

GYMNASTIQUE MÉDICALE

HISTOIRE

DE LA THÉRAPEUTIQUE MÉCANIQUE

Ce traitement est déjà mentionné dans les plus anciens écrits des Indous et des Chinois.

Le célèbre ouvrage indou *Susruta*, qui date d'un grand nombre de siècles avant Jésus-Christ, renferme déjà une excellente description de la gymnastique médicale. Ce système, dépourvu à l'origine de tout surnaturel, fut plus tard accaparé par les brahmes, mêlé à des formules magiques et à des mystères, pour que le peuple crût en être redevable aux dieux et aux esprits protecteurs. De cette façon les prêtres de l'Inde augmentaient leurs revenus et leur domination. Ils procèdent aujourd'hui de la même façon qu'il y a trois mille ans.

Le plus ancien livre des Chinois *Cong-Fou* renferme aussi des descriptions détaillées de la gymnastique médicale enrichies de dessins ; elles montrent que ce peuple, d'une culture si ancienne, connaissait parfaitement la mécanothérapie.

Dans un ouvrage paru à Paris en 1850 sous le titre pompeux de *Révolution dans l'art de la marche* et dû à F. Lutterbach, on trouve décrits les modes de respiration les plus variés, tels que les prescrivaient les médecins chinois depuis des milliers d'années. Déjà ce titre de « Cong-Fou » est caractéristique. Le mot « Cong » signifie artiste, « Fou » signifie homme, il veut donc dire un homme qui travaille artistement.

D'après de récents travaux, il est certain que le livre Cong-Fou renferme déjà l'application de la gymnastique aux foulures, aux déviations et autres affections chirurgicales.

D'après le Père Duhalde, on rencontre dans toutes les provinces du Céleste-Empire des écoles et des établissements de gymnastique médicale où l'on forme des médecins « Tao-See », et où affluent par centaines des malades venant de tous les points de la Chine. Un des plus célèbres se trouve dans la province Kiang-si. La ville Kan-Tscheou-fou est la résidence principale des Tao-See ; c'est là qu'habite leur provincial, si l'on peut ainsi s'exprimer, qui porte le titre de « Tien-See », docteur céleste.

Le docteur T. Lay raconte dans son ouvrage publié à Londres en 1841 : *Les Chinois comme ils sont*, une méthode ingénieuse et très efficace mise en œuvre par les médécins chinois pour redresser la colonne vertébrale. Elle consiste en certains exercices musculaires associés à des inspirations profondes et prolongées, de telle façon que les muscles de la respiration servent de soutien aux groupes musculaires situés autour de la colonne vertébrale.

Depuis des temps immémoriaux, on emploie en Chine des exercices musculaires pour fortifier les muscles relâchés par la fatigue, faire disparaître les crampes et les douleurs rhumatismales. Au lieu de la saignée, on a aussi recours aux exercices gymnastiques pour remédier aux congestions. Ces procédés reposent-ils sur une théorie physiologique ou sur une doctrine thérapeutique? c'est ce qu'il est difficile de dire.

Dans une encyclopédie en 64 volumes qui parut sous le titre de *San-Tsai-Tou-Hoei* vers la fin du seizième siècle de notre ère, on trouve une collection de planches anatomiques et de gravures représentant des exercices gymnastiques.

Chez les Indous le traitement mécanique, pratiqué de toute antiquité, porte le nom de « shampooing » ; dans les colonies hollandaises de l'océan Pacifique ce traitement s'appelle « pidjet-ten » ; c'est un remède populaire dans toutes les îles de l'archipel Indien (îles de la Société, Sandwich, Fidji, Tongo) pour calmer les douleurs.

Des Indous et des Chinois la connaissance du traitement mécanique semble être passée chez les Grecs et les Romains. Le vieil adage « *mens sana in corpore sano* » est dû au célèbre médecin Démocrite d'Abdère.

C'est le médecin Hérodikos qu'on doit considérer comme le père de la gymnastique mécanique chez les Grecs : il vivait peu de temps avant la guerre du Péloponèse et écrivit les premiers principes d'un traitement gymnastique rationnel. Herodikos était le maître d'Hippocrate, né dans l'île de Cos, 460 ans avant Jésus-Christ, auquel on doit cet aphorisme plus que jamais admiré : « *natura sanat morbos ; natura magister, medicus minister naturæ.* » Ses prescriptions se bornaient au choix rationnel des aliments, à une juste combinaison de repos et de mouvement ; il employait des traitements physiques et diététiques.

Hippocrate donna une base scientifique aux principes proclamés par son maître au sujet des exercices du corps. Ses prescriptions furent suivies par les médecins les plus célèbres de la Grèce et de Rome, tels qu'Antillos, Orisabius, Asclépiade, Athenæus, Aretæus, Celse, Galien. Galien admettait neuf modes différents de massage. Plutarque raconte que César, pour se guérir d'une névralgie généralisée, se faisait pétrir chaque jour par un esclave.

La Rome de la décadence, qui se complaisait aux jeux cruels du cirque, remplaça par les luttes athlétiques brutales les exercices raisonnés que les Grecs lui avaient enseignés.

Le christianisme ascétique du moyen âge répudia toutes les institutions romaines, et la gymnastique tomba complètement dans l'oubli : la thérapeutique mécanique devint la proie des charlatans et des rebouteurs. Ce n'est qu'en 1680, au même moment où Bacon, Descartes et Newton par leurs travaux

ouvraient de nouvelles voies à la médecine, que
Borelli publia son livre *De motu animalium*, qui fut
le point de départ de l'école iatromécanique. Après
Paracelse, elle fut combattue par l'école iatrochi-
mique. Les iatromécaniciens cherchaient à expliquer
par des principes mécaniques et mathématiques toutes
les fonctions du corps humain. Mais, au lieu de guérir
les maladies par des moyens physiques et mécaniques,
ils empruntèrent à leurs adversaires les substances
chimiques.

Ce n'est qu'en 1740 que parut un ouvrage anglais
de Francis Fuller intitulé *Gymnastique médicale ou A
chacun son propre médecin*. Cet ouvrage traitait
de l'influence des mouvements sur l'économie animale et de leur importance pour le traitement de
diverses maladies, comme la phtisie pulmonaire,
l'hydropisie, l'hypochondrie, etc. Ce livre fit sensation ; il eut plusieurs éditions, fut traduit en diverses
langues et devint le signal de publications spéciales,
comme la *Dissertatio de arte gymnastica nova*, de
Bœrner ; le *De gymnasticæ medicæ veteris inventoribus*, de Gehricke, qui furent tous deux imprimés
à Helmstadt en 1748. Mais le monde médical était à
cette époque trop préoccupé par les spéculations
chimiques et pharmacologiques pour se soucier des
méthodes cinésiologiques des Grecs et des Tao-See,
ces prêtres d'une si haute sagesse que l'on considérait
encore à cette époque comme des magiciens et des
jongleurs.

Quarante et un ans après Fuller (1781), parut un
livre d'un médecin français, Clément Joseph Tissot,
intitulé : *Gymnastique médicale ou l'Exercice appliqué*

aux organes de l'homme d'après les lois de la physiologie, de l'hygiène, de la thérapeutique.

Ces deux ouvrages témoignent d'une connaissance peu profonde de la gymnastique médicale, mais ils montrent quelle importance on attachait aux mouvements réguliers et méthodiques pour l'organisme.

Barthez et les frères Weber publièrent des travaux beaucoup plus importants sur la gymnastique rationnelle et le mécanisme du mouvement. Déjà en 1794 John Pugh avait écrit un *Treatise on the science of muscular action.* Le docteur John Barklay s'attira une grande notoriété par son étude : *The muscular motions of the human body.* (Edinburgh, 1808.) On y trouve un cas grave de contracture rhumatismale du sterno-mastoïdien, qui avait résisté à tous les traitements et qui fut enfin guéri par la simple percussion. Cependant on n'attachait aucune attention à ces cas isolés.

Dans la suite, les publications sur les différentes branches de la cinesithérapie vont toujours en se multipliant : Nous trouvons : *Illustrations of the power of compression and percussion in the cure of rheumatism, gout and debility of the extremities and in promoting health and longevity,* par Balfur. Edinburgh, 1819 ; — *Méthode nouvelle pour le traitement dés déviations de la colonne vertébrale,* par le docteur Pravaz. Paris, 1827.

Un grand pas en avant fut fait grâce au mémoire présenté en 1855 à l'Académie de médecine par Blache et intitulé : *Du traitement de la chorée par la gymnastique.* Il démontre que cette méthode équivaut aux autres moyens de traitement sans en présenter les inconvénients, comme on le verra dans notre chapitre consacré à la chorée.

Mais l'impulsion la plus puissante pour le développement de la mécanothérapie, que cultivaient les Grecs et les Romains, que pratiquent encore les Chinois et les Indous, devait venir d'un Suédois étranger à la médecine ; Ling fut le véritable créateur de la thérapeutique mécanique moderne, ses idées ingénieuses se propagèrent en Angleterre et en Allemagne, et elle finit, au bout d'un certain nombre d'années, par être généralement acceptée.

La biographie résumée de cet homme que je donne ici fait voir encore une fois que toutes les idées nouvelles font difficilement leur chemin, et que leurs auteurs ont à lutter avec les opinions anciennes bien établies ; trop souvent les nouveautés sont critiquées, tournées en ridicule, rejetées sans examen, comme le produit d'un esprit déréglé.

Pierre-Henri Ling naquit, le 15 novembre 1776, à Ljunga en Smalande (Suède) ; en 1804 il était à l'université de Copenhague et fréquentait en même temps les salles d'escrime que deux émigrants français y avaient établies au commencement du siècle. Comme l'escrime l'avait guéri d'une douleur rhumatismale du bras, il pensa que les exercices systématiques pouvaient avoir une influence favorable sur le corps et l'esprit, et peu à peu il en vint à admettre que le développement harmonique des différentes parties du corps fait partie intégrante de l'éducation. Dès lors, il employa toute son énergie à faire fructifier son idée. Il y avait à cette époque, à l'École militaire de Copenhague, un établissement de gymnastique dirigé par un homme très distingué, nommé Nachtigall, qui s'efforçait de ramener cet art à des principes positifs. Ling l'aida dans ses essais, étudia dans les ouvrages de médecine grecque le peu qu'ils nous avaient transmis sur ce sujet, et quand, en 1806, il fut nommé maître d'armes à l'université de Lund, il put réaliser ses projets.

Voyant que, pour arriver à son but, il lui manquait des bases indispensables, la connaissance de l'anatomie, de la physiologie et des autres sciences naturelles, il se mit à les étudier. Disons en passant que Ling, pour ses travaux historiques et ses productions poétiques avait été nommé membre de l'Académie de Suède.

Cependant il eut à lutter longtemps encore contre l'ignorance et les préjugés. En 1812, il s'adressa au ministre de l'instruction publique pour obtenir des encouragements de l'État. On lui répondit : Nous avons assez de jongleurs et de danseurs de corde pour que l'État en soutienne encore de nouveaux.

Malgré cette réponse décourageante, Ling n'en poursuivit pas moins sa tâche. En 1813, un décret royal transférait à Stockholm l'établissement central de gymnastique ; là, Ling pouvait développer et répandre sa méthode. En peu de temps, elle fut introduite non seulement dans toutes les écoles publiques, mais dans les orphelinats, les maisons d'aliénés, plusieurs hôpitaux, ainsi que dans l'armée. En même temps accouraient aux conférences de l'institut central des hommes de tout âge et de toutes les professions pour apprendre à traiter les malades, et des malades pour être guéris par la nouvelle méthode.

Au début, les médecins restaient froids. Mais quand

ils virent les guérisons nombreuses que n'avaient pu produire les autres moyens de traitement, ils durent reconnaître la valeur de la méthode. Plusieurs en devinrent même les apôtres zélés. Ling trouva donc la célébrité et la considération ; il reçut du roi le titre de professeur avec la croix de chevalier de l'Étoile du Nord.

Mais il ne put jouir longtemps du succès de ses efforts persévérants. Une phtisie pulmonaire, dont il sut ralentir les progrès par son système thérapeutique, mit fin à ses jours en 1839. Il avait 62 ans. La pensée qui remplissait toute sa vie occupa aussi ses derniers moments : sur son lit de mort, il recommanda l'institut qu'il avait créé à la bienveillance du monarque, à la sollicitude de l'État.

Ling fut exclusivement occupé d'édifier ses observations sur une large base expérimentale et d'en dégager les lois ; il n'eut pas le loisir de formuler sa théorie. Son grand ouvrage *Principes généraux de la gymnastique*, auquel il travailla de 1834 jusqu'à son dernier jour, ne fut complété qu'après sa mort par deux de ses élèves, les docteurs Liedbeck et Gregorii, directeurs adjoints de l'institut. Après lui, la direction en échut à Branting. Cet établissement renferme de grandes salles pour la gymnastique et des amphithéâtres où l'on enseigne l'anatomie descriptive avec dissections, l'anatomie et la physiologie dans leurs rapports avec les mouvements du corps, — les principes et la théorie de la gymnastique, la gymnastique avec et sans appareils, la gymnastique médicale. On enseigne en outre l'escrime. L'institut comprend : un directeur, un sous-directeur, trois professeurs et

1.

huit répétiteurs. On forme chaque année trois cents maîtres d'armes, et l'on traite quelques centaines de maladies chroniques.

LA MÉTHODE DE LING.

« Le développement harmonique des organes du corps humain constitue la base principale de l'éducation de la jeunesse et du peuple. » Cet axiome est d'origine grecque, on le trouve chez tous les philosophes, on en tenait compte dans les lois, il était appliqué dans tous les établissements pédagogiques, dans tous les jeux publics, et il était placé sous l'égide d'Apollon, le dieu qui, selon Plutarque, donne à l'homme la santé et l'intelligence. en favorisant le développement de la forme concurremment avec celui de la force. Ling reconnut que la nutrition et le développement d'un groupe musculaire dépend des mouvements actifs auxquels on le soumet.

Dally prétend que Ling a eu entre les mains la narration du P. Amiot ou quelque travail original chinois par l'entremise de missionnaires ou de personnes appartenant aux ambassades. Son enseignement théorique et pratique ne serait autre chose qu'une reproduction servile de Cong-Fou et des Tao-See.

Georgii, élève et biographe de Ling, dit : « Le génie et le don d'observation de Ling lui fournissaient toujours de nouveaux moyens au fur et à mesure de ses besoins. L'habileté avec laquelle il trouvait les formes de mouvements suivant chaque indication pouvait être considérée comme une sorte de compen-

sation pour l'insuffisance et les lacunes des connaissances biologiques de l'époque. Il laissa à ses élèves
des formules de mouvements si nombreuses et si
variées qu'il faudrait des années pour les étudier, les
expliquer et les incorporer dans la physiologie et la
thérapeutique. » Toutes ces formules cependant
seraient contenues dans Cong-Fou.

Il faut rappeler ici que l'idée de guérir par le mouvement avait été déjà nettement exprimée par Mercuriali
au milieu du seizième siècle, et par F. Hoffmann au
commencement du dix-huitième, sans faire son chemin, il est vrai : elle tomba de nouveau dans l'oubli,
comme les méthodes de mouvement des médecins
grecs et romains. Suivant Daremberg (1), Jérôme Mercuriali, de Vérone, passa sept ans de sa vie à réunir
dans les manuscrits du Vatican tous les écrits épars
sur la gymnastique. La première édition de son travail *De arte gymnastica*, parut à Venise en 1569. Il
n'a malheureusement pas saisi complètement l'idée des
anciens, il n'a pas bien compris ce qu'ils entendaient
par mouvement gymnastique. Il parle, il est vrai, de
la division des mouvements en actifs, passifs et mixtes,
mais il n'en tire pas de conclusions. Cette erreur
fut servilement répétée sans critique ; aussi la nouvelle
science ne fit pas de progrès.

L'étude des Grecs et des Romains engendra en médecine des nouveaux systèmes, l'iatro-mécanisme de
Stahl, l'iatro-dynamisme de Boerhaave, et le mécano-
dynamisme de Friedrich Hoffmann. Dans ces trois

---

1. *Essai sur la détermination et les caractères des périodes de
l'histoire de la médecine.* Paris, 1860.

systèmes, le mouvement jouait le rôle principal pour les fonctions organiques ; tous les nouveaux systèmes reconnurent en physiologie, en pathologie et en thérapeutique l'influence du mouvement sur l'éducation intellectuelle, la conservation de la santé et la guérison des maladies.

C'est dans la théorie mécano-dynamique de Fr. Hoffmann qu'il faut chercher les commencements des travaux de gymnastique thérapeutique de l'école allemande. Hoffmann est une figure trop intéressante dans l'histoire de la médecine pour ne pas s'y arrêter un instant. Né en 1660 à Halle, en Saxe, il y fut nommé professeur à l'Université et y enseigna la médecine pendant quarante-huit ans. Il s'aquit une gloire égale comme praticien et comme savant.

Le grand principe qui domine tous ses écrits est que le corps humain, comme tous les autres corps de la nature, possède des forces matérielles par lesquelles il accomplit ses mouvements. Toutes ces forces se laissent ramener à des principes mécaniques et mathématiques. Un agent impondérable, mais matériel, l'éther (la force motrice active) anime tous les organes et préside à tous les phénomènes physiques dans tous les domaines de la création.

Il dit encore : « L'organisme vivant accomplit ses fonctions par suite des propriétés de la nature animale. La force impulsive de cette propriété réside principalement dans une substance particulière qui, sécrétée par le cerveau, se répand dans toutes les parties du corps et est régularisée par un appareil organique très compliqué. Cet éther est la cause fondamentale de tous les mouvements vitaux ; c'est lui qui vivifie tous les organes ;

ceux-ci cessent leurs fonctions au moment où cet
éther ne leur est plus fourni. La vue et l'ouïe s'étei-
gnent quand le fluide nerveux se retire. » Suivant
Hoffmann, le fluide nerveux, l'éther, n'est pas autre
chose que l'âme sensible qui préside à la vie organique. Hoffmann dit plus loin : « La médecine ne fera
point de progrès si nous n'étudions pas avec précision la nature des mouvements provenant de l'âme
sensible, et si nous n'appliquons pas à la médecine les
lois de la mécanique et de l'hydraulique. »

Dans la thérapeutique d'Hoffmann, les mouvements
et le repos, la diète et l'eau froide ainsi que les préceptes de l'hygiène jouent le rôle principal. Son système renferme des erreurs et des lacunes comme le
voulait l'état de la science à cette époque, mais ses
préceptes sont encore debout et constituent les colonnes de la science médicale de l'avenir. Il fut le
premier qui dit au monde médical : « Le corps
humain est une machine soumise aux lois de la mécanique. » Il savait déjà ce qu'enseignait cent ans plus
tard l'école suédoise, que la pression sur le nerf phré-
nique au cou arrête les spasmes du diaphragme.
Hoffmann fut le fondateur de la médecine moderne
revenue à la simplicité. Dans ses écrits (*Disserta-
tiones physico-medicæ*, 1708) le sixième chapitre du
premier volume porte l'épigraphe : « Le mouvement,
le meilleur traitement pour le corps ; » dans le premier
chapitre du même livre : « Manière de vivre longtemps, » il cite l'aphorisme de Celse : « La meilleure
médecine est de ne pas en prendre. »

Si l'on pense qu'Hoffmann écrivait au commencement du dernier siècle, on ne peut assez admirer

l'esprit éclairé qui se traduit dans ses écrits. Notre grand Skoda pourrait avoir écrit le magnifique préambule qui commence son grand ouvrage (médecine rationnelle systématique) et que nous reproduisons ici :

« Celui qui approfondit les secrets de la thérapeutique naturelle arrivera à reconnaître que la cause de la santé, de la vie et des maladies est très simple, qu'elle ne varie jamais et ne renferme rien d'arbitraire. Il faut donc s'étonner que les médecins aient imaginé des remèdes si divers pour entretenir la santé et combattre les maladies.

« La nature entretient la vie par des procédés simples. Un petit nombre de dispositions suffisent à maintenir la santé, et les causes des maladies ne sont pas très nombreuses.

« Nous sommes donc autorisés à admettre que les agents thérapeutiques pouvant rétablir la santé altérée ne doivent être ni variés ni nombreux. Non seulement on doit l'admettre, mais j'affirme que c'est la vérité, et qu'il est triste pour la médecine de voir appliquer cette masse des médicaments et d'élixirs mentionnés dans les écrits des médecins, anciens et modernes, qui n'ont pas d'autre résultat que de compliquer la thérapeutique et la rendre incertaine et trompeuse. Les moyens par lesquels les médecins, en aidant les efforts de la nature, obtiennent des succès, guérissent les malades et peuvent s'attirer de l'honneur, sont certainement peu nombreux.

« Il existe beaucoup de choses qui semblent être de peu d'importance pour la guérison des maladies ou la conservation de la santé, et qui possèdent cependant une puissance incroyable. Je mentionnerai les six choses que l'on appelle non naturelles, dont l'emploi raisonné peut être d'une grande utilité pour la thérapeutique sans médicaments (1).

« Un exemple de leur puissance nous est donné par l'action du mouvement et de l'exercice des membres. L'influence du mouvement est si forte que, si l'on s'en rapporte au témoignage des anciens et à l'expérience, l'on doit les placer certainement au-dessus des meilleurs médicaments pour prévenir et guérir les maladies. »

Mais revenons à Ling. Quel est son mérite ? Il édifia la gymnastique des anciens sur des bases scientifiques. Il mit à profit les résultats déjà connus des gymnastes allemands, creusa les écrits des anciens et fut un des premiers à donner un enseignement complet basé sur l'anatomie et la physiologie.

Comme l'art, la gymnastique eut plusieurs écoles. La gymnastique suédoise produisit la gymnastique allemande et anglaise qui atteignent le même but avec

1. Avant les découvertes modernes en anatomie, en physiologie et en pathologie, on distinguait relativement à l'homme trois espèces de choses : les choses naturelles, les choses non naturelles et les choses contre nature.

Il y avait six choses naturelles : les tempéraments, les humeurs (chyle, sang, lymphe, bile, urines et fèces), les esprits vitaux et animaux (fluide nerveux et éther), les choses solides et liquides, les fonctions de la vie organique et animale, les aliments (feu, eau, air, terre). Les choses non naturelles étaient aussi au nombre de six : air, nourriture, mouvement et repos, sommeil et veille, substances retenues dans le corps ou excrétées, les passions.

Comme choses contre nature on comptait les maladies, leurs causes et leurs symptômes.

des modifications, des classifications, des méthodes
et des procédés différents, variant encore suivant
les individus. Comme aucune branche de la médecine
n'est stationnaire, dans la gymnastique médicale elle-
même, il surgit continuellement de nouvelles méthodes.

Les élèves de Ling et leurs disciples portèrent la
nouvelle doctrine et les nouvelles méthodes en Allemagne, en Angleterre, en France et en Russie. Bientôt
on trouva dans tous ces pays des instituts de gymnastique médicale dirigés par des spécialistes remarquables, et il parut en même temps un grand nombre de
travaux sur la cinésithérapie.

Mentionnons en Suède Branting, Georgii, Sonden ;
à Londres, Indebeten, Bishop et Roth (Autrichien de
naissance) ; en Allemagne Rothstein, Neumann, Eulenberg, E. H. Richter, Koch. Hartwig, Berend,
A.M. Bœttcher, etc. En France la littérature est représentée par Becquerel, Sée, Blache, Hervieux, Piorry,
Dally, Laisné, etc.

En Autriche, à Vienne, une seule personne s'occupait de gymnastique médicale à cette époque; c'était
le docteur Melicher, qui avait étudié avec Branting à
Stockholm et Georgii à Londres.

Le charlatanisme de quelques élèves de Ling put
les discréditer aux yeux de leurs contemporains, mais
sans détruire les fondements de la doctrine. Quant
aux exagérations de Neumann qui affirmait dans son
mémoire : *Des limites thérapeutiques de la gymnastique médicale*, qu'elle pouvait guérir les maladies
héréditaires et les affections les plus graves, comme
le cancer et la phtisie pulmonaire, le monde scientifique leva les épaules.

Ling et ses élèves pratiquaient principalement les mouvements actifs et passifs. Les manipulations étaient peu employées. Vers 1850 et 1860, c'est au contraire ce genre de manœuvres qui, sous le nom générique de massage, furent principalement employées en France. Le traitement mécanique des ecchymoses, des contusions et des entorses constitue le fond des travaux français de cette époque. Les travaux de Rizet, Elleaume, Magne, Lebatard, Quesnois, Servier et Millet, donnent à la mécanothérapie une application plutôt chirurgicale que médicale.

L'excellent mémoire d'Estradère (1863) fait époque dans cette branche de la thérapeutique. Il inspira un grand nombre de publications ultérieures. Chose curieuse, cette thèse remarquable, mentionnée partout, ne se trouve que difficilement en dehors des bibliothèques des Écoles de médecine en France.

La littérature de la mécanothérapie, jusque vers 1870, n'est représentée que par quelques ouvrages et des articles de journaux. Son application pratique n'était dans toute l'Europe, sauf en Suède, qu'entre les mains d'un petit nombre de spécialistes.

Les résultats souvent merveilleux obtenus surtout dans les maladies chirurgicales attirèrent cependant l'attention des maîtres de la science. Dans les différentes cliniques chirurgicales d'Allemagne, on commença à s'occuper du « massage », à en établir les indications et la méthode, et les résultats obtenus contribuèrent à étendre de plus en plus ses applications.

Mais les guérisons obtenues dans des affections déclarées incurables offraient toujours quelque chose d'énigmatique et de miraculeux ; aussi parlait-on de hasard, d'illusion, de charlatanisme. Encore en 1875, Billroth publiait un article où il reconnaissait sans restriction les succès obtenus à sa clinique par le massage, mais en même temps il exprimait des doutes sur son efficacité dans les arthralgies.

Jusque-là le résultat principal des publications sur ce sujet était de confirmer les résultats déjà obtenus. On publiait des guérisons ou bien on exposait la méthode, et on ne se faisait pas faute de *jurare in verba magistri*. Cependant elles eurent le mérite de répandre la connaissance du massage dans le gros public médical. Le premier travail physiologique sur l'action des manipulations mécaniques ne date que de 1876, il est dû à Mosengeil qui publia dans *Langenbeck's Archiv für klin. Chirurgie* des expériences très intéressantes sur des lapins. La mécanothérapie sortait ainsi du domaine obscur de l'empirisme pour s'étaler au grand soleil de la science.

Tandis que jusqu'en 1874 les articles de journaux et les brochures en toutes langues ne sont que de un à quatre par an, on en trouve cinq en 1875 et dix-neuf en 1879, ce qui prouve l'accroissement de l'intérêt qu'excite la méthode ; en même temps elle est appliquée dans les principales cliniques, et dans toutes les grandes villes on fonde des établissements de gymnastique médicale, ou on ajoute des salles spéciales aux établissements d'hydrothérapie déjà existants.

Dans les dix dernières années, la thérapeutique mécanique a trouvé place dans les ouvrages de thérapeutique générale (Rossbach, *Méthodes de thérapeutique physique ;* Busch, *in Ziemssen's Handb. der allgem.*

Therapie). Les futurs traités d'ophtalmologie ne pourront se dispenser d'un chapitre sur le massage. Les traités de gynécologie, de maladies nerveuses, d'affections des voies digestives et des altérations du sang devront lui consacrer aussi plus d'une page.

L'histoire de la thérapeutique mécanique présente cette particularité curieuse que, tandis qu'en Suède, en Allemagne, en Autriche, en Russie, en Angleterre et en Amérique des savants de premier ordre contribuaient à sa propagation, en France, où il y a vingt ans cette question a provoqué un mouvement considérable et fait naître maintes idées remarquables, on ne trouve que par exception à l'heure actuelle un clinicien qui recommande la mécanothérapie ou un médecin instruit qui s'en occupe. Le mot massage a même un mauvais renom ; il porte avec lui un certain parfum de charlatanisme, parce que en réalité le public a été longtemps exploité par des individus ignorants et cupides.

Cependant, même en France, on ne méconnaît pas la puissance de la thérapeutique mécanique, mais on subit la pression de l'opinion publique ; il suffirait de la parole d'une grande autorité scientifique pour mettre fin à cette proscription.

CHAPITRE PREMIER

Définition du mot massage. — Pourquoi la mécanothérapie n'est-elle pas devenue jusqu'ici l'apanage des médecins ? — Peut-on apprendre le massage sans maître ? — Dans quelle mesure le médecin praticien peut-il s'occuper de mécanothérapie et que doit-il abandonner au spécialiste ? — Peut-on confier le traitement à d'autres personnes qu'à des médecins ? — Peut-on remplacer la main par des appareils ? — Conclusions.

Définition du mot massage.

Massage, qui vient de *masser* (*kneten* en allemand), signifie proprement pétrir.

Mais pétrir ne constitue en réalité qu'une des nombreuses manipulations employées dans ce genre de traitement, qui s'applique souvent à des maladies dans lesquelles on ne pratique pas de massage, au sens vrai du mot. Le massage suppose toujours l'introduction des doigts dans les profondeurs de la région malade ; or, dans le traitement de la névralgie frontale et sus-orbitaire par exemple, il ne peut être question que de frictions ou de pressions combinées avec des frictions. Quand on soumet au massage un pied foulé rendu méconnaissable par le gonflement, on ne peut parler non plus de pétrissage. Les doigts ne pénètrent pas dans les parties dures, tendues, infiltrées, et on n'exécute que des frottements plus ou moins énergiques; le mot foulage serait plus exact pour désigner cette manipulation. Pour d'autres maladies, d'autre part, comme la sciatique, la névralgie humérale, le torticolis, la chorée, ainsi que le rhumatisme musculaire, outre les différentes formes de massage, les exercices musculaires passifs et actifs jouent un rôle important, souvent prédominant dans l'ensemble du traitement. Parfois même, sans eux, la guérison ne serait pas possible. Le mot massage ne correspond donc pas exactement aux manœuvres thérapeutiques qu'il désigne. De même l'expression « manipulations thérapeutiques », que quelques auteurs français emploient au lieu du mot massage, peu en faveur en France, n'est pas suffisamment compréhensive, les mouvements musculaires n'ayant rien à faire avec les manpiulations.

Pour éviter le mot massage, Rossbach, dans son excellent ouvrage (*Traité des méthodes thérapeutiques et physiques*, Berlin, 1882, Hirschwald), désigne ce chapitre par le titre « Frictions et Pressions », mais il y range la percussion et les mouvements passifs. Les termes employés par Rossbach sont, on le voit, également insuffisants. Il serait donc à souhaiter que l'on s'entendît sur une meilleure expression. Pour moi, celle de « traitement mécanique » me semble la plus convenable, car elle comprend tous les procédés employés dans ce mode de traitement.

Pourquoi le traitement mécanique n'est-t-il pas de venu jusqu'ici l'apanage des médecins?

Le temps n'est plus, où le médecin hésitait à s'occuper du traitement mécanique des maladies, et à favoriser la diffusion de ce procédé, rien moins que nouveau, par des observations cliniques sur les résultats favorables obtenus. Quand des hommes comme Billroth, Charcot, Eulenberg, Esmarch, Gradenigo, Güssenbauer, Hervieux, Hüter, Nussbaum, Pagenstecher, Piorry, Trousseau, Winiwarter, ont vanté le traitement mécanique dans les maladies les plus diverses, on peut dire que cette branche de la thérapeutique a reçu le baptême scientifique. Les premiers médecins de notre époque n'hésitent plus à l'appliquer, si le temps le leur permet. Le traitement mécanique d'une sciatique est à peine plus fatigant que l'opération de la fistule vésico-vaginale, dans laquelle l'opérateur doit garder, pendant une heure ou deux, la position la plus incommode et la plus pénible. On a fait observer, il est vrai, avec une certaine fierté, que des docteurs ne peuvent pourtant pas appliquer un traitement abandonné jusqu'ici aux charlatans et aux rebouteurs. Mais est-ce que les empiriques et les médicastres ne fabriquent pas toute espèce de potions et d'onguents merveilleux? La rédaction d'une ordonnance, à laquelle préside souvent bien peu de sens diagnostique, et encore moins de savoir médical, constitue-t-elle plus un travail d'intelligence que le traitement mécanique de la sciatique, qu'il est impossible d'appliquer sans connaissances anatomiques et physiologiques? La rédaction d'une ordonnance peut devenir avec le temps une routine qui ne réclame plus qu'une faible dose d'activité cérébrale ; le traitement mécanique de la crampe des écrivains, de la chorée, d'une névralgie, comporte, au contraire, des modifications multiples et intéressantes qu'il faut pouvoir improviser, et qui provoquent constamment la réflexion. Celui qui, dans ce traitement, ne voit que la partie mécanique se trompe. Le constructeur ne fabrique une machine qu'à l'aide de ses connaissances mathématiques et physiques. Il est vrai que, comme dans les autres branches de nos connaissances, l'empirisme a ici précédé la science. Priessnitz, ce paysan de génie, avait guéri des milliers de malades par l'eau froide, avant que la médecine eût révélé les actions thermiques et vaso-motrices de ce procédé si simple. Il devait s'écouler bien des années, avant que l'eau froide eût pris sa place dans la thérapeutique, et eût convaincu le monde médical de sa puissance.

Pendant des siècles, les empiriques ont employé avec succès le traitement mécanique dans les différentes maladies ; mais ce n'est que depuis quelques dix ans, que les médecins ont jugé à propos d'en étudier l'action physiologique, en rattachant les résultats obtenus à des principes scientifiques, et en les dépouillant de leur merveilleux. Nous avons sur ce sujet toute une littérature, comprenant d'excellents articles de journaux, des mémoires remarquables, et même de gros traités, et cependant le traitement mécanique n'est pas entré dans la pratique du médecin. Pourquoi ?

D'abord toute idée nouvelle fait difficilement son chemin ; nous suivons la routine, nous hésitons tou-

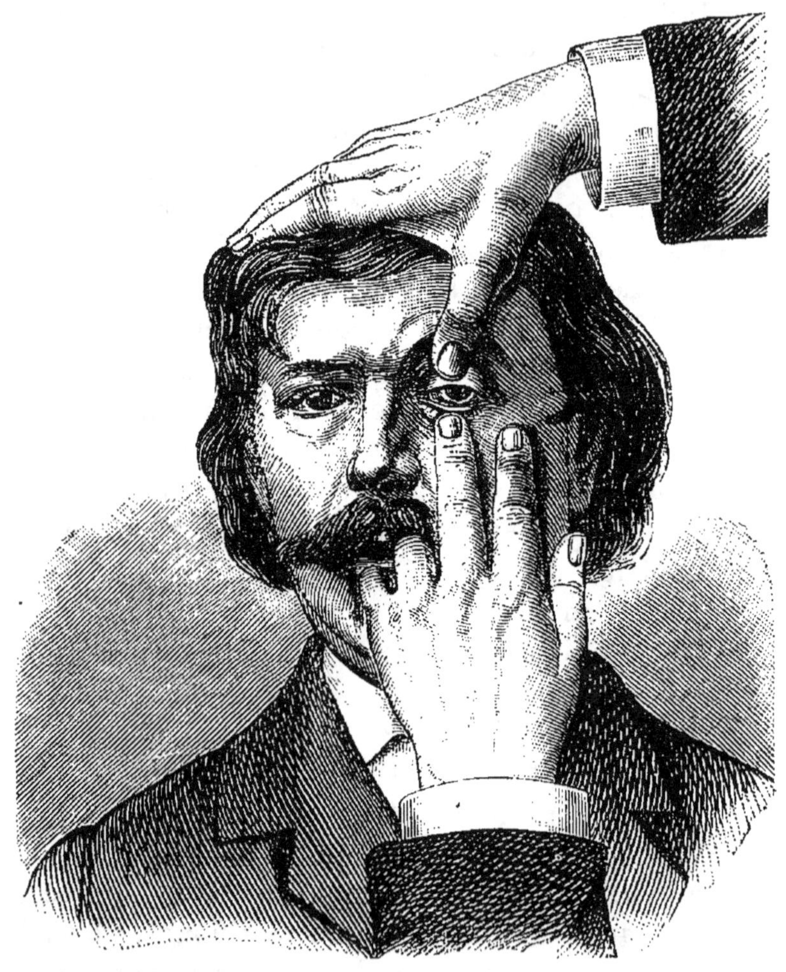

Fig. 1.

jours à expérimenter les nouveautés. Voyez quelle lutte le médecin doit soutenir encore aujourd'hui, pour appliquer le traitement hydrothérapique à la fièvre typhoïde, bien que, depuis cette nouvelle application, la mortalité soit tombée de 35 $^o/_o$ à 8 $^o/_o$! Si le traitement mécanique n'est encore que très peu pratiqué par les médecins, la faute en est encore, pour une grande part, à l'absence d'un livre pratique qui, par de nombreuses figures, en fasse bien comprendre les différentes manipulations. Voici un fait qui prouve toute l'importance du dessin, pour un livre de ce genre. Dans un excellent mémoire de Schenkl (1) on lit : « Le massage se pratique suivant Pagenstecher en saisissant avec le pouce la paupière supérieure ou l'inférieure, suivant le siège de la maladie, près du bord palpébral, et en pratiquant des frictions sur le globe de l'œil. » Maint lecteur se trouvera certainement dans l'embarras pour interpréter cette phrase, et je suis convaincu que, si un médecin voulait pratiquer cette manipulation d'après le précepte de Pagenstecher, il ne pourrait y arriver ; cet auteur s'est en effet trompé dans l'emploi du mot saisir. Il a voulu dire qu'il fallait fixer la paupière avec le pouce et la presser contre le globe ; pour saisir quelque chose, en effet, il faut au moins deux doigts. Au contraire, grâce à cette figure que le docteur Schenkl a gracieusement mise à ma disposition, la manipulation devient parfaitement claire, il ne subsiste plus le moindre doute, et le médecin comprendra immédiatement ce que Pagenstecher a voulu dire.

Mais les difficultés peuvent surgir aussi dans les cas où il n'existe aucune erreur de rédaction, et même

1. *Des nouveaux procédés térapeutiques en ophthalmologie* (*Prager med. Wochenschr.*), n° 30, 1882.

alors les figures sont souvent absolument nécessaires pour rendre la manipulation possible.

Il existe encore une autre raison pour laquelle le massage est peu répandu, c'est que son étude entraîne une perte de temps assez considérable et présente certaines difficultés. Ici se pose une question sur laquelle il nous faut insister.

Peut-on apprendre le massage sans maître?

Jusqu'ici on croyait qu'il fallait avoir vu pratiquer le massage pour pouvoir l'exécuter soi-même. J'ai été le premier à combattre cette opinion, dans un discours prononcé à la 54e réunion des naturalistes allemands à Salzbourg, et j'ai exprimé cette conviction tirée de mon expérience personnelle que l'on peut sans maître acquérir les connaissances et l'habileté nécessaires, pourvu que, dans chaque cas, on soit bien pénétré du but à atteindre, c'est-à-dire de l'effet physiologique, car ce n'est pas par la répétition servile de manœuvres minutieusement décrites que l'on arrive au résultat désiré.

Cette description est certainement indispensable; mais, dans la pratique, on s'écarte de mille manières et inconsciemment de la règle écrite, comme fait un chirurgien habile dans une opération. Celui qui a pratiqué longtemps la thérapeutique mécanique devient bientôt indépendant.

Qu'un cas déterminé soit confié à plusieurs médecins connaissant parfaitement cette méthode de traitement, chacun suivra un procédé particulier, et ils arriveront tous au même résultat. Les débuts sont difficiles, on est long à prendre confiance, mais si l'on a le bonheur de guérir un malade réputé incurable, on entreprend les autres avec beaucoup plus d'assurance.

On doit toujours se baser sur ses connaissances anatomiques et physiologiques, et ne pas croire qu'il ne s'agit que d'appliquer certaines formules.

Il suffit de réfléchir à ce qu'ont fait les premiers médecins qui se sont occupés de ce sujet, pour comprendre que chacun, par l'étude et la réflexion, peut arriver à un certain degré d'habileté. Il va sans dire que les progrès sont plus rapides, pour qui peut voir faire, et que, sous la direction d'un médecin habile, on surmonte plus facilement les difficultés, on triomphe plus vite des doutes et les hésitations, on évite maintes tentatives inutiles, on travaille avec plus d'ardeur; il est vrai qu'il faut une certaine aptitude manuelle, et que tous les médecins ne sont pas aptes à ce genre de travail.

Dans quelle mesure le médecin praticien doit-il s'occuper du traitement mécanique des maladies et que doit-il laisser au spécialiste?

La solution de cette question me semble importante. Elle épargnera plus d'un mécompte aux débutants et empêchera de condamner injustement cette nouvelle méthode. Tout médecin dans les petites villes ou à la campagne s'occupe ou plutôt doit s'occuper de chirurgie, d'otologie, d'ophtalmologie, de laryngologie, en laissant au spécialiste toutes les manœuvres opératoires qui demandent une expérience et une habileté particulières : ainsi doit-il faire pour la thérapeutique mécanique. Tout médecin doit pouvoir ouvrir un abcès, cathétériser la vessie, faire une saignée, réduire une fracture, une luxation, traiter une conjonctivite, badigeonner les cordes vocales, introduire le cathéter dans la trompe d'Eustache, mais il ne fera pas une résection de la hanche, il n'extraira pas une cataracte, il n'extirpera pas un polype du larynx, il n'ouvrira pas l'apophyse mastoïde, rien que parce qu'il n'a pas toujours l'assistance nécessaire et la possibilité de faire donner des soins convenables à l'opéré. Il en est de même pour le traitement mécanique.

Pour une entorse, un rhumatisme musculaire peu ancien, une névralgie humérale légère, le médecin peut s'en tirer avec un peu d'exercice et d'étude. Pour une sciatique qui dure depuis des années, une crampe des écrivains, une constipation invétérée, une chorée grave, il n'aura pas l'habileté, la pratique, la patience et le temps nécessaires. Pour des cas de ce genre, il faut recourir à un spécialiste ; celui-ci ne se laissera pas décourager par le retard de la guérison, qui peut se faire attendre pendant des mois ; il possède en outre des appareils qui facilitent notablement le traitement, et il dirige en général un établissement où des aides instruits peuvent donner leur temps et leur force.

On a souvent prétendu que le praticien n'avait pas le temps de s'occuper de thérapeutique mécanique ; c'est complètement inexact. Les cas difficiles et très longs doivent être laissés au spécialiste, cela est vrai, mais les cas légers ne réclament pas un temps de beaucoup aussi long que le pansement d'une plaie, un accouchement, une exploration à l'opthalmoscope, la pose d'un appareil plâtré. Et cependant, il faut bien que le praticien trouve le temps pour tous ces cas quand ils se présentent. Mais il y a plus : le traitement mécanique d'une névralgie, d'un rhumatisme musculaire récents, réclame bien moins de temps que beaucoup d'autres méthodes que le médecin essaye successivement, tandis que par ce moyen il obtiendrait quelquefois la guérison en une séance.

Mais, objecte-t-on, *la thérapeutique mécanique exige une grande foree corporelle que tout médecin ne possède pas.* Il faut avouer que certaines manipulations réclament de la force, et surtout une main puissante. Bien des médecins s'épuiseront sur un pied foulé, ou sur une main atteinte de crampe des écrivains. Ils doivent alors renoncer à pratiquer le raitement, comme ceux auxquels toute disposition naturelle manque. Mais il est bon de savoir que la force s'accroît par l'exercice, ou plutôt qu'avec l'habitude on ne se fatigue pas aussi vite, et que l'on peut ménager ses muscles par son habileté dans l'exécution des manipulations.

Un individu non médecin peut-il pratiquer le massage ?

Le célèbre professeur Schuh avait un garçon d'amphithéâtre, nommé Vasali, qui faisait en secret des cours de médecine opératoire, et on raconte qu'il pratiquait les yeux fermés la ligature des gros troncs

artériels. Antoine, le célèbre garçon d'amphithéâtre
de Rokitansky, pouvait rivaliser avec plus d'un professeur pour reconnaître les états pathologiques du
corps humain. Ces faits répondent suffisamment à la
question ; sans doute, le premier venu, pourvu qu'il
soit intelligent, peut apprendre les manipulations
variées qui composent le traitement mécanique. Mais
je dois dire que pendant vinq-cinq ans Vasali avait vu
pratiquer des milliers d'opérations, et assisté à de
nombreux cours de médecine opératoire, et que
le vieil Antoine avait aidé son illustre maître dans
l'ouverture d'au moins 70,000 cadavres.

Il faut beaucoup de temps et d'études à une personne étrangère à la médecine, avant de pouvoir se
charger du traitement. Les manipulations isolées
sont en elles-mêmes faciles à apprendre ; il suffit
d'avoir égard aux rapports des os et des parties
molles. Mais les mouvements passifs et actifs indispensables à la guérison de certaines maladies exigent
une connaissance exacte de l'anatomie et de la physiologie. Il faut donc que le médecin exécute lui-même
ou du moins qu'il fasse exécuter le traitement sous
sa surveillance.

Peut-on remplacer la main par des appareils ?

Pour épargner les forces, on a inventé des appareils de tout genre ; ainsi : le percuteur musculaire de
Klemm, les boules de caoutchouc fixées à des bâtons
élastiques, les machines de Zander pour les manipulations des différentes parties du corps, mises en

mouvement par la vapeur, conviennent très bien à certains états pathologiques ; mais ils deviennent insuffisants, et ne produisent jamais de résultats meilleurs qu'une main exercée, qui remplacera toujours le meilleur instrument. Un masseur habile n'a pas besoin d'autre outil que sa main, qui s'adapte à toutes les manipulations imaginables. Les doigts, le poing, le tranchant de la main, l'avant-bras et le bras agissent de mille manières différentes que l'on peut encore multiplier à l'infini à l'aide d'un second facteur : la graduation de la force, savamment dosée par le médecin. Il est vrai que, dans l'exécution des exercices musculaires passifs et actifs, l'emploi des appareils soulagera notablement le médecin ; s'ils manquent, on les remplacera par des objets qui se trouvent dans tous les ménages. C'est en cela que le médecin fera preuve d'ingéniosité. Nous nous occuperons plus en détail de ces appareils, en parlant du traitement de chaque maladie.

Conclusions.

Mon expérience me permet de poser les conclusions suivantes :

1° Tout médecin, en supposant qu'il ait le goût et les dispositions nécessaires, est capable d'apprendre tout seul et de pratiquer avec succès le traitement mécanique des différentes maladies ;

2° Le manque des appareils usités dans les gymnases médicaux n'est pas un obstacle absolu ; il rend seulement un peu plus pénible l'application de la méthode, et allonge la durée du traitement;

3° Le traitement des maladies invétérées qui réclame une habitude toute particulière, beaucoup d'expérience et de force, devra être laissé aux spécialistes des maisons de santé.

4° Le premier venu peut, par un long apprentissage et à force de regarder faire, s'initier aux différentes manipulations; mais abandonner l'ensemble du traitement à des praticiens de ce genre, serait faire courir plus d'un danger au malade.

CHAPITRE II

Action physiologique du traitement mécanique. — Effets directs. Effets indirects. — Production de chaleur par les ébranlements mécaniques.

Action physiologique du traitement.

Les effets du traitement mécanique peuvent se grouper en deux grandes classes.

1° Effets *directs* purement mécaniques. Propulsion de la lymphe, des épanchements, des extravasations. Compression des exsudats, attrition des fongosités et rupture des adhérences.

2° Effets *indirects*. Stimulation de la circulation, excitation des fibres musculaires, des réflexes nerveux, transformations moléculaires, actions sur la sensibilité et les échanges nutritifs.

I. Effets directs.

Lorsqu'on presse avec force une partie quelconque du corps de la périphérie vers le cœur, on fait progresser plus rapidement la lymphe et le sang veineux. Les lymphatiques prennent naissance par des orifices dans les interstices des tissus ; ils présentent probablement dans leur parcours des ouvertures par lesquelles ils communiquent avec les interstices (canaux plasmatiques) et recueillent à l'état de lymphe le plasma sanguin qui a perdu ses principes nutritifs. Comme les veines, ils présentent une grande quantité de valvules (valvules simples des branches, et valvules doubles des troncs), de sorte qu'il ne peut s'y produire de reflux.

Ce mouvement de la lymphe dans les parties frottées et pressées agit aussi en arrière en permettant aux lymphatiques vidés mécaniquement d'aspirer de nouveau les liquides chassés des vaisseaux capillaires par la pression du sang. Le frottement et les pressions agissent par conséquent comme une pompe sur les lymphatiques et sur les veines. Comme les muscles par leurs contractions compriment les parties sous-jacentes (1), le pétrissage, les frictions et les manipulations, quelles qu'elles soient, sont notablement aidées par les mouvements actifs et passifs.

Il est certain que les épanchements, lorsqu'ils sont accessibles, peuvent être par des pressions énergiques et répétées écrasés, liquéfiés et chassés à l'état liquide à travers les stomates et les ouvertures des lymphatiques occupant les interstices des tissus. Les épanchements organisés, même quand ils ont plusieurs années d'existence, peuvent encore disparaître par ce moyen.

Les expériences extrêmement instructives de Mosengeil (2), qui admet que les cellules détachées par le

1. Wundt, *Traité de Physiologie.*
2. Mosengeil, *Langenbeck's Archiv für klinische Chirurgie*, 3 et 4, 1876.

massage sont absorbées et assimilées par leurs voisines, prouvent la rapidité et l'intensité de la résorption provoquée par le traitement mécanique. Voici le détail d'une de ces expériences : Le matin, à 9 heures, il injecta à un lapin dans les deux articulations du genou une seringue Pravaz remplie d'encre de Chine très finement pulvérisée. La température mesurée dans le rectum monta immédiatement à 100°, 8 F. A 9 heures et demie, le genou droit fut massé ; aussitôt après, l'animal courut assez gaiement, en dressant les oreilles. A 10 heures moins un quart, seconde injection un peu moins chargée d'encre de Chine dans les mêmes articulations ; le genou droit fut immédiatement massé de nouveau. Cette fois, la douleur parut être plus violente ; l'animal se débattit et devint difficile à tenir. De même le massage parut être plus pénible. Aussitôt après, l'articulation était complètement désenflée. La patte gauche, qui n'avait pas été massée pour le contrôle, désenfla aussi graduellement pendant les gambades du lapin. A 3 heures, nouvelle injection dans chaque articulation ; la patte droite fut de nouveau massée immédiatement ; deux minutes après, l'enflure de la patte droite était dissipée, tandis que la gauche restait grosse. La température était montée à 102°, 2° F. et le soir à 8 heures et demie à 104° F.

Cependant l'animal ne paraissait pas incommodé, autant du moins qu'on en pouvait juger par son appétit. A 9 heures moins un quart, on fit encore une injection dans chaque patte ; à gauche, le liquide ne pénétra pas tout entier dans l'articulation ; il entra, au contraire, sans peine, dans la patte droite

qui fut de nouveau massée. Le lendemain matin, on
fit à l'animal, dans les deux articulations du coude,
l'injection d'une demi-seringue d'encre de Chine
grossièrement broyée, après quoi les deux membres
furent massés. Puis l'animal fut sacrifié et ouvert.
Dans les membres antérieurs, on voyait de l'encre de
Chine en taches irrégulières occupant le tissu conjonctif périarticulaire au voisinage des piqûres et
pénétrant profondément. La coloration noire se prolongeait en haut, le long des vaisseaux et des masses
musculaires. D'un côté les glandes lymphatiques de
l'aisselle contenaient de l'encre de Chine, et de fins
vaisseaux afférents apparaissaient fortement colorés.
De l'autre côté, où un collègue avait fait une injection
dans l'articulation du coude qu'il avait ensuite essayé
de masser, les glandes axillaires et les lymphatiques
afférents n'offraient aucune trace d'encre de Chine.
Dans les pattes de derrière, la disposition était un
peu différente, car ici l'injection n'avait pas été faite
immédiatement avant la mort de l'animal, mais à
plusieurs reprises plus ou moins longtemps auparavant.

Cette intéressante expérience prouve que, par un
massage de quelques minutes seulement, on arrive
à chasser une injection liquide faite dans l'articulation d'un lapin, et à la refouler dans les vaisseaux
lymphatiques. La régularité des dessins formés par
l'encre de Chine semble prouver qu'il doit exister des
voies tout à fait constantes, qui, pour Mosengeil, sont
les canaux lymphatiques, bien qu'il n'ait pu en démontrer les endothéliums.

A mesure que les épanchements sont écrasés,

liquéfiés, chassés dans les canaux lymphatiques, la pression qu'ils exercent sur les nerfs sensibles dans les parties enflammées diminue, et avec elle la douleur dans le foyer inflammatoire. Par conséquent, l'action mécanique du massage a en même temps une action analgésique.

Avec la diminution des exsudations et la suppression de la stase dans les canaux lymphatiques, disparaît aussi l'enflure des parties enflammées et l'élévation de la température. Le traitement mécanique a donc encore une action antiphlogistique.

L'accélération de la lymphe et du sang empêche l'accumulation des exsudats, et ceux qui existent déjà sont plus rapidement résorbés. Le traitement mécanique active donc aussi la résorption.

II. *Effets indirects.*

L'effet le plus important du traitement mécanique est le même que celui produit par l'excitation électrique ou chimique sur les nerfs vasomoteurs et les fibres musculaires, c'est-à-dire : dilatation et rétrécissement des artères, et par suite afflux sanguin plus considérable, finalement donc nutrition activée, absorption plus active et contraction plus énergique des fibres musculaires.

L'innervation des vaisseaux sanguins se produit comme on sait de deux façons : 1 par les ganglions pariétaux qui agissent comme centres de l'innervation ; 2° par les nerfs extérieurs, dont la stimulation agit sur le calibre du vaisseau.

Lorsqu'on suit au microscope dans une partie transparente du corps, comme le mésentère ou la membrane natatoire de la grenouille, l'effet produit par une excitation mécanique sur une district vasculaire, on voit d'abord ordinairement les artères se rétrécir, souvent jusqu'à la disparition de leur calibre. A ce rétrécissement, qui cesse souvent avec beaucoup de rapidité, succède une dilatation qui dure toujours plus longtemps, et pendant laquelle la circulation du sang s'arrête dans toute la zone vasculaire, principalement dans les réseaux capillaires, ce qui permet d'observer la diapédèse des globules blancs, et quelquefois aussi des globules rouges. D'après Claude Bernard, la dilatation succède parfois immédiatement à l'irritation. On conclut, de ces phénomènes, que les parois des vaisseaux aussi bien que le cœur renferment un système de nerfs d'impulsion et d'arrêt.

Ce n'est pas seulement par l'excitation directe, c'est encore par une action réflexe, c'est-à-dire par l'excitation des nerfs sensibles qu'on peut stimuler les nerfs vaso-moteurs. Ordinairement il y a dilatation des vaisseaux dans une région quand les nerfs sensibles sont irrités ; ainsi les artères de l'oreille se dilatent par l'excitation du nerf auriculaire, et les artères du pied par celle du nerf dorsal du pied. Par le rétrécissement et la dilatation des plus petites artères dus à la stimulation directe des vaisseaux ou à l'excitation des nerfs sensibles, la répartition locale du sang est soumise à des changements continuels. Le fonctionnement des organes, par exemple la secrétion des glandes et le travail des muscles, sont accompagnés de leur hypérémie.

Lorsque la dilatation réflexe des vaisseaux persiste,

elle se transforme en hypérémie pathologique et en inflammation. L'élévation de la température que le traitement mécanique produit dans les parties massées est pour celles-ci d'une grande utilité, surtout quand la maladie a pour effet un affaiblissement de la nutrition, et, par suite, un abaissement de température, comme c'est le cas chez les anémiques et les chlorotiques, qui ont toujours froid aux pieds et aux mains.

De tous les organes du corps humain, ce sont les nerfs et les muscles sur lesquels le traitement mécanique a le plus d'action. Le traitement mécanique est un stimulant qui produit un effet physiologiquement connu. Un stimulant mécanique (1) comme un stimulant chimique, thermique et électrique provoque dans les nerfs (sensibles et moteurs), et dans les muscles un état d'excitation. L'excitant nerveux est en même temps un excitant musculaire. L'excitation transmise aux muscles et aux glandes par les nerfs se traduit par une contraction et une sécrétion. Les cellules nerveuses (ganglions moteurs), occupant le trajet des fibres motrices, laissent passer l'excitation motrice ou la transmettent par des organes réflexes à des parties situées à la périphérie. On peut de cette façon établir les liaisons suivantes :

1° Filets nerveux sensibles avec filets sensibles; le résultat de l'excitation est une sensation simultanée;

2° Filets sensibles avec filets moteurs; résultat: mouvement réflexe;

______

1 Wundt, *loc. cit.*

3° Filets sensibles avec filets sécrétoires ; résultat : sécrétion réflexe ;

4° Filets sensibles avec filets d'arrêt ; résultat : arrêt d'un mouvement musculaire ou d'une sécrétion (arrêt réflexe).

L'effet de l'excitation mécanique a la plus grande analogie avec celui de l'excitation électrique. Ils dépendent l'un et l'autre de l'intensité de l'excitation. D'après Valleix, la compression diminue les douleurs nerveuses. Une pression exercée sur les nerfs ou sur les muscles peut, quand elle n'augmente que progressivement, aller jusqu'à l'attrition complète du tissu, sans qu'il se produise de contraction. Une excitation mécanique, pratiquée rapidement et une seule fois sur un nerf moteur, produit ordinairement un seul spasme. C'est seulement quand l'irritabilité est considérable qu'il se produit dans ce cas une tétanisation prolongée du muscle. Par contre, lorsque les excitations mécaniques se succèdent très rapidement, il survient ordinairement une excitatio n tétanique.

Schiff a prouvé qu'il existe dans le tissu musculaire une contractilité tout à fait indépendante des nerfs, et qui persiste après la mort; il l'a nommée : « contractilité idio-musculaire ». Elle se manifeste lorsqu'on frappe sur le muscle avec une arête mousse perpendiculairement à la direction des fibres.

Un ébranlement mécanique ne laisse après lui qu'une altération passagère de l'excitabilité dans le nerf. Cette altération n'est durable que quand des secousses nombreuses et successives cumulent leurs effets.

L'action produite par l'excitation mécanique dans

les nerfs et les muscles repose certainement, dans beaucoup de cas, sur l'altération moléculaire de leurs éléments. L'ébranlement des extrémités périphériques des nerfs se propage jusqu'aux centres pour être transmis de là aux fibres motrices.

Fleischel admet que le cylindre dans les nerfs vivants est de nature liquide ; si son opinion est exacte, la transmission de l'excitation mécanique s'expliquerait facilement par le mouvement ondulatoire. Les résultats favorables obtenus par le traitement chirurgical paraissent également démontrer que certaines affections nerveuses reposent réellement sur une altération moléculaire des éléments nerveux. Dans le traitement mécanique, il est vrai, les troncs nerveux ne sont pas directement saisis et tiraillés ; mais leurs milliers d'expansions terminales sont pressées, pincées et frappées. Les phénomènes chimiques qui ont lieu continuellement à l'intérieur du nerf peuvent être regardés comme un travail moléculaire perpétuel.

L'excitation mécanique, en se produisant, transmet au nerf une certaine quantité de travail extérieur, le travail de l'irritation, qui se transforme en travail mécanique, ou bien en force de tension (réserves de travail).

L'excitation mécanique, communiquée aux nerfs, se change tout d'abord en travail moléculaire qui, à son tour, se transforme en mouvement.

Cette maxime physiologique est d'une grande importance pour l'action du traitement mécanique, et lon en fait l'application pratique dans le traitement des névralgies.

On ignore jusqu'à présent comment s'opère la transformation du travail moléculaire en mouvement. Les expériences récentes de Tigerstedt (1) indiquent que l'excitation mécanique se convertit en une forme de mouvement particulière à la substance nerveuse. Mais, jusqu'à présent, nous ignorons encore complètement de quelle façon cette conversion a lieu et jusqu'à quel point les différentes sortes d'excitation mécanique ne produisent dans la substance nerveuse qu'une seule et même sorte de mouvement. Tigerstedt, comme Holstein, Wundt, Fechner et Heidenhain, conclut que l'état fonctionnel du système nerveux consiste en un mouvement ondulatoire.

Pour bien comprendre l'effet produit sur les nerfs et les muscles par le traitement mécanique, il est nécessaire de connaître les principales lois physiologiques qui régissent la chimie de l'activité des nerfs et des muscles. D'après Dubois-Reymond, la modification la plus importante qui se produit dans les muscles quand ils ont fonctionné consiste en un dégagement d'acide, probablement d'acide lactique. L'intensité de la réaction acide s'accroît en raison directe de la fatigue musculaire ; elle arrive à son maximum lorsque, toutes choses égales d'ailleurs, on empêche par des pressions très fortes les muscles de se contracter. Dans le chapitre qui traite de la gymnastique thérapeutique, nous reviendrons sur ce fait physiologique.

1. Tigerstedt, *Étude sur l'excitation mécanique des nerfs.* Helsingförs, 1880.

Suivant toute vraisemblance, il y a connexité entre cette formation d'acide et la consommation simultanée des carbures d'hydrogène du muscle, en particulier du glycogène (Nasse, Weiss).

D'après Sarokin et Ranke, la quantité de graisse, d'eau, de créatine et de toutes les autres matières extractives solubles dans l'alcool, doit augmenter, tandis que la quantité de substance azotée diminue légèrement. Cette modification des éléments constitutifs solides et liquides est liée aux modifications de la respiration du muscle. Il ressort des expériences de Hermann, Ludwig et de Sczelkow, que le muscle en activité consomme plus d'oxygène et produit plus d'acide carbonique que le muscle en repos. D'après A. Schmidt, le muscle en activité produit une plus grande quantité de substance facilement oxydable qui passe dans le sang. Des expériences nous apprennent aussi qu'outre l'oxydation, le dédoublement de molécules oxygénées coopère à la formation de l'acide carbonique dans le muscle.

L'augmentation de la consommation de l'oxygène et la production d'acide carbonique est due en partie à la rapidité plus grande avec laquelle le sang parcourt le muscle en contraction ; car Ludwig a vu dans un muscle de mammifère excisé, mais resté sensible, à travers lequel il faisait passer un courant de sang chaud et défibriné, l'échange gazeux s'accroître d'une façon considérable, le muscle restant au repos, lorsque la rapidité du courant sanguin augmentait. Il existe probablement une liaison étroite entre la fatigue et les modifications chimiques du muscle, car une injection d'acide lactique ou d'une solution de

phosphate de potasse acide dans les vaisseaux sanguins des muscles amène la fatigue. D'après cela, l'action vivifiante du courant sanguin ne vient donc pas
uniquement de ce que le sang fournit au muscle des matériaux et principalement l'oxygène, mais aussi de ce
qu'il entraîne les déchets organiques. Suivant Ranke,
il doit se passer dans les nerfs des actions semblables.

D'après ce que nous venons de dire, l'afflux sanguin plus considérable produit par le traitement mécanique est d'une grande importance pour les phénomènes chimiques des muscles et des nerfs. Les
manipulations mécaniques agissent aussi d'une façon
réflexe par l'intermédiaire des nerfs de la peau sur le
plexus lombaire et solaire, et sur les organes de la
circulation et de la digestion qui en dépendent, sur
le fonctionnement des muscles lisses de l'estomac et
du canal intestinal; de même que la friction circulaire
de la paroi abdominale antérieure excite les contractions de l'utérus.

Le muscle, par la contraction, engendre de la chaleur ; c'est un fait physiologique bien connu. Toutes
les expériences prouvent que le tissu musculaire est
le foyer principal des oxydations dans l'organisme ;
même pendant le repos, le muscle emprunte au sang
l'oxygène libre ou faiblement combiné à l'hémoglobu-
line. Pendant l'excitation, la combustion de l'oxygène
devient quintuple.

L'ébranlement mécanique du muscle y produit de
la chaleur. La preuve en a été récemment donnée par
les recherches intéressantes de Danilewski (1).

1. Voy. Fick, *Travail mécanique et développement de chaleur
pendant l'activité du muscle.* Leipzig, 1882.

3.

Production de chaleur dans les muscles par les ébranlements mécaniques.

Danilewski a récemment institué des expériences par lesquelles il déterminait l'élévation de la température dans un muscle, quand il est déchiré et ébranlé par la chute d'un poids.

Pour appliquer cette méthode à des objets inanimés, il prit deux lames minces de caoutchouc, et les lia à leurs deux extrémités par des viroles de laiton en un seul ruban élastique; entre ces deux lamelles, il introduisit un thermomètre. La chute d'un poids d'une certaine hauteur produisait par l'entremise d'un levier l'extension de la bande, et le calcul indiquait dans les lames de caoutchouc une élévation de température de 0,0016 cent. de degré.

Il appliqua la même méthode à des muscles de grenouilles vivantes et obtint des résultats analogues.

CHAPITRE III

Description des manœuvres mécaniques. — Manœuvres sur
place (percussion, choc, hachures). Percuteur musculaire
de Klemm. Pincements. Écrasement). — Manœuvres avec
déplacement (frictions, passes). — Mouvements passifs. —
Doit-on graisser les parties malades avant le massage ?
— Doit-on pratiquer le traitement mécanique à nu, ou à
travers un vêtement ?

Description des manœuvres mécaniques.

Le nombre des manipulations employées dans le
traitement mécanique est extrêmement grand. Quelques auteurs se complaisent à créer des noms pour
chaque modification des types principaux. C'est ainsi
que l'on parle de compression, de foulage, de pression, de hachures, de massage, de frottements, de
frictions, de percussion, de sciage, d'écrasement,
d'extension, d'ébranlements, de pincements, de poin-
tillage, etc. Pour la percussion seule, Estradère distinguait cinq variétés (hachures, claquements, vibrations
pointées, vibrations profondes, la palette). Cette division exagérée et multipliée encore par d'autres auteurs ne peut servir qu'à effrayer les débutants.

Dans son beau chapitre : Frictions et massage (1),

1. Rossbach, *Traité des méthodes thérapeutiques physiques*,
492. Berlin, 1882.

Rossbach s'élève contre cette tendance ; il dit : « Comme on le voit d'après la partie physiologique, il s'agit purement et simplement de faire cheminer le sang, la lymphe et les exsudats de la périphérie vers le centre ; les *frottements*, les *frictions*, les *pétrissages* et la *percussion* suffisent certainement pour obtenir tout ce que l'on peut obtenir avec cette méthode ; aussi est-il permis de souhaiter que tous nos ingénieux inventeurs de procédés dérivés les gardent pour eux. » — Quiconque s'est occupé longtemps de thérapeutique mécanique ne peut qu'applaudir à ces paroles.

J'ajouterai cependant qu'il ne s'agit pas seulement du cheminement du sang, de la lymphe et des exsudats, mais, dans les différentes maladies des systèmes musculaires et nerveux, d'ébranlement et de production de chaleur, en d'autres termes, d'une modification moléculaire des éléments constitutifs des tissus malades, et que de plus les mouvements passifs et actifs sont absolument indispensables. Il est vrai que toutes les manœuvres nécessaires à ces modifications moléculaires sont contenues dans le pétrissage et la percussion.

La complexité et la minutie des méthodes décrites par les différents auteurs sont un grand obstacle à la généralisation de la thérapeutique mécanique. Pour les débutants, les manœuvres ne sauraient être rendues assez simples. Je suis persuadé que le médecin qui a des dispositions trouvera de lui-même les nombreuses modifications légères qui, dans l'exécution du traitement, s'imposent par suite de conditions anatomiques ou individuelles particulières. Pour celui au contraire qui n'a ni goût ni disposition, les explications les plus minutieuses seront de peu de profit.

Avant d'entrer dans la description des différentes manipulations, je crois bon de rappeler que la thérapeutique mécanique, dans son exécution comme dans son but, diffère complètement de ce qu'on appelle le massage hygiénique. Elle n'a pas plus de rapport avec les procédés employés chez les Grecs et les Romains, qui en faisaient une partie intégrante du bain dans le but de provoquer des sensations voluptueuses ou un état de bien-être, qu'avec les manipulations usitées dans les bains d'Orient et aujourd'hui en Europe.

Savary (1), à propos d'un bain pris en Égypte, parle des sensations délicieuses qu'il a éprouvées en parcourant une série de pièces à des températures variées, toujours entouré de vapeurs odoriférantes, tandis que son corps était purifié, massé, pétri, que l'on distendait ses membres, que l'on faisait craquer ses articulations ; enveloppé de linges chauds, couché sur un lit moelleux, de jeunes enfants s'occupaient ensuite à le sécher ; puis, le café et le tabac venaient accroître le plaisir du massage : il entonne des hymnes sur le bien-être et la sensation délicieuse qui en résulte pour l'organisme ; il parle de la facilité avec laquelle le sang circule, il dit qu'on se sent renaître et que les plus douces sensations, pénétrant l'âme, y engendrent les pensées les plus agréables.

1. Extrait des lettres de Savary sur les bains du Grand-Caire. Cité par Phelippeaux, *Étude pratique sur les frictions et le massage.* Paris, 1870. A. Delahaye.

La thérapeutique mécanique n'a malheureusement rien à faire avec ces voluptueux tableaux et ces sensations charmantes. Les manœuvres thérapeutiques s'accompagnent presque constamment de douleur, et, pendant le traitement, le malade, pour employer une expression populaire, « voit trente-six chandelles ».

Après les manipulations, qui ont lieu généralement tous les jours, il est épuisé ; il ressent encore pendant vingt à trente minutes la douleur qui ne s'éteint que peu à peu ; il pense avec effroi à l'heure où l'opération se répétera, et seule la conviction de la puissance de la méthode ou le fait de la guérison déjà commencée et visiblement progressante lui donne le courage et la résignation nécessaires pour supporter la torture qui le menace. Dans quelques maladies (constipation, neurasthémie, chorée), la douleur est insignifiante ou nulle ; mais elle peut être si vive que le malade pousse des cris aigus, verse des larmes ou se débatte de toutes ses forces contre le médecin.

Division des manœuvres mécaniques.

La classification est toujours un allègement pour les débutants, aussi me suis-je donné la tâche de trouver des signes caractéristiques pour les différentes manipulations.

On divise les manœuvres en *manœuvres sur place* et *manœuvres avec déplacement*. Les premières agissent par leur répétition en un même point ; les secondes par le passage d'un point malade à un autre point malade voisin. Les manœuvres sur place peuvent se représenter par des chocs sur un corps dur, et la propagation de l'ébranlement à travers ce dernier ; les manœuvres avec déplacement par des mouvements de reptation. Les manœuvres sur place correspondent principalement aux actions physiologiques médiates ; les manœuvres avec déplacement correspondent presque toujours aux actions physiologiques immédiates.

Parmi les manœuvres sur place, il faut ranger : les *pressions*, les *chocs*, les *hachures*, les *pincements*, les *ébranlements* (*vibrations*). Parmi les manœuvres avec déplacement, les *frictions*, les *frottements* et le *pétrissage*. Mais on ne peut séparer mathématiquement ces deux sortes de manœuvres, et, par les modifications qu'on leur fait subir, elles peuvent aussi bien rentrer dans la première que dans la seconde et produire les deux effets physiologiques. On peut encore passer d'une forme à une autre ; par exemple, la pression se changera en pétrissage et en attrition. C'est dans l'exécution de ces finesses et de ces transitions que consiste l'habileté. Les mouvements passifs appartiennent, suivant les cas, à l'une ou à l'autre des deux catégories. Les mouvements actifs qui produisent les actions physiologiques les plus diverses seront étudiés plus loin.

Manœuvres sur place. — *Pressions.*

Cette manœuvre se pratique de mille manières. Suivant le volume de la partie à traiter et la force que l'on se propose d'employer, on se sert d'un, de deux ou de trois doigts, comme le montrent les figures suivantes (fig. 2 et 3).

Le petit doigt ne travaille qu'en apparence. Comme il est de 2 centimètres plus court que l'annulaire,

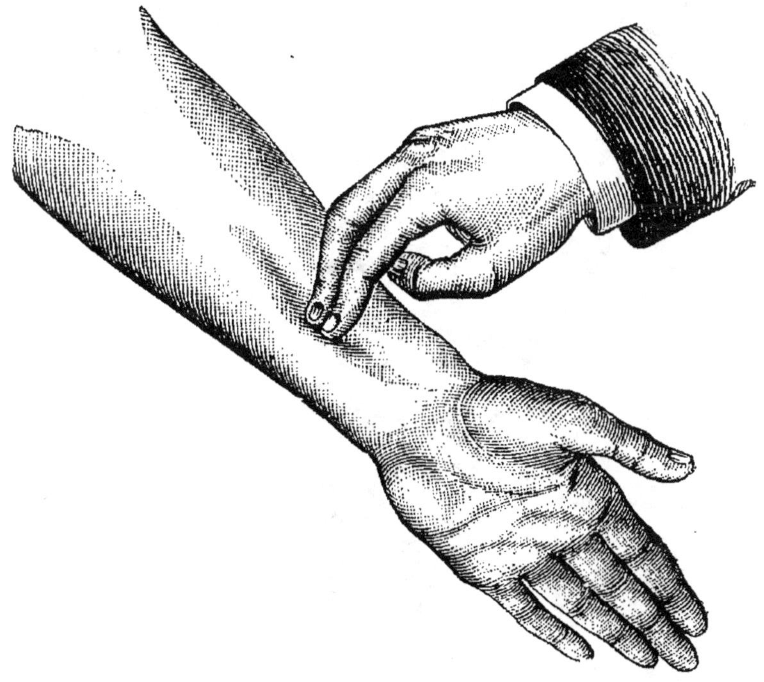

FIG. 2.

il ne peut toucher les parties malades en même temps que les autres, sans parler de sa faible puissance.

L'index est aussi plus court que le médius, mais de 1 centimètre seulement ; il peut par suite s'adapter facilement au médius et à l'annulaire. De tous les doigts, c'est le pouce qui, par sa brièveté, sa force

et ses muscles propres (long et court fléchisseurs —
long et court extenseurs — abducteurs, opposant)
exerce l'action la plus marquée.

Si l'on veut éviter l'extrémité des doigts à cause de

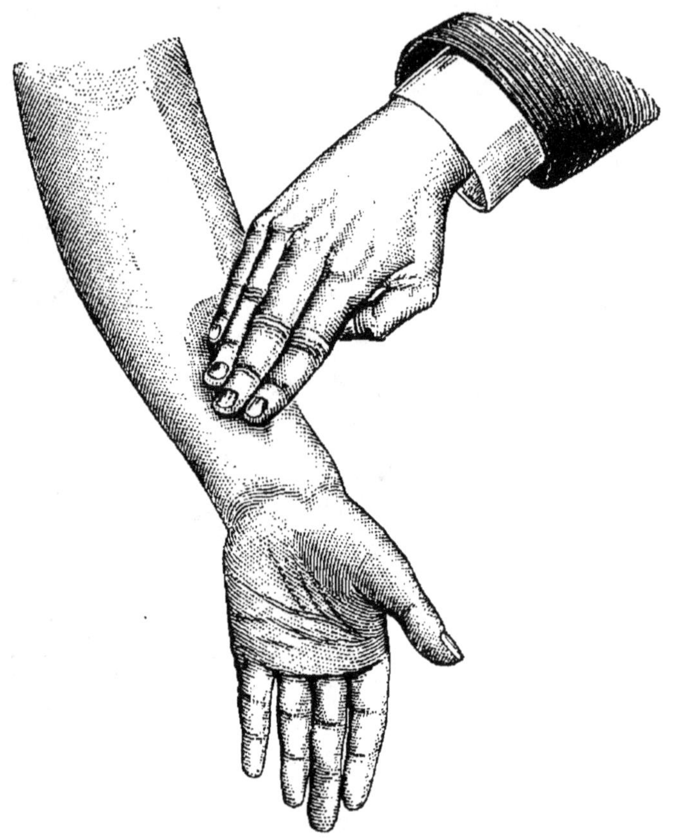

Fig. 3.

la sensibilité du malade ou de la situation des parties,
on pratique les pressions avec la deuxième phalange
de l'index ou les deuxièmes phalanges réunies de
l'index et du médius (fig. 4.). On peut encore employer trois ou quatre doigts réunis.

Le plan de l'index et celui du petit doigt ne correspondent pas à celui de l'annulaire et du médius,
mais cela n'a pas d'inconvénient, parce que les
surfaces qui doivent être traitées n'offrent pas en
général un plan régulier. On augmentera la pres-

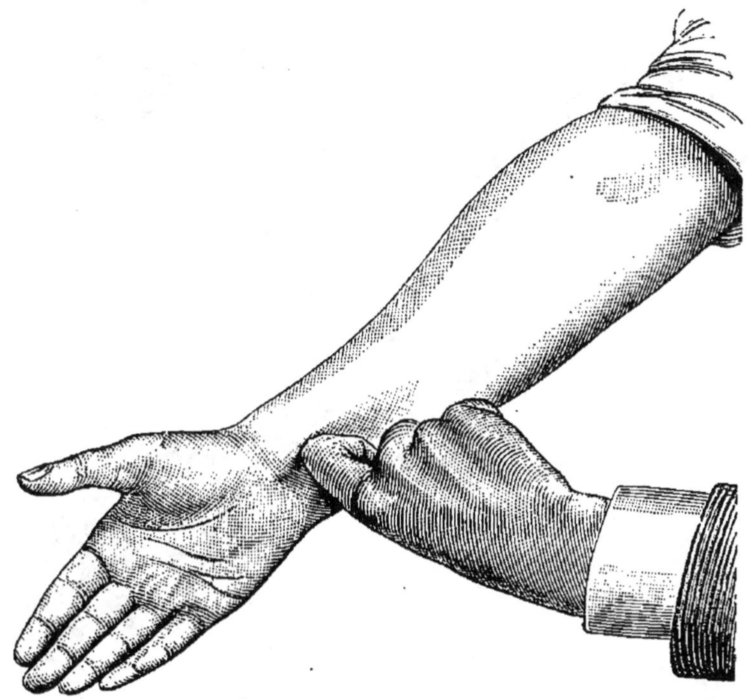

FIG. 4.

sion en employant, au lieu des secondes phalanges,
les troisièmes phalanges réunies des quatre doigts qui
forment le poing (fig. 5), et, pour obtenir un degré
encore supérieur, à la place de ces phalanges, les têtes
des métacarpiens (fig. 6). Plus il y a d'articulations
entre l'épaule et la partie de la main qui agit, plus
faible, toutes choses égales d'ailleurs, est la pression,

parce qu'une bonne partie de la force musculaire sert
à fixer les articulations intermédiaires. La force de
la pression dépend aussi beaucoup de la position du
médecin par rapport au malade. Il peut, debout
comme assis, employer la partie supérieure du corps
comme poids : cette pression sera maxima s'il

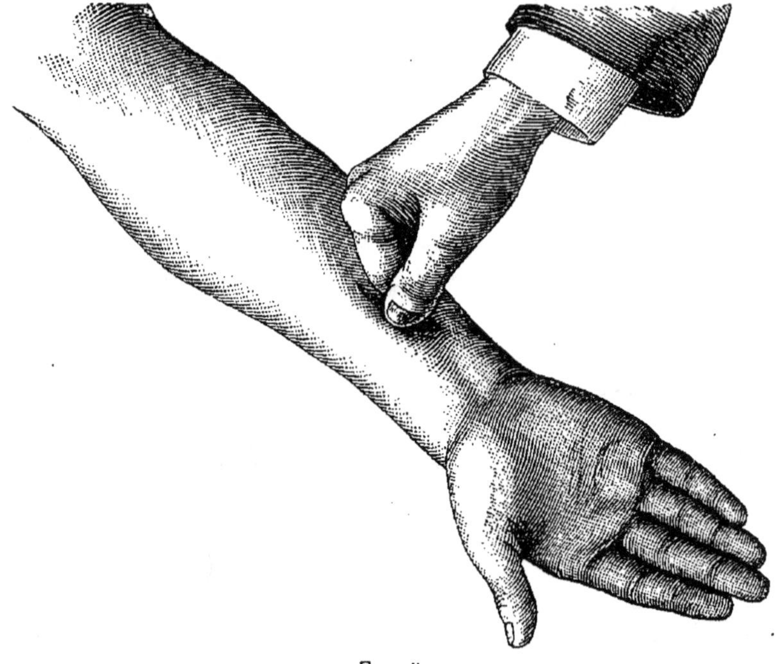

Fig. 5.

l'exerce en se penchant sur le malade couché horizontalement. Chacun de ces genres de pression subit
une triple modification :

1° Les doigts ou le poing exécutent, sans abandonner la surface du corps, des petits mouvements
de latéralité ou de rotation (vibrations);

2° Ils se déplacent du point d'application primitif

vers les parties voisines, en haut ou en bas : la manœuvre sur place se transforme en manœuvre avec

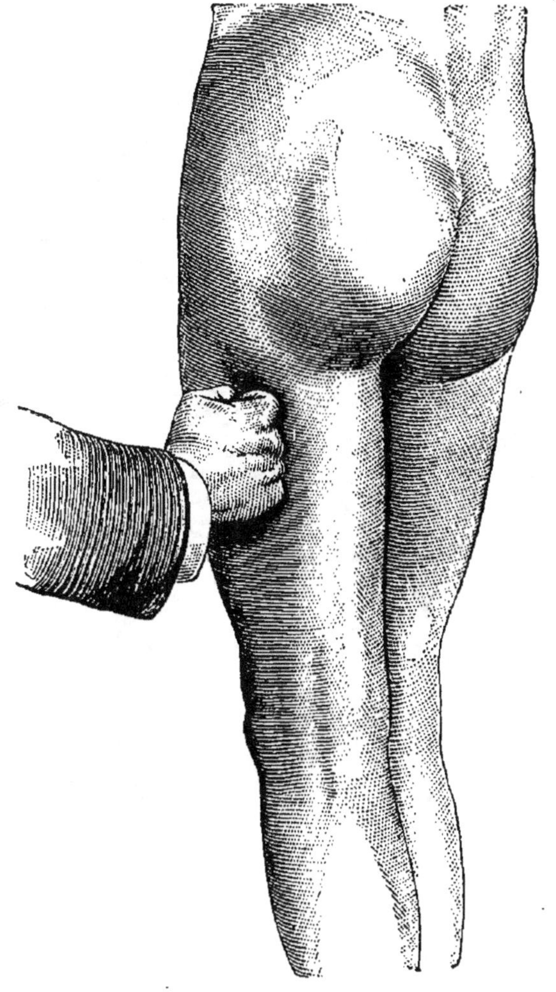

Fig. 6.

déplacement ; la pression devient donc une friction,
la force employée restant égale.

3° Les mouvements de déplacement sont très

courts; la pression augmente toujours du *piano* au *fortissimo* pour diminuer peu à peu : puis la main

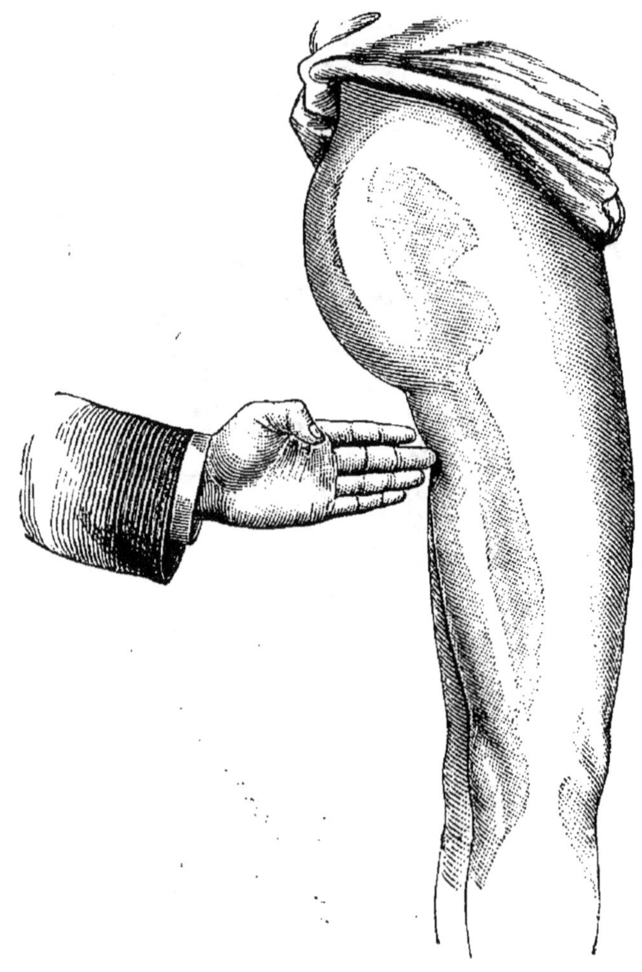

Fig. 7.

quitte la partie malade pour recommencer la manœuvre. La pression se transforme donc en massage ou foulage.

Percussions, chocs, hachures.

Tandis que la pression agit d'une façon prolongée
qui permet de graduer la force employée, ces trois

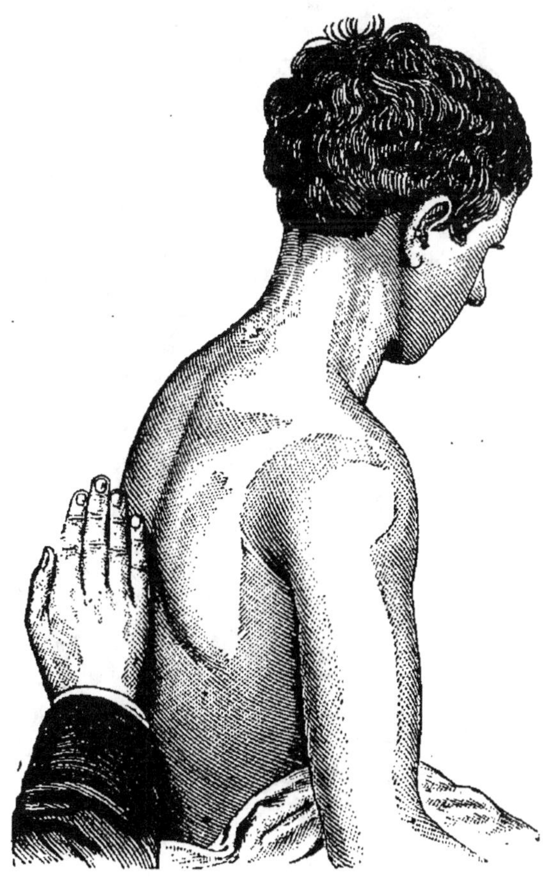

Fig. 8.

procédés ne permettent qu'une action subite et momentanée. La percussion se fait par l'extrémité des
doigts demi-fléchis, et le mouvement de la main a lieu

dans le poignet. L'effet est très doux et convient par exemple aux névralgies de la tête.

Le choc s'exécute à l'aide de la main complètement

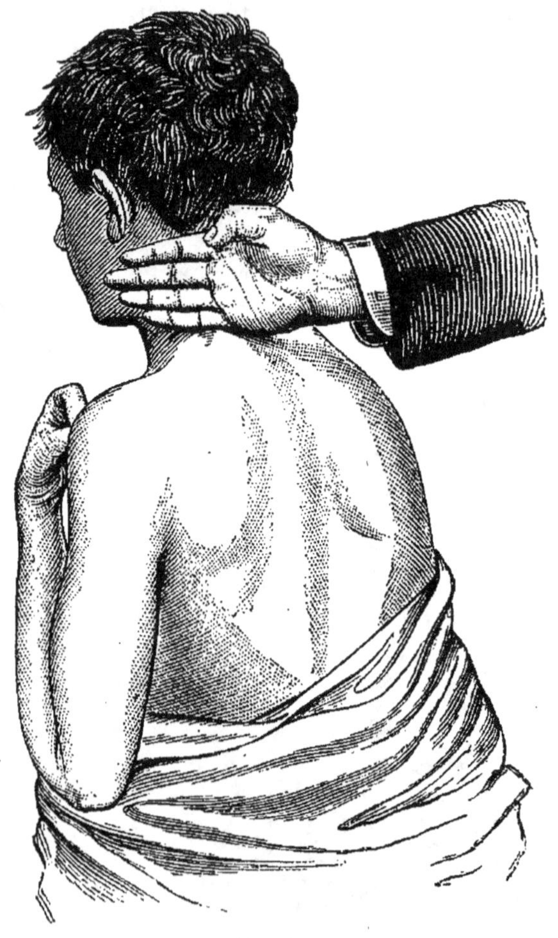

Fig. 9.

étendue, rigide, fixée dans le poignet, soit avec les extrémités réunies des doigts, soit avec le poing. (fig. 7).

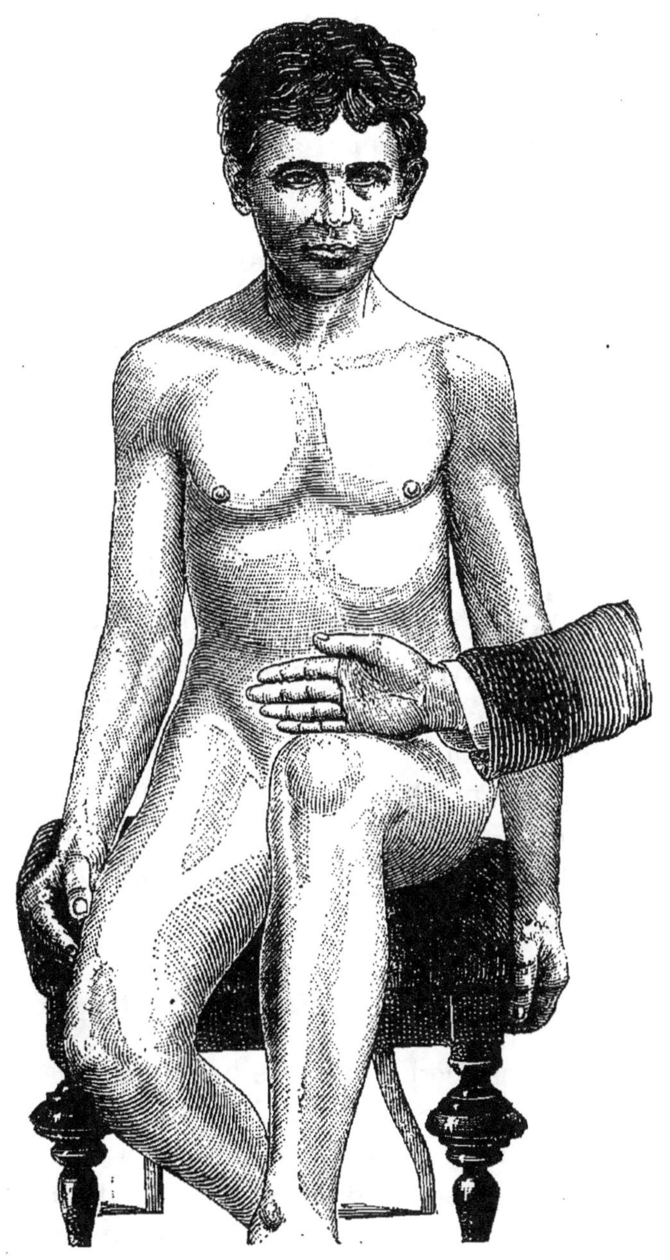

Fig. 10.

Le mouvement du bras a lieu dans le coude et en partie dans l'épaule. Le malade est assis ou debout, la main du médecin rencontre le corps du malade à angle droit. Cette manœuvre doit être préférée quand on veut pénétrer dans la profondeur des muscles, comme c'est le cas dans le rhumatisme et les névralgies des grosses masses musculaires (fesses, cuisses), ou quand on veut exercer une action puissante. Le choc et la percussion produisent un ébranlement qui se propage dans les nerfs de la périphérie vers le centre et entraîne des modifications moléculaires qui se transmettent des parties superficielles aux organes profonds.

Le hachage a une action beaucoup plus énergique, plus étendue : il n'est applicable qu'à de grands groupes musculaires (nuque, dos, fesses, cuisses, jambes, bras). Il se fait avec le tranchant des doigts étendus (fig. 8), ou de la main (fig. 9), suivant qu'on veut agir doucement ou fortement. Dans le premier cas, les mouvements se produisent au niveau du poignet, dans le second cas, au niveau du coude ou de l'épaule ; on déploie alors le maximum de force (nuque, cuisses, fesses) (fig. 10).

Percuteur musculaire de Klemm.

Il ne faut pas confondre les hachures avec la percussion musculaire, qui constitue un procédé incomparablement plus doux.

C. Klemm, directeur d'un établissement de gymnastique médicale à Riga, a eu l'heureuse idée d'employer des bâtons creux, élastiques, en caoutchouc, pour travailler la peau et les muscles ; leur grand avantage est que le malade peut se traiter lui-même, sans le secours du gymnaste. Trois de ces bâtons élastiques, réunis à une de leurs extrémités par un manche de caoutchouc, constituent l'instrument, aussi simple qu'ingénieux, que Klemm appelle le percuteur musculaire. Il en existe de trois longueurs différentes, et chacune de ces longueurs offre trois degrés d'épaisseur (fig. 11).

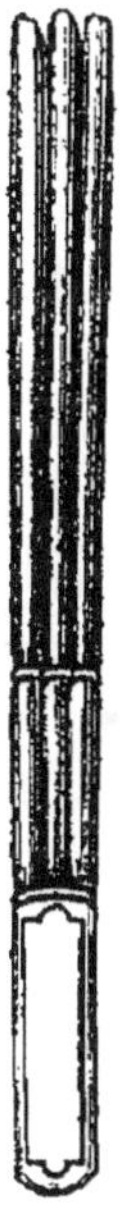

A l'aide de cet instrument, le malade, dans une position convenable, peut traiter lui-même les parties les plus inaccessibles du corps (dos et nuque) (fig. 12 et 13), et obtenir les résultats que l'on obtient par l'effleurage, les pressions douces, le hachage léger.

Toutes les actions puissantes produites par les hachures énergiques, les pressions fortes, les pincements, le broiement, sont inaccessibles à cette méthode.

Si la main humaine était creuse et élastique comme cet instrument, elle ne pourrait jamais produire les effets qu'elle obtient. Quand

Fig. 11. avec le percuteur musculaire on travaille une surface du corps, le choc se transmet, il est vrai, en profondeur jusqu'aux muscles, mais de combien est-il affaibli ! Même avec le plus grand déploiement de force, la peau seule ressentira le choc de l'instrument.

Les doigts par le pincement saisissent le muscle dans presque toute son étendue, la pression du poing s'exerce contre un plan osseux, la tranche de la main pénètre jusque dans la profondeur des tissus. De plus,

n'oublions pas que la pression de la main et le pincement des doigts ont une action prolongée sans que
la peau ait à subir un choc brutal. Donc certains
effets produits par la main du gymnaste ne pourront jamais être obtenus par le percuteur musculaire.
En outre, dans certaines positions, comme celles indi-

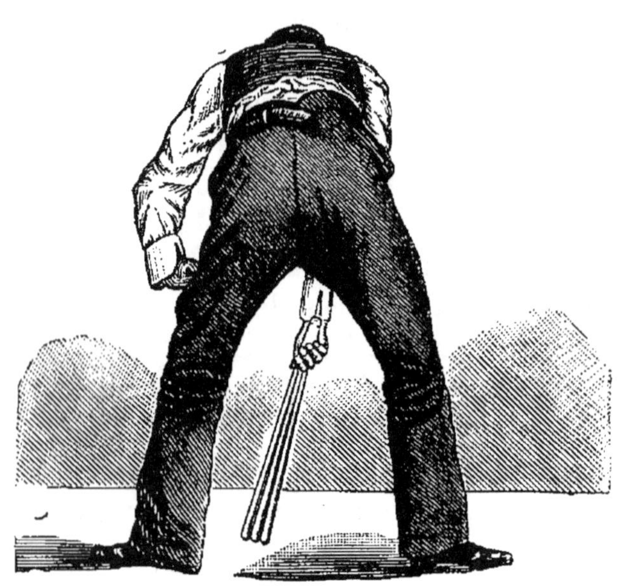

Fig. 12.

quées dans les figures 12 et 13, on ne peut développer
que très peu de force.

Le percuteur musculaire, je dirais plus volontiers
le percuteur cutané, trouvera son indication dans
tous les états morbides où l'on doit traiter des
organes superficiels ou peu profonds (mains froides,
pieds froids, rhumatisme de la peau et des muscles superficiels, légère raideur des jointures). Cet
instrument aura déjà une action favorable en for-

çant le malade à fournir une certaine somme de
travail dans des positions du corps correspondant à
un travail actif.

La brochure publiée par Klemm étonne, dans certai-

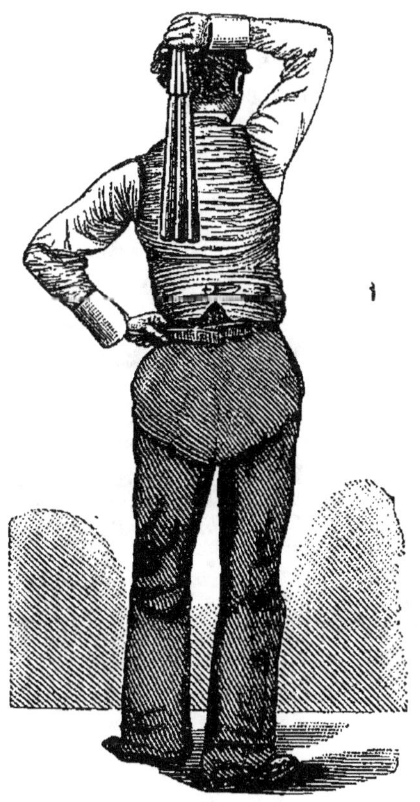

Fig. 13.

nes de ses parties, par la langue extrêmement scientifique pour un écrivain étranger à la médecine, et dans
d'autres parties par des idées absolument antimédi-
cales. Suivant Klemm, le percuteur musculaire pourrait rendre de grands services dans une foule de ma-

ladies, depuis la courbure de la colonne vertébrale,
jusqu'à la calvitie, depuis les tophus goutteux jusqu'à
l'insomnie et au vertige !

Pincements (malaxation).

Dans les points où les conditions anatomiques le
permettent, c'est-à-dire où les parties molles sont

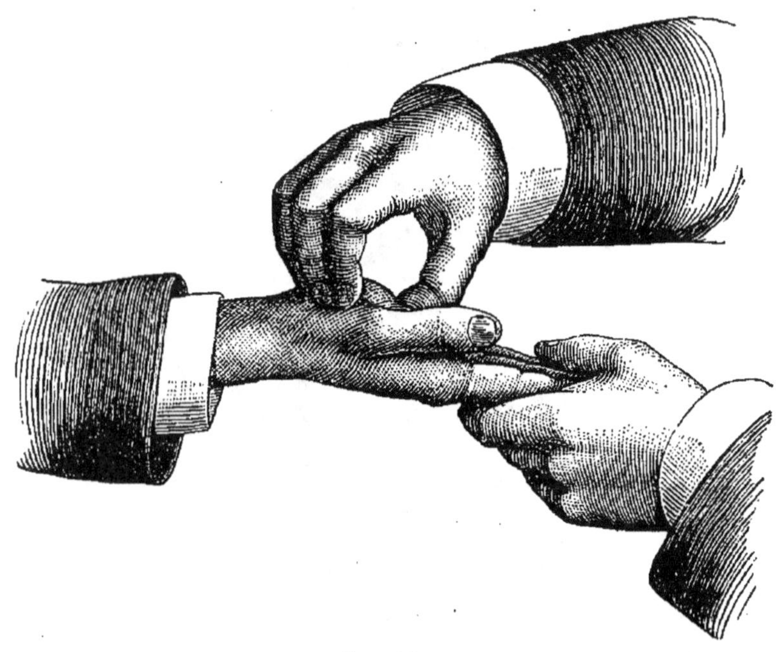

Fig. 14.

préhensibles, on obtient des effets considérables par
cette manipulation.

Elle présente deux variétés : le pouce d'une part,
les quatre doigts de l'autre, forment, pour ainsi dire, les
deux branches d'une pince que l'on applique perpendiculairement sur les parties à manipuler et qu'elles

4.

saisissent soit avec l'extrémité (fig. 14), soit avec la pulpe des doigts (fig. 15). La première manœuvre est plus énergique que la seconde.

De toutes les manipulations décrites ou à décrire,

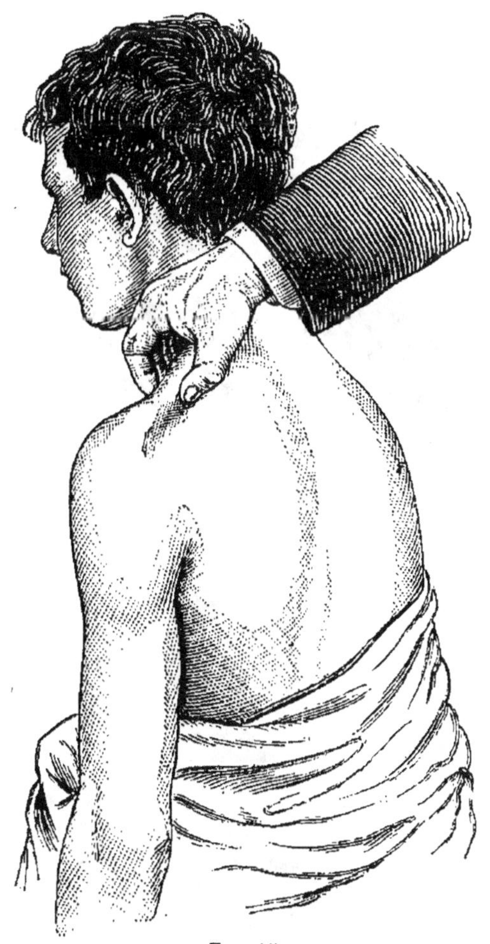

Fig. 15.

c'est celle-ci dans ses deux modes qui est la plus fatigante pour le médecin; elle réclame un pouce puissant.

Les quatre doigts sont ordinairement réunis; séparés,

ils produiraient moins de force. Les Français l'appellent « malaxation » ou « pétrissage », et ils ajoutent que le médecin doit travailler les parties malades comme s'il voulait pétrir une pâte ou exprimer une éponge pleine d'eau.

Broiement, attrition.

C'est une variété de la malaxation ; seulement, tan-

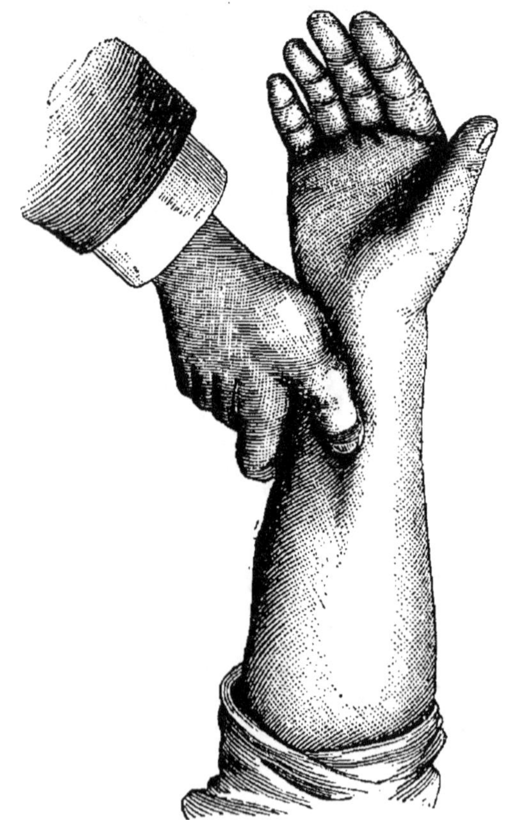

Fig. 16.

dis que dans le premier de ces procédés les deux mors

de la pince agissent simultanément, dans le broiement
les quatre' doigts restent au repos, ils ne travaillent
pas et ne servent qu'à fixer les parties ; le pouce seul
agit (fig. 16). On le place d'abord perpendiculairement aux parties malades, puis avec la pulpe de la
deuxième phalange on frotte de toute sa force les parties à écraser (ganglions, glandes, exsudats tendineux).

Manœuvres avec déplacement. — *Frictions. Passes.*

Elles dérivent des manœuvres sur place, comme je
l'ai expliqué dans le paragraphe traitant des pressions.

Les frottements, les frictions des parties avec la
face palmaire des doigts réunis ne sont pas autre chose
qu'une pression douce avec déplacement (frictions
simples des Français). Nous n'insisterons que sur les
manipulations qui jouent le rôle principal dans les
luxations. Il s'agit principalement alors de chasser le
sang, les exsudats, la lymphe de la périphérie vers le
centre et en même temps d'écraser les caillots et les exsudats concrets. Il faut donc exercer une compression
vigoureuse avec la progression des mains. Dans
ce but, on les applique comme un lien autour du membre malade, ou bien, si la position de la partie malade
s'y oppose, on pratique les pressions avec progression
à l'aide du tranchant de la main fortement appuyée
(bord externe) ou de l'index vigoureusement renforcé
par les autres doigts (bord interne de la main).

Ces manipulations s'appellent en France frictions

fortes à pleine main ou massage proprement dit, dénomination qui a été appliquée à l'ensemble de la méthode.

Mouvements passifs.

On appelle ainsi les mouvements que le médecin exécute sur le malade, celui-ci restant complètement inactif. Ils remplissent des indications très variées.

1° Les épanchements survenant dans les entorses sont comprimés, triturés par les mouvements et le rottement des tendons voisins et par suite se résorbent plus rapidement.

2° Les muscles contracturés dans les cas de raideur articulaire sont distendus progressivement ; les végétations et épanchements qui peuvent se trouver à l'intérieur des articulations sont écrasés et se résorbent.

3° Par l'extension forcée des muscles, les nerfs qu'ils renferment sont aussi distendus et il en résulte une modification moléculaire des éléments primitifs des muscles et des nerfs.

4° De même, les vaisseaux sanguins et lymphatiques intra- et inter-musculaires subissent une compression, d'où l'accélération de la circulation.

5° Enfin les muscles condamnés à l'immobilité par la névralgie ou le rhumatisme recouvrent les mouvements nécessaires ; c'est pour ainsi dire l'introduction aux mouvements actifs bien plus douloureux.

Le malade surmonte facilement la douleur des mouvements actifs quand la sensibilité première a été émoussée par les mouvements passifs. Il est mieux disposé à se faire mal lui-même, dès qu'il a reconnu que la douleur produite par la main du médecin lui est profitable.

Les divers mouvements passifs consistent, suivant la forme de l'articulation, en flexion, extension, rotation en dedans et en dehors, et en circumduction. La force et la vitesse que comportent les mouvements passifs subissent toutes les gradations.

On doit commencer avec la plus grande douceur

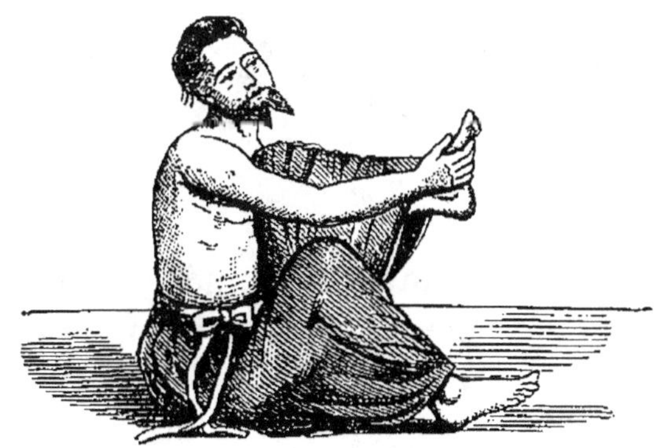

Fig. 17.

pour ne pas produire trop de douleur, sauf si l'on veut gagner du temps, et si le malade est d'une vigoureuse constitution.

Dans le livre le plus ancien de gymnastique médicale (Cong-fou), qui fut traduit au siècle dernier par le savant missionnaire français le père Amiot, on trouve des dessins (fig. 17, 18, 19), représentant les positions et les mouvements des extrémités de la tête et de tout le corps. Ces mouvements correspondent aux différentes indications dans certaines maladies : c'est ainsi, par exemple, qu'une figure représente les mouvements passifs destinés à la guérison du lombago (fig. 19) (1). Le même moyen de gymnastique

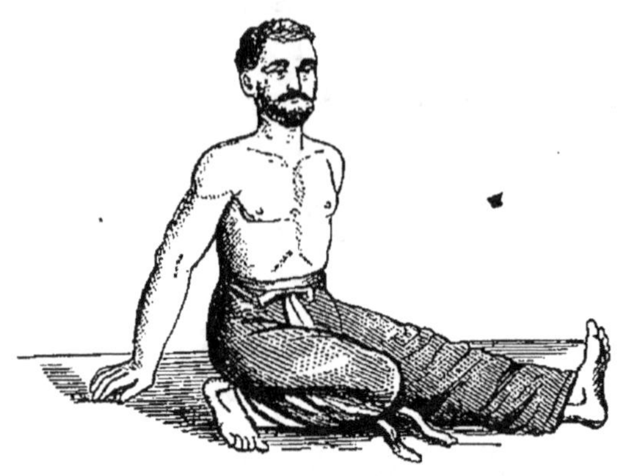

Fig. 18.

s'emploie depuis un temps immémorial en Hongrie, sous le nom de Cösmör, où il est appliqué princi-

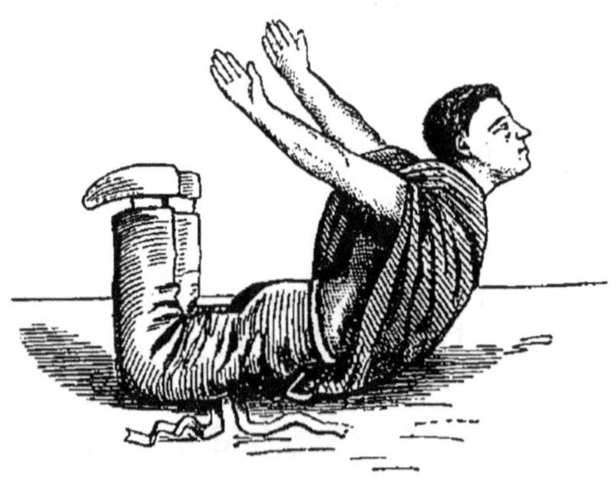

Fig. 19.

palement par les vieilles femmes (fig. 19). Le Suédois

1. N. Dally, *Cinésiologie ou science du mouvement*. Paris, 1857.

Ling a donné une base physiologique à ces mouvements et en a formulé la technique.

Parmi les mouvements passifs, il faut ranger encore le transport en voiture et à cheval, en litière, en chaise et en fauteuil, ainsi que le mouvement de la balançoire.

Faut-il oindre les parties malades avant le massage ?

Jusqu'à présent, on a toujours répondu affirmativement à cette question ; mais je trouve que souvent les onctions, loin de faciliter les manipulations, les rendent au contraire plus pénibles, et je les ai depuis longtemps déjà réservées à certains cas particuliers. C'est la nature des différentes manœuvres qui indiquera leur utilité. Ainsi, elles facilitent les massages avec déplacements qui ont lieu sur de grandes surfaces. De plus, comme ils se font de la circonférence au centre, dans le sens opposé aux poils qui couvrent la peau, la main du médecin glissera sans les tirailler ni les arracher, ce qui épargne une douleur au malade. Au contraire, dans le massage sur place, le traitement est plus pénible si la peau est glissante. Les parties sont alors difficiles à pétrir, à fouler, à pincer ou à frapper. D'ailleurs, l'assouplissement de la peau que l'on se propose ainsi n'offre au fond aucune importance, puisqu'il s'agit presque toujours d'atteindre des parties profondément situées. Les massages avec déplacements peuvent se faire eux-mêmes aussi bien sans huile qu'avec de l'huile.

. Le fameux guérisseur Pich qui vivait à Harîzka, en

Bohême, et n'avait reçu aucune instruction ni médicale ni vétérinaire, était un simple panseur de bestiaux ; il avait pourtant acquis, comme chacun sait, par des cures merveilleuses d'affections articulaires, une réputation qui le faisait rechercher même des malades instruits et riches. Une dame appartenant à la haute société de Vienne était atteinte d'une affection très tenace du genou qui l'empêchait de marcher. Après avoir été abandonnée par le savant professeur Schuh, l'illustre Nélaton et plusieurs autres chirurgiens célèbres, elle fut guérie par Pich, qui, si je ne me trompe, avait obtenu le diplôme de médecin en récompense de ses services. Pich travailla l'articulation malade et la graissa en même temps avec son merveilleux onguent. La dame fut guérie en quelques semaines et put se servir de sa jambe comme auparavant. En partant, elle demanda une provision d'onguent. — « L'onguent seul est inutile, répondit finement Pich, il s'emploie d'une certaine manière, et cette manière, tout le monde ne peut pas l'apprendre. »

Cela se passait il y a quelque vingt-cinq ans ; depuis lors, le traitement mécanique a conquis droit de cité dans la science, et aujourd'hui les médecins ne laisseraient pas un guérisseur remporter une victoire aussi éclatante.

Le traitement mécanique doit-il s'appliquer à nu ?

Sauf les cas de foulures, où le traitement doit porter sur l'articulation mise à nu, le malade peut conserver un vêtement. Je le préfère même pour certains

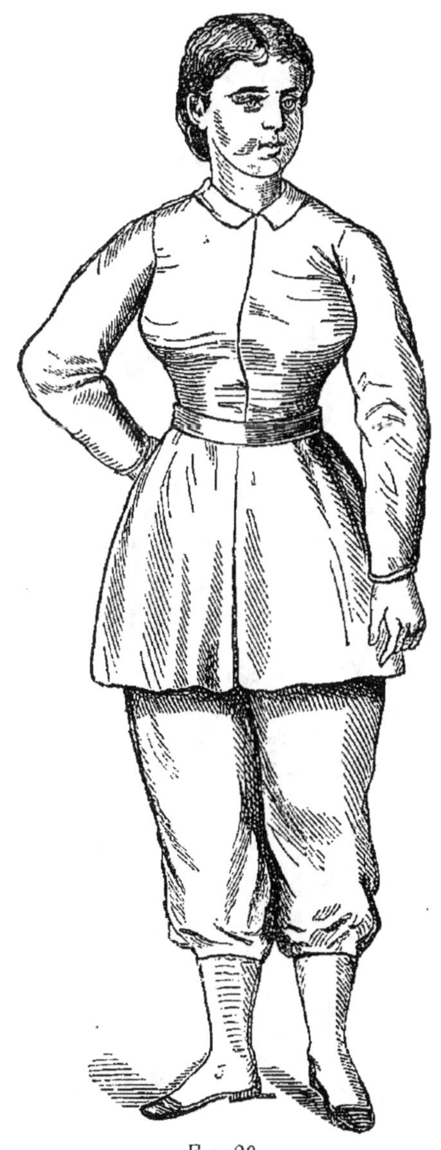

Fig. 20.

genres de massage (pétrissage foulage, hachures);

de cette façon la manœuvre est moins douloureuse,

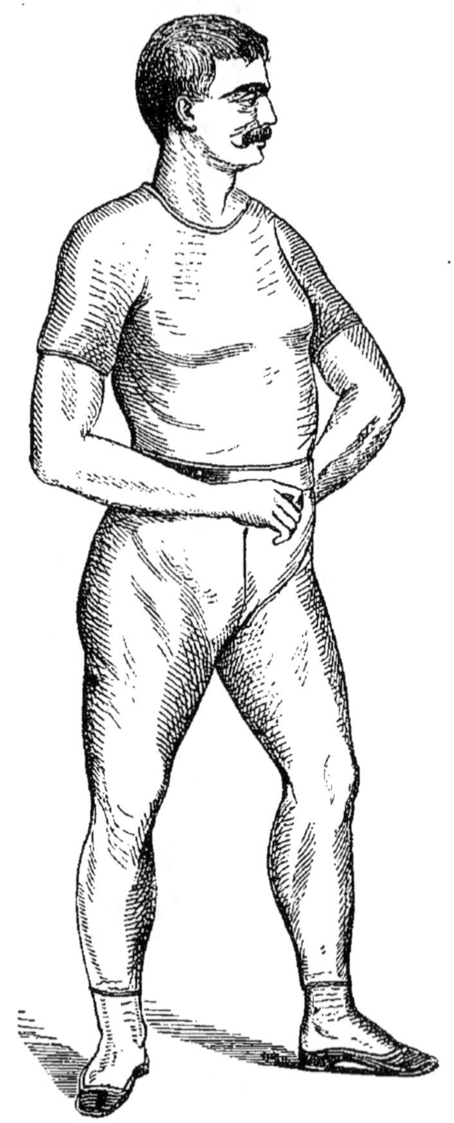

Fig. 21.

la peau qui n'est pas le siège du mal est épargnée,

et d'autre part dans certaines manipulations les
doigts ont plus de prise. Cependant on ne peut garder ses vêtements ordinaires. Ce qui convient le
mieux, c'est un fourreau de flanelle légère, à cause
des mouvements actifs et passifs qui ont souvent
une part considérable dans le traitement général. La
toile est mauvaise, la main du médecin glisse facilement sur elle, les doigts se fatiguent vite et perdent
leur force. La question du vêtement est d'une grande
importance pour les femmes, auxquelles le traitement
répugnerait certainement dans beaucoup de cas si
elles étaient obligées de le subir à nu. Il consiste en
un pantalon blanc descendant jusqu'au mollet et
soutenu par une ceinture élastique. Aux pieds, des
bas et de légères pantoufles en peau. Pour le corsage,
une large blouse à manches qui descend jusqu'aux
cuisses. Cette blouse s'agrafe par devant, et est serrée
à la taille par la ceinture qui maintient le pantalon.
Il faut choisir des couleurs foncées (marron, violet,
noir ou vert); les dames n'aiment pas les couleurs
claires, qui leur font l'effet d'un travestissement
(fig. 20).

Pour les hommes, ce qui convient le mieux, c'est
un pantalon foncé et un gilet de tricot pas trop
juste ; autour de la taille, une ceinture de laine
souple, des souliers de peau légère (fig. 21).

CHAPITRE IV

Mouvement actifs. — Gymnastique thérapeutique et gymnastique suédoise. — Peut-on remplacer par des appareils la
force du gymnaste ? — Action physiologique de la gymnastique : action sur la circulation et l'activité cardiaque. —
Action sur les fonctions de la peau et des reins. — Action sur
le pannicule adipeux. — Action sur la respiration. — Action
sur la digestion. — Action sur le système nerveux central
et sur l'état mental.

Mouvements actifs.

Ce n'est pas dans toutes les maladies accessibles
au traitement mécanique que les mouvements actifs et
passifs jouent un rôle ; c'est principalement dans les
maladies des articulations et des parties voisines,
(entorse, contusion, fausse ankylose, arthrite chronique rhumatismale avec raideur, synovite), dans
les affections nerveuses (névralgie, paralysie, anesthésie, rhumatisme musculaire, myodynie, crampe
des écrivains, chorée, neurasthénie), dans toutes les
affections constitutionelles où il faut modifier la crase
du sang, augmenter l'activité cardiaque, activer la
circulation, exciter les mouvements péristaltiques et
les sécrétions (chlorose, anémie, constipation, dyspepsie).

Les mouvements, tant actifs que passifs, seraient

naturellement sans résultat ou même inapplicables dans les cas où les manœuvres mécaniques doivent faire disparaître les tuméfactions des organes glandulaires (mastite, adénopathies) et les infarctus utérins.

Même dans les cas où on associe les manœuvres aux mouvements mécaniques, leur but n'est pas toujours le même.

Dans certains cas les mouvements actifs constituent un acte indispensable du traitement mécanique, comme pour les névralgies dans les parties très musclées, le rhumatisme musculaire, la constipation, la neurasthénie. Le traitement de ces divers états par les manipulations seules serait certainement beaucoup plus long et plus difficile, sinon impossible. Les mouvements actifs doivent être appliqués dès le début, il est vrai avec une grande prudence, en allant progressivement des plus simples aux plus compliqués, des plus doux aux plus pénibles.

Dans d'autres affections au contraire (entorse, contusion, arthrite rhumatismale chronique), les manœuvres mécaniques tiennent le premier rang ; les mouvements passifs ne s'y joignent que plus tard, et les mouvements actifs ne font que couronner l'œuvre ; ils sont, pour ainsi dire, la pierre de touche de la guérison.

Gymnastique thérapeutique et gymnastique suédoise.

On a réuni les mouvements actifs et passifs sous le nom de *gymnastique médicale*, et sous le nom de kynésithérapie, kynésiatrique, cinésiologie, on a publié de gros ouvrages qui, malgré tout leur mérite, effrayent par leur étendue le médecin praticien auquel ses occupations ne laissent pas le loisir nécessaire pour en prendre connaissance.

De même pour la gymnastique suédoise : elle est indispensable au spécialiste orthopédiste ; mais sa nomenclature difficile et extrêmement compliquée éloigne le médecin.

Je donnerai une description sommaire de la gymnastique suédoise, mais je puis assurer le praticien qu'il appliquera la thérapeutique mécanique avec un grand succès sans apprendre aucune des expressions barbares qu'elle renferme.

La gymnastique médicale ne diffère pas essentiellement de la gymnastique ordinaire (g. hygiénique); car une grande partie des exercices qu'elle prescrit appartient aussi à la gymnastique de chambre et des gymnases.

La seule différence est que cette dernière a pour but d'agir sur l'ensemble de l'organisme, de fortifier la santé, l'intelligence et l'énergie de l'individu, d'augmenter la force musculaire, de donner une bonne attitude, de rendre les mouvements vifs et adroits et de donner de la beauté aux formes. La gymnastique médicale, au contraire, a pour but d'agir sur les différents organes du corps isolément, de ramener à l'état normal les parties malades, d'activer les fonctions affaiblies des muscles, des nerfs, des glandes et de combattre les troubles de la circulation, de la respiration et de la chaleur animale. Dans certaines maladies (anémie, chlorose, scrofule), les gymnastiques médicale et hygiénique ont une destination presque identique.

La gymnastique médicale cherche à isoler les différents mouvements et à exclure le concours des muscles et des groupes musculaires non malades ; elle doit en outre étudier les conditions anatomiques et physiologiques, ce qui n'est pas nécessaire dans la gymnastique hygiénique, où il s'agit toujours d'effets généraux. En somme, ce qui est particulier, c'est que l'isolement des muscles à traiter y est obtenu d'une façon bien plus parfaite, grâce à une méthode toute nouvelle due à Ling, son fondateur, et reposant sur une base anatomo-physiologique. Cette méthode consiste en ce que le malade ne fait pas les exercices seul. Le médecin ou sous sa direction un aide (gymnaste) oppose une résistance aux mouvements du malade. Comme l'enseigne la physiologie, la réaction acide du muscle augmente notablement quand on en empêche la contraction par une charge. La réaction acide (probablement acide lactique) est la réaction du muscle en travail. Ling l'ignorait de même que Priessnitz n'avait aucune idée de l'action physiologique de la thermothérapie ; mais tous deux avaient deviné la vérité avec un instinct remarquable.

Par la méthode de Ling, la contraction des antagonistes, qui se produit dans tout mouvement, est supprimée par l'intervention du gymnaste. Un dessin rendra le fait plus compréhensible. Supposons qu'un malade présente une parésie des muscles de l'avant-bras ; il faut, d'après Ling, fortifier ces muscles par la gymnastique médicale ; mais le médecin ne doit pas prescrire des exercices de tout le bras, parce que de cetle façon on fortifierait les antagonistes en même

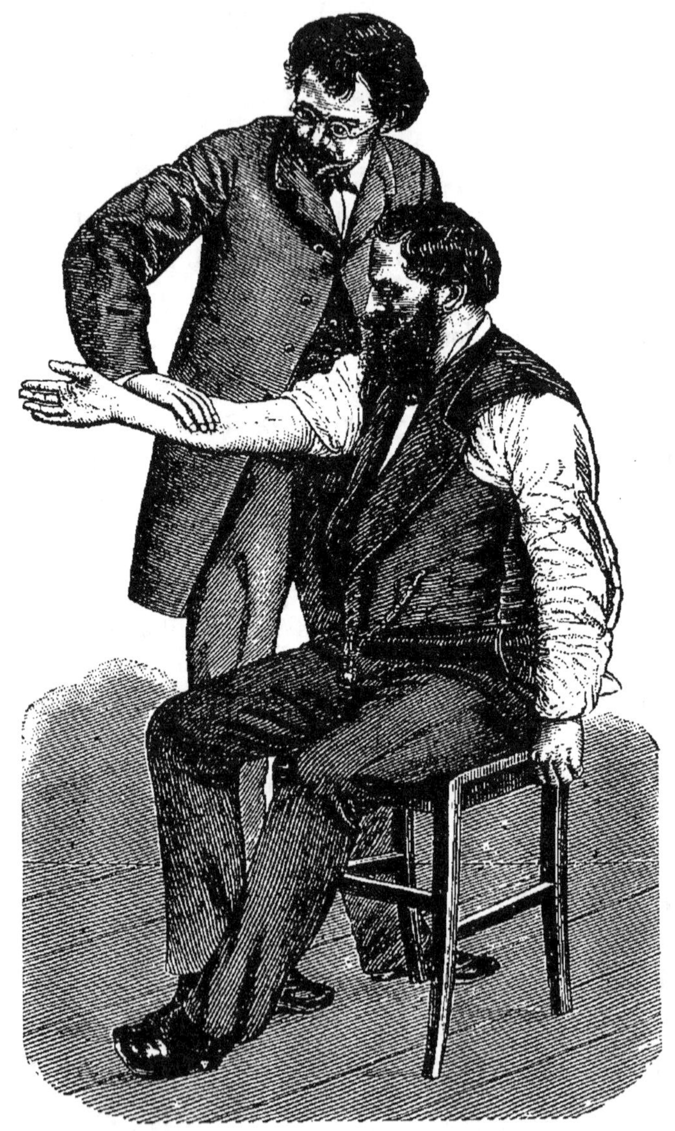

Fig. 22.

temps et surtout, comme Ling l'affirme avec raison,

5.

parce que l'influx volontaire agit plus puissamment sur eux que sur les muscles malades.

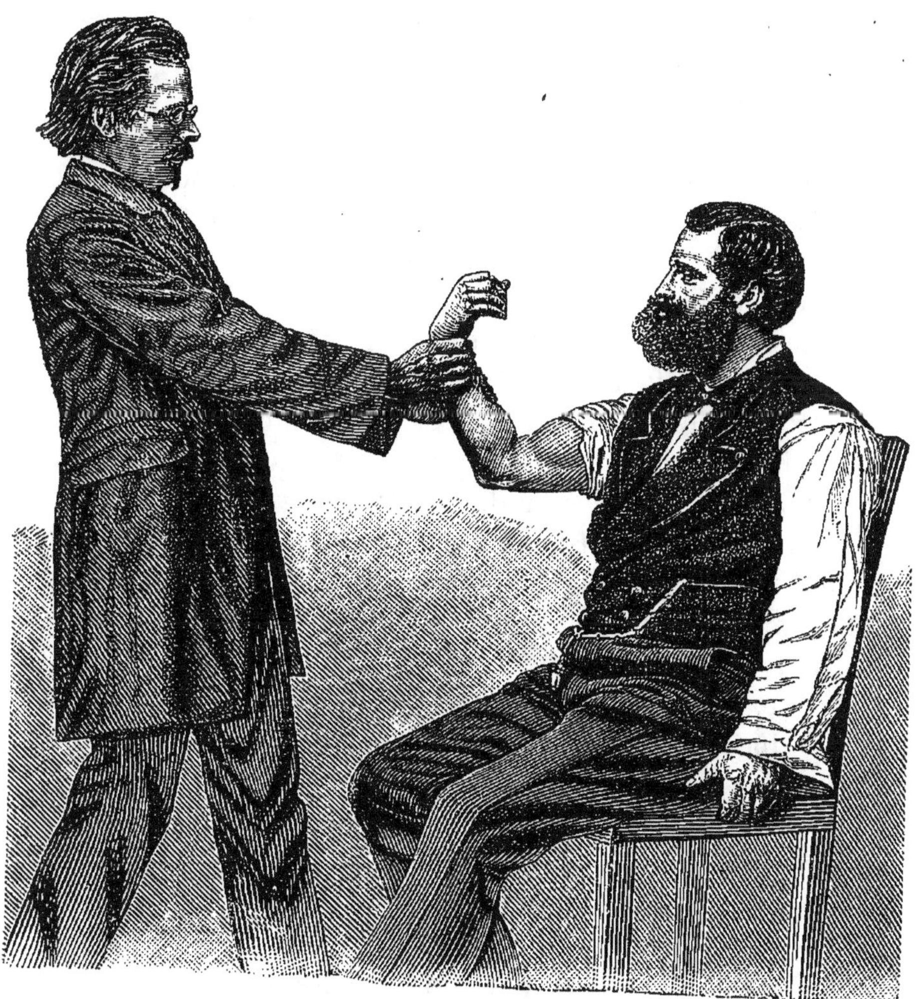

Fig. 23.

Le gymnaste doit donc résister aux muscles fléchisseurs en contraction (fig. 22), c'est-à-dire remplacer la force des extenseurs; ceux-ci étant condamnés à l'immobilité, les fléchisseurs travaillent absolument seuls.

L'action isolée d'un groupe musculaire s'obtient de deux façons :

1° Ou bien le gymnaste oppose sa force aux muscles en contraction, comme le montre la figure 22 où le membre est dans l'extension au début du mouvement. C'est ce que Ling appelait un mouvement combiné centripète; combiné, parce que le malade et le gymnaste opèrent ensemble; centripète, parce que les muscles malades doivent vaincre une résistance qui empêche la flexion contre le tronc.

2° Ou bien le malade au début du mouvement tient le bras fléchi au niveau du coude, c'est-à-dire contracte les muscles malades, et le gymnaste essaye d'étendre l'avant-bras ; c'est ce que Ling appelait un mouvemement combiné centrifuge, parce que les muscles du malades résistent à une force qui agit de dedans en dehors.

L'expérience et l'habileté du gymnaste serviront à graduer la force de résistance nécessaire dans chaque cas. Le dosage en est difficile et c'est de lui que dépend le succès, car entre le gymnaste et le malade il ne doit jamais y avoir lutte.

Peut-on remplacer par des appareils la force du gymnaste ?

Les opinions varient sur ce point. J'ai eu déjà l'occa-sion de donner le résultat de mon expérience en disant qu'un homme habile peut faire avec la main tout ce que font les appareils. Ce qui ne veut pas dire que les appareils ne soient utiles. Ainsi les résistances qui jouent un grand rôle dans la gymnastique suédoise

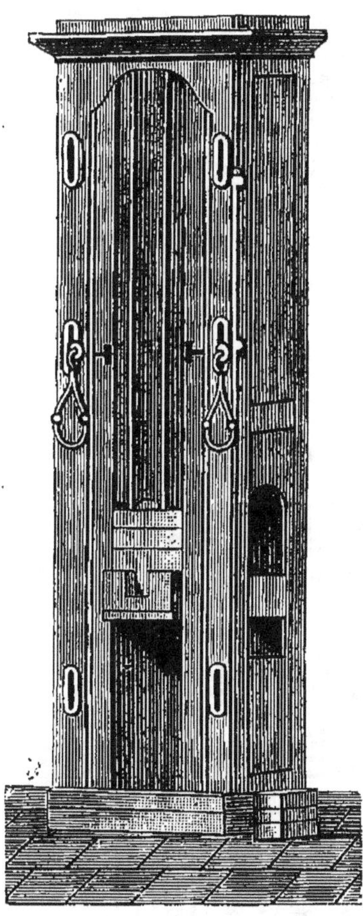

Fig. 24.

peuvent être fournies par des appareils bien construits, avec plus de précision que par l'homme.

Admettons en effet que l'homme ait une telle autorité sur ses muscles qu'il puisse produire instantanément tous les degrés de la force. Mais peut-il calculer la force des muscles du malade auxquels il doit résister ? Le poids que le malade a soulevé ou repoussé la veille sert au contraire d'indication mathématique pour l'augmentation qu'on doit lui donner le lendemain, ce qui ne peut se faire avec la force du gymnaste. L'appareil sert en même temps de contrôle pour la progression de la guérison. C'est pourquoi je ne puis m'associer à l'opinion de Rossbach qui ne croit pas que ces appareils puissent remplacer la main humaine.

Leur principe est très simple (fig. 24). Il s'agit

pour le malade de soulever ou de pousser un bloc
carré chargé de différents poids. Ce bloc est suspendu
par des liens glissants sur des poulies et terminés par

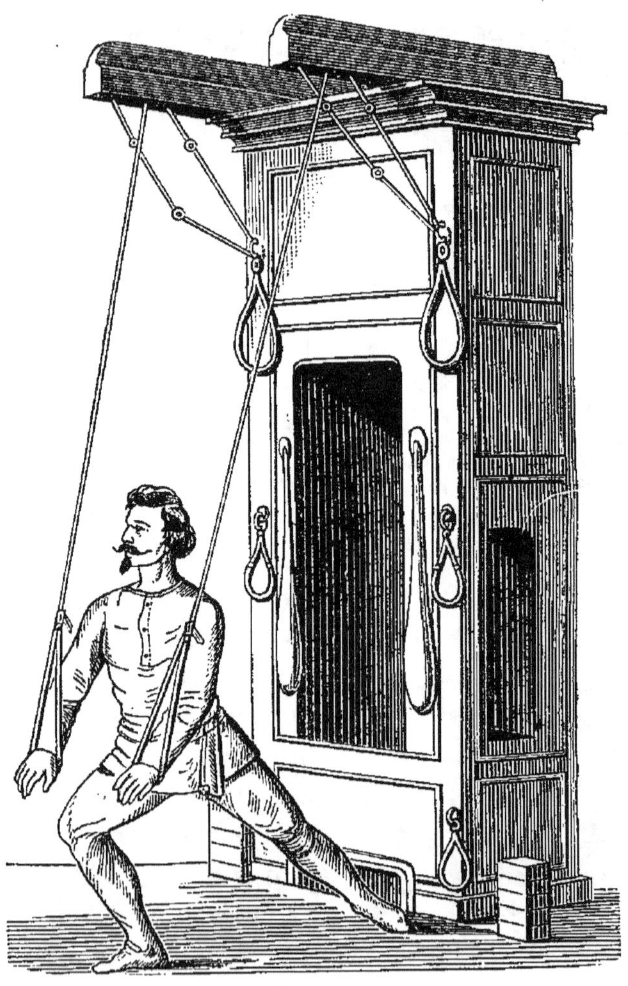

FIG. 25.

des anneaux de métal où il engage ses mains et
ses pieds (fig. 25 et 26). L'appareil doit naturellement être très solidement fixé à la muraille et ren-

fermer plusieurs blocs pouvant être chargés avec
des poids. Les cordes reliées aux différents blocs se
détachent de l'appareil à différentes hauteurs; ce qui

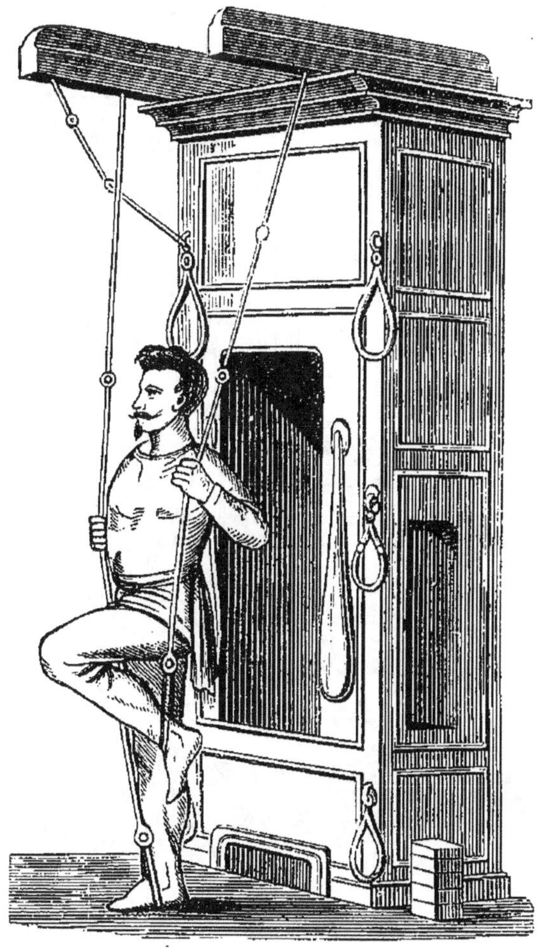

FIG. 26.

permet avec un seul appareil les effets les plus divers.
Les cordes pouvant être regardées comme des leviers
au bout desquels les muscles agissent comme poids;

pour une même charge, la force à développer devra être d'autant plus grande que les cordes sont plus

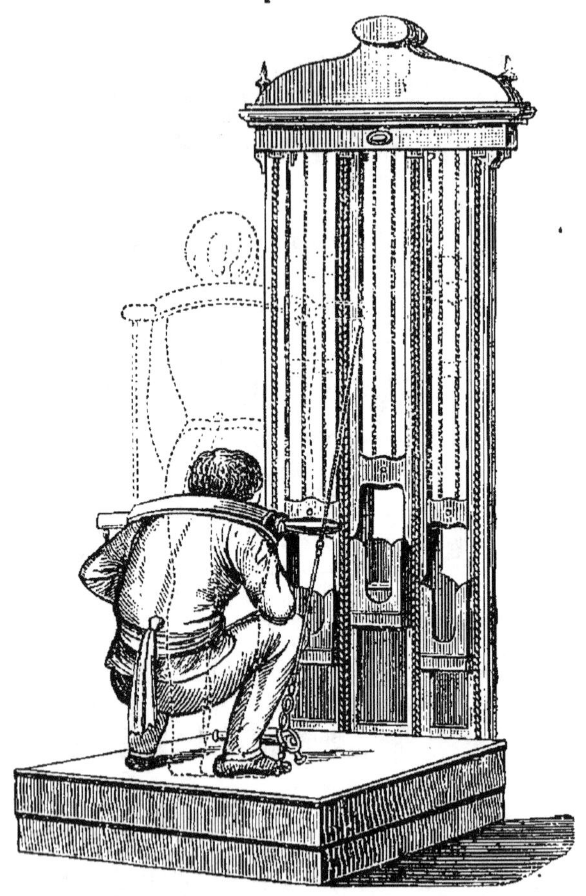

Fig. 27.

rappochées du sol, c'est-à-dire que les bras du levier sont plus longs.

Si ce sont les muscles du tronc et de la nuque qu'il faut fortifier, on attachera les deux cordes à un joug que le malade soulèvera avec ses épaules (fig. 27).

Dans tous ces appareils, le groupe musculaire à exercer est soutenu par le mouvement simultané de tout le corps. Pour le travail isolé des différents

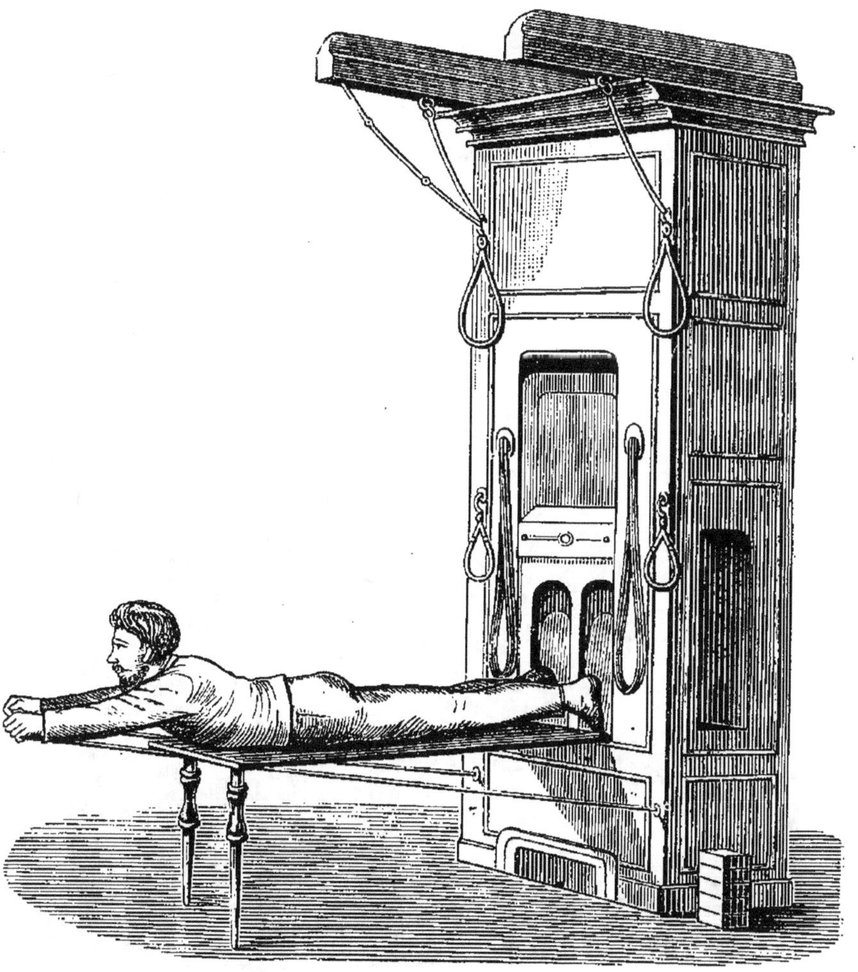

Fig. 28.

groupes musculaires on a construit les appareils suivants (fig. 28 et 29).

Il va sans dire qu'un individu couché sur le ventre

ne peut exercer d'autres groupes musculaires que
ceux de l'épaule et du bras lorsqu'il attire les cordes
en dehors. De même ce sont seulement les muscles de

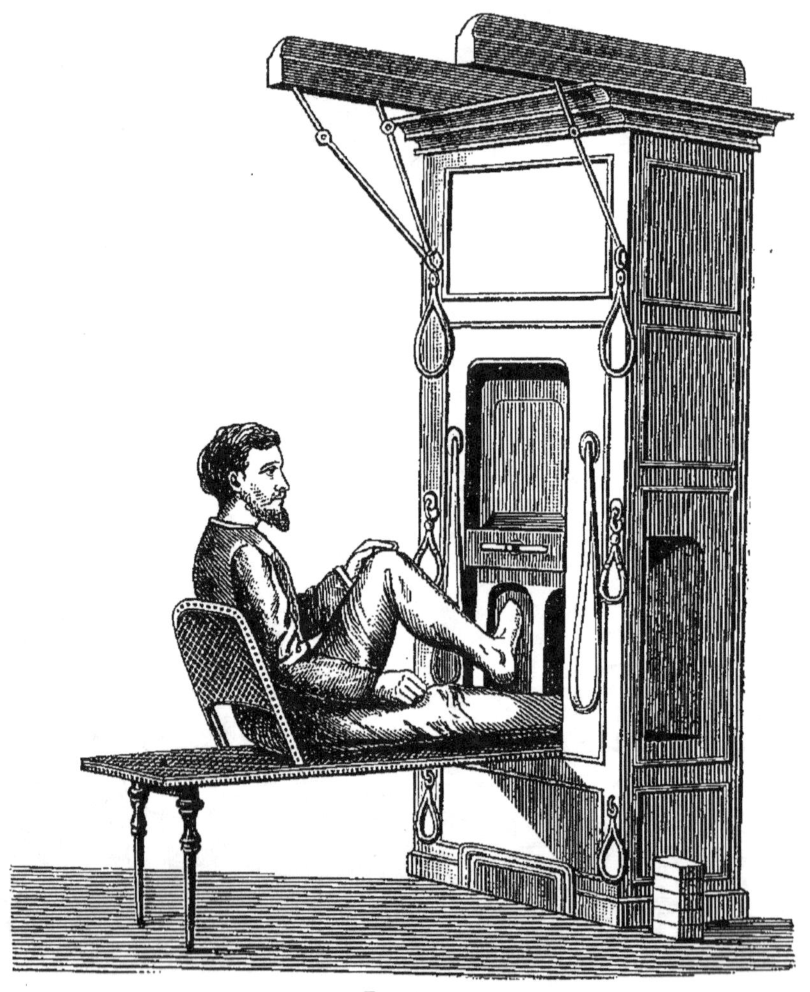

Fig. 29.

la cuisse et de la jambe qui fonctionnent quand le
malade assis enfonce des pédales chargées dans l'intérieur de l'appareil. Les blocs glissent sur des rai-

nures dans une boîte de bois. Pour mettre et enlever les poids, cette espèce d'armoire offre des ouvertures latérales (1).

Les muscles malades ne doivent fournir un grand travail que d'une façon très progressive. Après chaque exercice, on donnera quelques minutes de repos.

Le principe d'où Ling est parti est reconnu exact par tous les médecins qui s'occupent de ces questions, et les brillants résultats obtenus par ce traitement prouvent surabondamment la justesse de sa théorie. Jusqu'ici tout est extrêmement clair et simple. Pourquoi donc avoir introduit une systématisation si compliquée et une nomenclature aussi artificielle dont le seul résultat est sinon d'éloigner les spécialistes, du moins d'empêcher presque absolument la vulgarisation de la méthode?

Ling admet en effet pour tous les mouvements cinq principales positions initiales : debout, assis, couché, à genoux, suspendu. Leur combinaison produit des positions binaires, ternaires, quaternaires. Par exemple, la station debout peut être modifiée de mille façons: 1° par la position des pieds : réunie, écartée, etc. ; 2° par celle des bras : au repos, élevés, écartés, etc. ; 3° par celle du tronc : droit, incliné, tourné ; 4° par l'emploi de différents accessoires : station appuyée, soutenue, sur des marches, etc.

En énumérant la première et la quatrième catégorie, on a 1° : combinaisons *binaires* de la station ; station en extension à gauche avec appui à droite par

---

1. On trouve d'excellents appareils de ce genre chez Burlot, à Paris.

exemple ; 2° combinaisons *ternaires* : station appuyée à droite en extension à gauche ; etc., etc. De même pour les autres combinaisons. Cette complication voulue devait favoriser le charlatanisme de quelques élèves, jeter une défaveur sur la méthode, et lui attirer des adversaires.

Du Bois-Reymond dit à ce sujet : « On ne peut admettre sérieusement que Ling ait donné à son système une base scientifique. Il suffit de jeter un coup d'œil sur ses écrits pour reconnaître que c'était un sectateur de cette déplorable philosophie naturelle qui pendant un quart de siècle tint la science allemande dans une infériorité honteuse, etc., etc. » Du Bois-Reymond va trop loin, et Ling aura eu le mérite de remettre en honneur un mode de traitement tombé dans l'oubli. Sa méthode a subi le sort des nouveautés ; attaquée avec force, elle est portée aux nues comme une panacée par ses adhérents. M. Eulenberg, en 1853, a démontré que la gymnastique de Ling constituait un procédé tout à fait rationnel contre les affections chroniques des organes du mouvement, comme les déviations de la colonne vertébrale, les fausses ankyloses, la prédisposition à la phthisie, les déformations thoraciques, les paralysies périphériques. Elle peut même amener la guérison dans les paralysies dues aux affections de la moelle épinière où, après la disparition de la maladie occasionnelle, tout autre traitement serait sans effet ; de même pour les troubles de la motilité

---

1. *Gymnastique suédoise. Essai d'une interpellation scientifique.* Berlin, 1853.

et les atrophies musculaires consécutives aux différentes maladies. La gymnastique de Ling agit d'une façon encore plus énergique que la gymnastique générale sur la nutrition et l'innervation. Les déviation du rachis produites par des attitudes vicieuses (prédominance du travail musculaire d'un côté), ne sont pas traitées par les orthopédistes autrement que par la méthode de Ling ; mais en somme avec la gymnastique médicale purement active (allemande), quand elle est appliquée rationnellement, on obtient d'aussi bons résultats qu'avec la gymnastique semi-active (suédoise). La simplicité et la précision des termes qu'elle emploie constituent un avantage inappréciable en sa faveur.

Déjà en 1835 Stromeyer, de tous les moyens qu'offre l'orthopédie pour « stimuler la vie végétative », déclarait la gymnastique médicale le plus sûr et le plus puissant, mais il ne croyait pas encore possible de modifier la méthode suivant l'état anatomopathologique de la déviation, et il considérait comme un grand mérite de la part de Lentin d'avoir été le premier à recommander la suspension par les mains contre cette difformité.

Le traitement des scolioses par le système de Ling, traitement qui fournit les plus beaux résultats de la méthode, réclame une étude toute spéciale et est presque inexécutable sans appareils et sans aides instruits.

Action physiologique de la gymnastique.

L'influence considérable des mouvements sur la santé était déjà connue des anciens peuples, ainsi que son contre-coup sur l'activité cérébrale et nerveuse, comme l'indique le dicton : *Mens sana in corpore sano*. Le plus ancien livre des Chinois, le Cong-Fou, contient aussi tous les principes de la gymnastique médicale.

I. — *Action sur la circulation du sang et l'activité cardiaque.*

Déjà, dans ce livre, il est dit que la circulation a à surmonter deux obstacles, la pesanteur et le frottement, et que toutes les manipulations et tous les mouvements qui diminuent ces deux obstacles facilitent la circulation. Les Chinois connaissaient aussi l'action de la respiration sur la circulation et l'activité cardiaque. Oribase (360 ans avant Jésus-Christ) connaissait l'action de la respiration profonde sur l'élimination de l'acide carbonique et son influence sur la digestion et les autres fonctions. Tous les médecins reconnaissent que les mouvements méthodiques constituent le meilleur moyen pour répartir également le sang dans le corps. La congestion du cerveau chez les hommes de cabinet, celle des organes abdominaux chez les personnes assises, des organes sexuels chez les débauchés, ne cèdent à aucun traitement aussi rapidement qu'aux exercices musculaires.

Sommerbrodt a récemment démontré (1) que, dans chaque mouvement qui augmente la pression intra-bronchique, comme le chant, le rire, la course, etc., il se produit dans l'appareil circulatoire un relâchement des parois vasculaires et une accélération de l'activité cardiaque. Dès que les mouvements cessent, la pression sanguine s'élève de nouveau, les parois se contractent, l'activité cardiaque se ralentit. Il croit que la diminution de la pression sanguine et l'accélération du cœur sont des réflexes dus à l'irritation des nerfs sensibles des poumons.

La pression intrabronchique est, pour ainsi dire, le résultat de la circulation. Or, tout mouvement augmente cette pression en diminuant l'oxygène du sang, augmentant l'acide carbonique et rendant plus rapide et plus profonde la respiration par l'excitation des centres nerveux. Les conséquences de l'activité cardiaque sont : combustion d'une quantité d'oxygène cinq fois plus forte qu'au repos, excitation de la sécrétion rénale, régularisation de la chaleur animale, dilatation des vaisseaux des muscles en activité et dérivation sanguine ; circulation porte plus active par suite des mouvements péristaltiques de l'intestin et contraction des muscles abdominaux ; élimination rapide des produits de combustion des muscles, nutrition meilleure des muscles et des nerfs, sensation agréable d'énergie.

L'exercice musculaire prévient l'athérome artériel et l'hypertrophie cardiaque consécutive. De même

____

1. *Sur une importante disposition de l'organisation inconnue jusqu'ici.* Tübingen, 1881.

pour les stases du système porte dues à l'obésité, le meilleur traitement est l'exercice systématique de tous les muscles qui entourent la cavité abdominale.

II. — *Action sur les fonctions de la peau et des reins.*

Par l'augmentation de la pression sanguine et de la vitesse du sang, l'élimination d'eau par la peau et les reins augmente (Voit et Pettenkofer).

III. — *Action sur la réserve de graisse.*

Les oxydations sont lentes dans l'organisme au repos et la graisse s'accumule. Cette accumulation affaiblit à son tour l'intensité de la respiration et par suite la quantité de sang diminue.

Le mouvement augmente la combustion de la graisse, tandis que, comme Rossbach le fait remarquer (1), le substratum véritablement important de l'organisme, l'albumine, n'est presque jamais attaquée et l'excrétion de l'azote n'augmente pas ; par suite, la substance qui véritablement donne et conserve la force ne diminue pas.

IV. — *Action sur la respiration.*

L'accroissement des oxydations produit un besoin d'air qui se traduit par des inspirations très profondes ; la ventilation du poumon, sa nutrition se font mieux, et les fibres élastiques elles-mêmes se fortifient. D'après Du Bois-Reymond en effet, l'exercice

1. *Traité des méthodes physiques de traitement,* II. Berlin, 1882.

agit sur tous les tissus de l'organisme, même le tissu corné.

V. — *Action sur la digestion.*

La compression des organes abdominaux par les muscles correspondants soumis à l'exercice active la circulation porte et excite les mouvements péristaltiques ; d'où l'absorption plus rapide du chyle. L'augmentation de l'appétit, de la quantité de nourriture digérée, la meilleure assimilation des aliments modifient la crase sanguine ; d'où l'action merveilleuse de la gymnastique dans toutes les maladies chroniques dépendant d'une digestion insuffisante : scrofule, chlorose, anémie.

VI. — *Action sur le système nerveux et sur l'état moral.*

Les maladies dues à l'appauvrissement du sang et aux troubles circulatoires retentissent défavorablement sur les centres nerveux. Les malades deviennent hypochondriaques, perdent leur entrain et éprouvent parfois des accès d'humeur. C'est là souvent simplement l'expression d'une nutrition insuffisante du cerveau.

Les exercices musculaires, en élevant la pression sanguine, en faisant disparaître les troubles abdominaux, donnent à l'organisme une nouvelle énergie : la volonté stimulée chaque jour chasse le découragement. La gymnastique agit principalement d'une façon favorable en donnant un sommeil normal et réparateur d'une importance inappréciable pour ceux chez lesquels un surmenage intellectuel a produit l'insomnie, la tristesse, le dégoût de la vie. Dans ces affections des centres nerveux qui peuvent aller jusqu'à l'aliénation mentale, la gymnastique est un véritable traitement héroïque quand toutes les autres médications ont été essayées inutilement.

En outre, Hemlberg a démontré que, dans le sang et les muscles d'un homme vigoureux, il s'accumule pendant le sommeil une plus grande quantité d'oxygène que chez les personnes faibles et grasses, de sorte que le premier se sent plus reposé et plus vigoureux au réveil.

Ces exercices agissent encore favorablement dans les altérations de caractère dues non à des affections chroniques, mais à des influences psychiques.

Le grand physiologiste Du Bois-Reymond (1) nous fournit sur les exercices musculaires des points de vue nouveaux et très intéressants. Il démontre que les exercices du corps sont moins des exercices des muscles que des exercices du système nerveux central, cerveau et moelle. Il dit : « Sous le nom d'exercice, on comprend ordinairement la répétition fréquente d'un acte mécanique plus ou moins compliqué avec la coopération de l'esprit, ou d'un acte intellectuel, pour en obtenir la perfection. Dans les ouvrages de physiologie, on cherche en vain un chapitre sur les exercices; s'il en est parlé, ce sont le plus souvent les exercices du corps que l'on a en vue et ceux du système musculaire exclusivement. Certainement les exercices, comme les

1. *De l'exercice*. Berlin, 1881.

armes, la natation, etc., comportent un certain degré de force, mais on peut très bien se représenter
un individu avec des muscles comme l'Hercule Far-
nèse, et cependant incapable de se tenir debout et de
marcher, et à plus forte raison d'exécuter des mouvements compliqués. Il suffit pour cela de lui enlever le
pouvoir de régler et de combiner ses mouvements,
par exemple en le chloroformant ou l'enivrant, comme
Polyphème. On comprendra par là que tout acte dépend plus de la synergie des muscles que de leur
contraction. Pour exécuter un mouvement combiné,
un saut par exemple, les muscles doivent agir dans
une succession réglée, et l'énergie de chacun d'eux
doit, suivant une certaine loi, s'accroître, durer et
cesser pour obtenir une position exacte des membres,
une vitesse déterminée du centre de gravité dans une
direction exacte.

« Comment on maintient l'énergie d'un muscle
pendant un certain temps, nous l'ignorons encore,
car les recherches n'ont guère porté jusqu'ici que sur
les contractions par irritation instantanée ou sur le
tétanos. Quoique ce ne soit précisément pas le cas dans
ces deux conditions extrêmes, nous avons tout lieu
d'admettre qu'ordinairement le muscle normal obéit
ponctuellement au nerf, et que son état de contraction
est à chaque instant déterminé par l'excitation du
nerf à l'instant immédiatement antérieur. Or, comme
les nerfs ne font que transmettre les impulsions venant des cellules ganglionnaires motrices, on comprend que le mécanisme des mouvements combinés a
son siège dans le système nerveux central, et qu'en
somme l'exercice pour ces mouvements n'est autre

chose que l'exercice du centre nerveux.Celui-ci possède
cette propriété inappréciable que des séries de mouvements, se succédant dans un ordre déterminé, tendent
à s'y répéter dans le même ordre dès qu'une impulsion
volontaire ressentie comme unique le réclame. Tous
les mouvements dont nous avons parlé sont donc non
seulement de la gymnastique musculaire, mais aussi
et même principalement de la gymnastique nerveuse,
en comprenant sous ce nom par abréviation tout le
système nerveux. »

Déjà J. Müller avait compris cette double nature
des exercices du corps, mais il n'y insista pas assez.
Il avait fait une remarque qui confirme bien l'opinion
de Du Bois-Reymond : il fait observer que le perfectionnement dans les exercices du corps consiste autant
à supprimer les mouvements simultanés inutiles qu'à
acquérir l'agilité des mouvements utiles. On sait que
le traitement gymnastique de la chorée repose principalement sur l'application pratique de ce principe
fondamental de physiologie.

« Voyez, dit M. Du Bois-Reymond, un enfant vigoureux qui, pour la première fois, monte à la perche avec les mains. Bien que cela lui soit inutile, chaque fois que sa main saisit le bois, il agite les jambes.
Quelques semaines après, il tient les jambes étendues
et rapprochées complètement immobiles dans leurs
articulations. »

Nous ne savons rien du mécanisme de l'arrêt des
mouvements accessoires, cependant il est facile de
comprendre que, lorsque l'exercice amène des muscles à rester en repos, il n'a pas eu pour résultat de
les fortifier. Dans la plupart des mouvements combi-

nés, outre la mise en mouvement des muscles par le système nerveux moteur, il y a autre chose. L'œil, le sens musculaire et le sens de la pression doivent être prêts à chaque moment pour ne pas frapper à faux sur le clavier des muscles. Ce n'est donc pas le système nerveux moteur, c'est encore le système sensitif et les fonctions cérébrales qui ont besoin d'être exercés, et par là le rôle des muscles dans la gymnastique est notablement amoindri. Ce que nous disons des mouvements grossiers s'applique aussi aux habiletés manuelles du genre le plus élevé comme le plus inférieur. Quoique les Liszt, les Rubinstein ne se comprennent pas sans des muscles de fer, et que les mouvements de l'archet d'un Joachim dans un morceau de concert correspondent à un grand nombre de kilogrammètres, leur virtuosité réside cependant dans le cerveau. L'habileté du tourneur, du mécanicien, de l'horloger, du calligraphe, du dessinateur, l'agilité dans les travaux manuels de la femme, les actes journaliers de la vie, auxquels on fait peu d'attention, comme le maniement de la cuiller, de la fourchette, l'habillement, etc., qu'est-ce autre chose que des enchaînements acquis d'impulsions nerveuses ganglionnaires qui, après avoir eu lieu souvent dans un ordre déterminé, se reproduisent facilement de la même façon, s'enchaînant, s'arrêtant, cessant comme des voix dans un ensemble musical?

CHAPITRE V

A quelles maladies convient le traitement mécanique ? — Iᵉʳ Groupe. Mécanothérapie des névralgies et du rhumatisme musculaire. — *a*) Mécanothérapie des névralgies sciatique et crurale. — 1ᵉʳ..... 32ᵉ jour de traitement. — Remarques générales. — Les malades doivent-ils exécuter d'autres mouvements en dehors de la direction du médecin ? — Observations. — 1ʳᵉ Obs. : sciatique unilatérale. — 2ᵉ Obs.: sciatique double. — Le traitement mécanique convient-il aussi aux cas récents ? — 3ᵉ Obs : traitement de la névralgie cervico-brachiale. — 1ᵉʳ.... 22ᵉ jour de traitement. — Considérations générales. — 4ᵉ Observation. — *b*) Traitement de la névralgie cervico-occipitale. — 5ᵉ Observation. — *c*) Traitement de la névralgie du trijumeau, de la névralgie intercostale, de la céphalalgie. — 6ᵉ Observation. — Traitement du rhumatisme musculaire. — Traitement du torticolis rhumatismal. — Peut-on appliquer le traitement dans les états fébriles ? — 7ᵉ Observation. — Traitement mécanique de l'anesthésie et de l'hyperesthésie. — Traitement des arthralgies, des paralysies, de l'empoisonnement par l'opium, la morphine, le chloroforme. — Observation. — Traitement de l'empoisonnement par le chloral. — Observation. — IIᵉ Groupe. Traitement mécanique de l'entorse, de la synovite, de la synovite tendineuse, des adénopathies, de la synovite tendineuse, séreuse, chronique, crépitante, de la mastite, de l'amygdalite, de la métrite et de la paramétrite chronique. — Observation. — Traitement de la raideur articulaire et tendineuse. — 8ᵉ Observation. — Traitement mécanique des affections oculaires. — IIIᵉ Groupe. Traitement mécanique de la chlorose, de la dyspepsie, de la phtisie pulmonaire, de la neurasthénie. — 9ᵉ Observation. — Traitement de l'hystérie et de l'hypochondrie, du diabète. — Observation. — IVᵉ Groupe. Traitement de la congestion cérébrale, des hémorrhoïdes, de l'emphysème pulmonaire. — Vᵉ Groupe. Traitement mécanique des troubles chroniques de la digestion, de la constipation. — Remarques générales. — 10° Observation. — Traitement mécanique de la chorée et de la crampe des écrivains. — 11° et 12° Observations.

A quelles maladies convient le traitement mécanique?

Envisageons directement le but de cet ouvrage et occupons-nous des maladies dans lesquelles l'action du traitement mécanique est hors de doute et reconnue de tous.

Ce traitement a été récemment appliqué dans toutes les affections possibles, et, en se basant sur quelques observations, on a considéré la guérison comme le résultat du traitement. Rien n'est plus compromettant pour une nouvelle méthode thérapeutique que d'en proclamer l'efficacité ou l'insuccès d'après quelques cas, surtout quand il s'agit de maladies qui se terminent toujours par la guérison, avec n'importe quel traitement ou même sans traitement, ou bien qui résistent à toutes les méthodes.

Par exemple, que répondre à Gerst quand il assure avoir guéri par le massage des catarrhes aigus des muqueuses du nez, de la gorge, de la trompe d'Eustache, de l'oreille moyenne, du larynx et des amygdales à la première période, ou quand il note une amélioration notable, au bout d'un mois, dans des catarrhes chroniques du larynx avec ulcérations qui accompagnent la phtisie pulmonaire, qui étaient traités en même temps par les inhalations phéniquées et par l'effleurage du cou et du larynx?

On nous dit qu'une amygdalite au début a guéri

après trois jours de massage ; mais peut-on tirer une conclusion de ces observations quand cette maladie disparaît bien souvent sans traitement ?

Si Gerst avait produit par l'effleurage seul une notable amélioration dans cinquante cas d'ulcérations laryngées chez des tuberculeux (disons d'une façon plus précise : ulcérations tuberculeuses du larynx), on pourrait en tirer des conclusions. Dans ces deux dernières années, j'ai appliqué le traitement de Gerst très patiemment pendant des semaines sans avoir obtenu le moindre succès, tandis que j'ai vu guérir ces ulcérations sans aucune médication, rarement il est vrai.

Pour qu'une nouvelle méthode soit proposée et acceptée, elle doit ou produire des résultats thérapeutiques plus rapides, ou réussir là où les autres ont échoué. C'est cette considération qui nous dirigera dans la discussion des faits.

Grâce à ses effets physiologiques, le traitement mécanique sera couronné de succès dans tous les cas où il s'agit :

1° De produire un afflux sanguin plus considérable dans les parties malades, et d'exciter la circulation ; de chasser les produits d'oxydation accumulés dans les muscles, dont la rétention produit des troubles fonctionnels et de la sensibilité, de fortifier les fibres musculaire et de produire un changement moléculaires par des ébranlements répétés dans les fibres musculaires et nerveuses, peut-être même dans les centres nerveux.

2° De faire disparaître et resorber les exsudats, les épanchements, les infiltrations dans les organes et les parties accessibles, de détruire les adhérences dans les gaines tendineuses et les articulations sans intervention chirurgicale, et d'écraser des végétations intraarticulaires, attrition recommandée dans presque tous les ouvrages de chirurgie et pratiquée depuis un temps immémorial (Action immédiate).

3° Par des exercices passifs et actifs de tous les groupes musculaires, de produire une oxydation énergique du sang dans les muscles, et par ce moyen d'en modifier la crase, et de donner à l'organisme une stimulation plus énergique.

4° De provoquer par le travail musculaire l'accès du sang dans les réservoirs que forment les muscles et de dégager ainsi les organes internes (cerveau, poumon, etc.).

5° D'exciter directement les nerfs et les ganglions sympathiques, et indirectement les fibres organiques, et par là de faire disparaître les troubles fonctionnels.

6° Par des exercices systématiques (gymnastique médicale) de ramener à l'état normal des muscles irrités, contracturés, de régulariser les mouvements anormaux, de réprimer les mouvements associés.

J'ai donc cherché à diviser les maladies justiciables du traitement mécanique en six groupes correspondant aux effets physiologiques. Je sais parfaitement que ces groupes ne se laissent pas délimiter nettement, que certaines maladies sortent du cadre qui leur est assigné et qu'elles réunissent à leurs effets ceux d'autres groupes. Je ne méconnais pas les imperfections de cette division, mais, comme elle offre une base physiologique, elle me semble plus convenable

pour les commençants que la division adoptée dans
d'autres ouvrages (principalement français) suivant
les régions. Par exemple, massage de l'épaule est une
expression beaucoup trop vaste, qui comprend les
effets physiologiques les plus variés et les procédés
les plus différents, parce que cette région, comme
toutes les autres, est le siège des maladies les plus
diverses. Ainsi il s'agira tantôt d'une contusion, tantôt
d'un rhumatisme articulaire chronique, d'un rhumatisme musculaire aigu, d'une névralgie humérale, de
paralysie, d'anesthésie et d'atrophie musculaire. Dans
chacune de ces affections, les manipulations diffèrent ; ou bien il faut appliquer un massage énergique,
le hachage des muscles, ou bien ce sont les frictions
centripètes qui jouent le principal rôle ; une autre
fois il faudra recourir principalement aux mouvements musculaires actifs et passifs, ou distendre et
relâcher les ligaments et les articulations raidis.

PREMIER GROUPE

TRAITEMENT MÉCANIQUE DES NÉVRALGIES ET DU RHUMATISME MUSCULAIRE.

C'est le même traitement pour ces deux affections
qui, d'ailleurs, ont plus d'un point de ressemblance.
Leur symptôme principal consiste en une grande sensibilité de la région jointe à des troubles fonctionnels. On ignore leur nature intime à toutes deux :
l'anatomie pathologique ne fournit aucun renseigne-
ment et l'on en est réduit à des hypothèses. Nous

connaissons à peine les altérations des nerfs sensibles dans la névralgie. Son essence est si inconnue, qu'Erb (1) considère toute explication comme prématurée, et Senator (2) dit dans l'introduction de son traité : le rhumatisme musculaire est un ensemble morbide impossible à délimiter, et qui comprend toutes les lésions des muscles et des parties voisines que l'on ne peut classer ailleurs. Aussi peut-on dire que les douleurs impossibles à déterminer doivent être considérées comme du rhumatisme.

Mortimer Granville (3) croit que la névralgie a pour cause une anomalie dans les vibrations des éléments nerveux. Des vibrations mécaniques, transmises au nerf, doivent le ramener à l'état normal, et de cette façon supprimer la douleur. Granville emploie dans ce but un instrument (percuteur) qui permet de donner un nombre déterminé de coups à la minute.

Le rhumatisme et la névralgie sont aussi parfois difficiles à distinguer : ils se confondent. Et même on a édifié une hypothèse d'après laquelle, comme rien d'anormal ne peut s'observer dans les muscles atteints de rhumatisme, on admet une irritation pathologique des extrémités terminales des nerfs, une névralgie des nerfs musculaires sensibles.

Le diagnostic différentiel repose sur la répartition et le caractère différent de la douleur. Dans la névralgie, elle occupe le trajet des troncs nerveux et de leurs branches. Dans le rhumatisme musculaire,

---

1. Erb, *Maladies du système nerveux*. Leipzig, 1876. T. II.
2. *Maladies de l'appareil locomoteur*. 1879.
3. *De la percussion comme moyen de traitement dans les affections nerveuses*. (*Brit. med. Journal*, 11, 1882).

elle est répartie dans tout le muscle ou le groupe musculaire. La névralgie présente des accès ordinairement typiques, qui atteignent leur summum à des moments précis. Dans le rhumatisme, la douleur est continue, sans exacerbation. Cette circonstance que les deux maladies surviennent très rapidement, sous l'influence des changements de température, et que les manœuvres mécaniques donnent un résultat plus rapide et plus sûr que toutes les autres méthodes, semblent indiquer qu'elles consistent en des altérations moléculaires des muscles et des nerfs.

Il existe des individus chez lesquels il survient une névralgie ou un rhumatisme musculaire dans une partie du corps dès qu'elle est exposée à un coup d'air ou au froid, et qui disparaissent aussitôt qu'elle est réchauffée, massée, frictionnée ou soumise aux mouvements actifs et passifs. D'après les idées modernes en physique, la chaleur n'est en effet qu'une forme du mouvement moléculaire. C'est un fait bien connu que la névralgie et le rhumatisme musculaire cèdent aussi à d'autres tentatives thérapeutiques et peuvent même disparaître sans traitement dans beaucoup de cas. Pour parler des effets véritablement surprenants du traitement mécanique, il faut donc ne considérer que les cas anciens ayant duré des années, et déjà traités sans succès par toutes les méthodes ordinaires. De plus, avant d'adopter ce traitement, il faut s'assurer que l'on n'a pas affaire à une maladie inflammatoire (névrite, ostéite, arthrite, carie vertébrale, coxalgie, etc.), ce serait une faute grossière de l'employer alors. Il n'est pas non plus indifférent pour le résultat du traitement de savoir si la névralgie est périphérique ou centrale, si c'est une névralgie proprement dite ou une affection névralgique des muscles et des tendons, mais, même dans les cas peu favorables où l'affection reconnaît une cause centrale, l'emploi du traitement mécanique ne peut être nuisible. Il en est de même pour ces formes dans lesquelles le diagnostic offre de grandes difficultés, parce que les symptômes névralgiques sont précisément les avant-coureurs de la lésion centrale (tabes). Erb dit à ce sujet : « Tout médecin instruit sait que, dans nombre de cas, le diagnostic reste obscur des mois et des années et ne se fait souvent qu'à l'autopsie.» Cependant l'élongation des nerfs, tentée et chaudement recommandée par les médecins les plus éminents pour le traitement de l'ataxie locomotrice, a donné dans quelques cas de brillants succès. Le traitement mécanique ne peut donc avoir aucune conséquence fâcheuse. La confusion avec le rhumatisme musculaire, que le meilleur clinicien peut commettre, ne peut entraîner non plus le moindre inconvénient. « Que dans certains cas de rhumatisme musculaire, dit Senator, il s'agisse plutôt de lésions nerveuses que de lésions inflammatoires du tissu musculaire ou conjonctif, c'est ce qu'on voit quand le rhumatisme frappe un muscle superficiel et facilement accessible à l'exploration, comme le sterno-mastoïdien. L'obscurité qui règne dans ce domaine, ajoute l'auteur, s'augmente encore par l'étude de ses formes. Le rhumatisme musculaire est souvent confondu avec les névralgies frustes, dans lesquelles le tronc nerveux est profondément situé et où les douleurs ne se limitent pas à son trajet, mais s'étendent à toute une région. » Au point de vue de notre traitement, comme il s'agit bien moins d'un diagnostic différentiel précis que de la guérison du malade, le praticien peut être tranquille, et il devra compter avec d'autant plus de certitude sur de bons résultats que la douleur qu'il ne peut pas bien élucider siège dans la profondeur des muscles. Dans la névralgie, comme dans le rhumatisme musculaire, les muscles ont subi un trouble de nutrition plus ou moins intense ; tout le monde est d'accord sur ce point, bien que la nature de la maladie ne soit pas encore connue jusqu'ici, et aucun procédé ne fait disparaître ces troubles de nutrition aussi rapidement et aussi complètement que le mouvement. Aussi rien de si mauvais, dans ces affections, que le repos des parties malades, si généralement recommandé.

A Benedikt (1) revient le mérite d'avoir remis en honneur, en 1864, la gymnastique médicale, que l'on avait préconisée de temps immémorial. Il rappelle ce fait d'expérience banale que le froid et la compression produisent des douleurs vives, sans modifications cliniquement appréciables, qui entravent les fonctions d'une partie du corps pendant des mois et des années. Il est hors de doute que, dans des cas de ce genre, il s'agit de troubles circulatoires. Le traitement classique, consistant dans le repos, l'antiphlogose et même les appareils, reste souvent sans succès. La médecine populaire emploie au contraire les applications irritantes au début, et plus tard, dans la période chronique principalement, les mouvements communiqués, et elle obtient des résultats extraor-

---

1. *Pathologie nerveuse et électrothérapie*, Leipzig, 1881.

dinaires. De même pour les névralgies chez les hystériques, les anémiques et les paludéens, le traitement mécanique ne peut qu'agir favorablement, les mouvements passifs et actifs en particulier provoquant une oxydation plus énergique de la masse sanguine, une meilleure nutrition de l'organisme en même temps que des nerfs cérébro-spinaux. Naturellement, ce traitement n'aura pas plus d'action que les autres dans les névralgies organiques (lésions osseuses, carcinomes, tumeurs, cicatrices inaccessibles, dégénérescences séniles, etc.).

a) *Traitement mécanique de la névralgie sciatique et crurale.*

La grande majorité des sciatiques que j'ai traitées étaient compliquées de névralgie crurale : aussi je réunis ensemble ces deux formes. Pour en étudier le traitement, le mieux, ce me semble, est de le décrire suivant un schéma pouvant s'appliquer à chaque cas particulier, mais subissant des modifications importantes suivant les cas.

Nous supposerons un malade atteint de sciatique droite très intense avec névralgie crurale et lombaire. Pendant de longues années, il a été traité inutilement par les pommades de vératrine, d'aconit et de belladonne, les injections de morphine, l'électricité, les sinapismes et les pommades stibiées. Il a pris aussi pendant longtemps l'iodure et le bromure de potassium, la quinine, l'arsenic. Il a suivi un traitement à Gastein, Wiesbaden, Teplitz et Ragatz, il a pris les bains de mer, fait de l'hydrothérapie, le tout sans succès.

Il ne peut qu'avec difficulté et en s'aidant d'une canne se traîner sur un sol uni, chaque pas détermine de vives douleurs. Il ne peut se lever et s'asseoir qu'en s'aidant des membres supérieurs ; pour monter un escalier, pour quitter son lit, il lui faut l'aide d'une autre personne. Jamais il n'est délivré complètement de ses douleurs, chaque jour survient un violent accès qui dure plusieurs heures et le prive de repos. Examinons ce malade, d'ailleurs bien portant et vigoureux. Nous trouvons une grande sensibilité au point d'émergence du nerf sciatique à la fesse, plusieurs points douloureux au côté interne et externe de la cuisse qui à tout instant et dans toutes les positions du corps (debout, couché, assis) prend sa position pathognomonique, adduction et rotation en dedans, flexion légère du genou, le pied touchant le sol par les orteils seulement.

En s'asseyant, le malade s'appuie sur le bras gauche et se laisse pour ainsi dire tomber sur la fesse gauche, au lieu d'exécuter les mouvements habituels de la hanche et du genou. Les muscles semi-membraneux et semi-tendineux sont atteints et leurs tendons très sensibles à la pression.

Si l'on prie le malade de mettre le membre dans l'abduction, il n'y parvient pas. Cela lui est même impossible pour le membre sain dans la station debout parce qu'il ne peut se tenir sur le membre malade. De même il ne peut effectuer la rotation en dehors, ce qui prouve que la maladie a atteint tous les fessiers, le muscle pyramidal, l'obturateur interne, les jumeaux (muscles rotateurs en dehors de la cuisse). Il ne peut non plus élever la cuisse (lésion de l'iliaque interne et du grand psoas), ou rapprocher la cuisse mise en abduction (muscle couturier droit interne, long, court, grand adducteurs, pectiné). Comme d'ordinaire, c'est la rotation en dehors qui provoque le plus de douleurs, le nerf sciatique étant alors pressé et froissé sur le muscle carré crural.

J'ai choisi à dessein un cas dans lequel tous les muscles de la fesse, de la hanche et de la cuisse sont atteints et ont presque perdu leurs fonctions.

Une expérience de plusieurs années et des essais répétés m'ont prouvé que la guérison de ces sciatiques est surtout rapide quand on associe au massage les mouvements passifs et actifs de tous les muscles atteints, et quand on commence le traitement par les mouvements seuls. Ce n'est qu'au bout de quelques jours que l'on ajoute les manœuvres mécaniques qui sont très douloureuses, et après lesquelles le malade est véritablement épuisé.

1er *jour de traitement.*

On essaye de passer des exercices les plus simples aux exercices les plus compliqués et les plus difficiles. L'exercice musculaire le plus simple et le plus facile à exécuter pour la plupart des malades est l'élévation de la cuisse. Il faut leur prescrire une hauteur déterminée, très faible, à laquelle ils doivent porter le pied ; la force existe encore ainsi que le courage pour supporter la douleur, mais, les muscles étant restés inertes pendant des années, le malade manque de la vivacité, de l'aptitude cérébrale nécessaires aux mouvements les plus simples.

Depuis longtemps, j'avais pensé qu'en rétablissant le fonctionnement des muscles, on rappelait la formation d'images cérébrales nécessaires à leur action. Mon opinion se trouve confirmée par celle de Du Bois-Reymond, pour qui l'exercice musculaire est plutôt un exercice cérébral. La localisation des organes des sens dans l'encéphale est une vieille idée physiologique. La localisation de certaines fonctions élevées, comme la fonction du langage, est de connaissance récente. Il doit y avoir entre les mouvements musculaires et les centres nerveux des rapports intimes tels que la suppression du travail musculaire de certains membres entraîne l'atrophie de certaines parties du cerveau. C'est ce que prouve une autopsie de Raymond concernant un homme de 31 ans, mort de tuberculose (1) à l'Hôtel-Dieu de Paris, en 1882; il était amputé du bras gauche depuis 1870 et il avait perdu l'index et le médius de la main droite. A la simple inspection, on ne constatait rien dans la moelle, mais les deux moitiés du cerveau différaient notablement. Tandis qu'à gauche, dans la région motrice, les circonvolutions étaient normalement développées, les deux circonvolutions frontale et pariétale ascendantes droites étaient aplaties, presque déprimées, atrophiées, et leur volume réduit des quatre cinquièmes. On ne trouvait aucune autre anomalie.

L'appareil suivant très simple, sorte de chevalet

____

1. Raymond, *Progrès médical*, 1882, 24.

pour gymnastique de chambre, convient parfaitement au but proposé.

J'ai fait supprimer les pièces transversales (indiquées par des lignes ponctuées) qui, entre ac et bd,

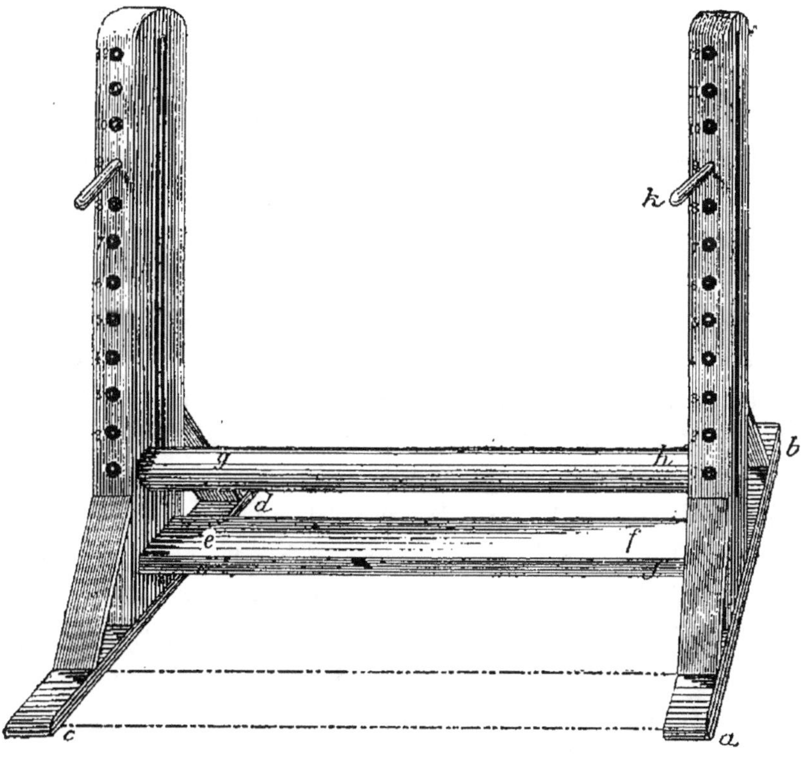

Fig. 30.

réunissent et maintiennent les pieds ab et cd, parce qu'elles gênent les exercices.

La pièce transversale ef, qui dans le chevalet ordinaire se trouve beaucoup plus élevée, a été placée ici aussi bas que possible pour pouvoir abaisser jusqu'au voisinage du plancher la poutre gh que l'on peut déplacer verticalement et qui repose sur les chevilles

mobiles i et k. Dans le chevalet ordinaire, la position
la plus basse de cette poutre se trouve à peu près à la
hauteur du trou n° 5. Pour obtenir d'une autre façon
la solidité de tout l'appareil, les poteaux verticaux
munis chacun de 12 trous ont été consolidés chacun
par deux étais.

Le malade s'approche alors du chevalet dont la
poutre verticalement mobile gh occupe la position la
plus basse (20 cm. du plancher). Le médecin, placé en
face, lui tend les deux mains sur lesquelles il doit s'appuyer et l'invite à lever la jambe malade et à placer le
pied sur la poutre, ce que souvent il ne peut faire.
Dans ce cas, le médecin lui permet de se tenir aux
deux poteaux verticaux il saisit, alors des deux mains
la jambe malade, la porte sur la poutre, l'y laisse de
une à trois minutes, puis lui ordonne de la ramener à
sa place primitive. Ce mouvement même est quelquefois impossible, le muscle grand fessier devant y par-
ticiper. Le médecin saisit alors la jambe et la replace
sur le sol. Il répète dix fois les mouvements d'élévation
et d'abaissement du membre, en appréciant lui-même
à quelle hauteur il portera le pied avant de le poser
sur la poutre, combien de minutes il l'y laissera, avec
quelle force il l'y placera en produisant un choc plus
ou moins fort qui se propage jusqu'aux muscles et
aux nerfs de la fesse et de la cuisse. Une intervention
énergique ne nuit jamais, elle abrège au contraire la
durée de la cure.

On se réglera, d'après chaque malade, sur sa résistance à la douleur, et suivant qu'il préfère un traitement doux, mais long, à un traitement énergique et
court.

Comme nous l'avons dit, le malade qui, d'une façon générale, ne peut pas lever la jambe, arrive souvent à atteindre avec le pied une hauteur déterminée, bien que fort petite. On le voit alors regarder fixement la poutre du chevalet, puis lever le pied brusquement en cherchant à s'aider par l'inclinaison du corps en avant. Il ne peut cependant conserver cette position sans aide; car il faudrait que les fessiers balançassent le bassin sur les condyles du fémur et tinssent ainsi le tronc droit. Si le médecin refusait son aide au malade, celui-ci tomberait ou saisirait les montants avec les bras ou bien renverserait le corps en arrière et à gauche pour faire porter tout le poids sur la jambe saine. Le médecin doit en être prévenu pour qu'il ne croie pas que son malade se tient déjà sur ses deux jambes.

Après cette première épreuve pénible, on passe aux mouvements passifs d'élévation et enfin aux manœuvres mécaniques. On se sert alors d'un banc que tout menuisier pourra fabriquer d'après le dessin ci-contre :

Le siège y est remplacé par un cadre qui se divise en trois parties, grâce à deux charnières (*a* et *b*). Sur ce cadre on place un matelas épais de 8 centimètres et rempli de crin de cheval ; il peut lui aussi se diviser en trois parties par deux charnières, et par conséquent suivre tous les mouvements du cadre. En *a*, la charnière est située sur la face inférieure de façon qu'on peut rabattre la partie *ac* destinée à la jambe. La charnière *b* est en haut de sorte que la partie destinée à la tête (*b*, *d*), peut être inclinée sur la partie moyenne. Comme en outre les arêtes contiguës des parties moyenne et céphalique sont taillées en biseau,

on peut leur faire faire aussi un angle ouvert en bas
qui ne permet, il est vrai, que peu de changements.

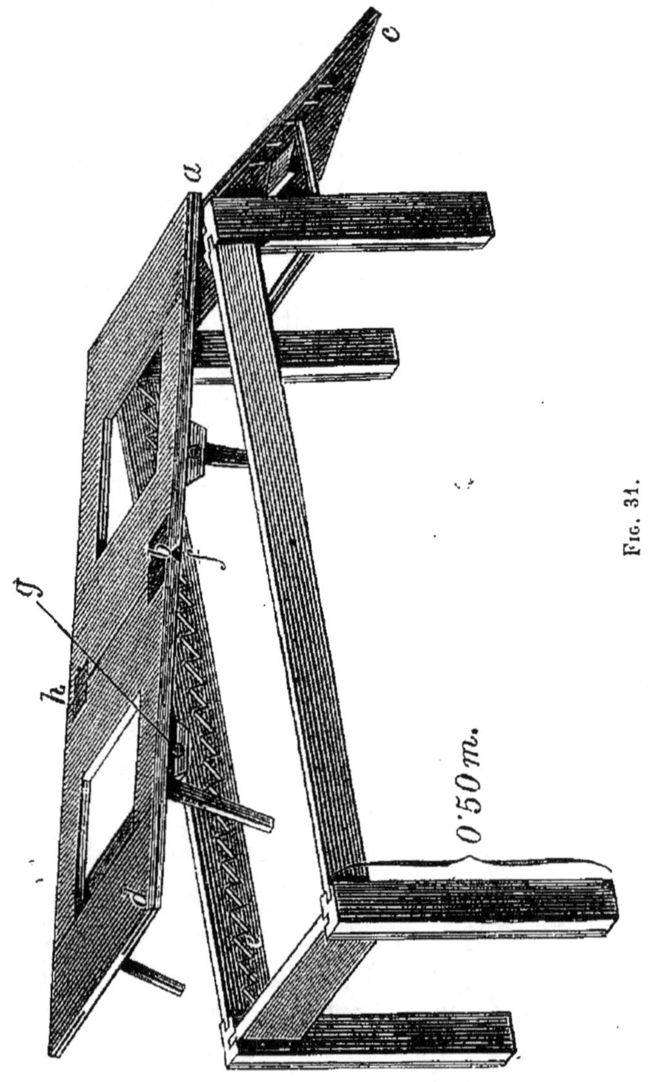

Au côté interne du cadre en bois se trouvent des
crémaillères (e, f,) que du côté opposé on ne voit pas

7.

dans le dessin. Dans ces crémaillères s'engrènent les dents de bois naissant du cadre et attachées à une charnière (*g*); elles ont pour but de maintenir le cadre dans la position angulaire qu'on lui donne. De même le pied est muni d'une crémaillère pour recevoir les crans du troisième segment, de façon à les maintenir dans la position angulaire qu'on lui donne. Les trois parties du cadre, comme le matelas qu'il supporte, peuvent se mettre dans un même plan. Le malade s'étend sur le dos de toute sa longueur, et le premier jour on lui fait faire activement et passivement le même mouvement qu'il faisait debout (élévation de la cuisse). Dans ce but, le médecin saisit la jambe droite (malade) des deux mains, fléchit le genou, puis la cuisse sur le bassin, en rapprochant le genou de la poitrine, sans atteindre le maximum de flexion, car les douleurs seraient intolérables dans les premiers jours ; le malade perdrait toute confiance et se refuserait à de nouvelles tentatives.

Tandis que, dans l'élévation active de la cuisse, les muscles iliaque interne et grand psoas sont actifs, ils sont relâchés dans les mouvements passifs, et le nerf sciatique est de plus en plus distendu à mesure que le genou se rapproche du tronc.

L'élongation du nerf sciatique sans dénudation a été souvent essayée dans ces derniers temps pour la guérison de la sciatique, tantôt avec succès, tantôt sans succès. Le malade est endormi ; on fait l'extension du membre au genou, puis on pratique la flexion maxima à la hanche, de sorte que la face dorsale du pied vienne toucher la figure.

Ici la flexion de la cuisse ne dépassera pas, le premier jour, un angle de 45 à 60° ; elle ne gardera qu'un instant cette position et on la ramènera aussitôt dans l'extension ; le médecin exécutera ce mouvement

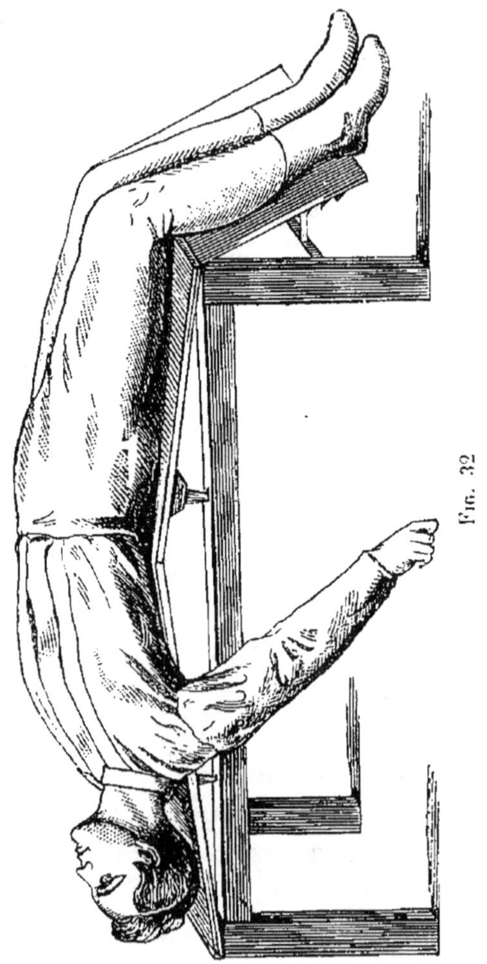

avec calme et douceur. J'ai traité des sciatiques dans lesquelles les muscles les plus sensibles au toucher étaient précisément ceux situés à la face interne de la cuisse, ce qui prouve que les muscles psoas et iliaque interne, innervés par le crural, étaient encore plus atteints que ceux innervés par le sciatique. On répète encore dix fois cette manœuvre et l'on fait compter le malade avec soi. Cette pratique, qui semble puérile, ne doit pas être négligée ; elle détourne en partie l'attention du malade qui contrôle le médecin, et, comme il connaît le terme de ses souffrances, il y puise une grande force morale pour les supporter. Dans tout le traitement, le médecin ne doit pas oublier combien sa patience, sa conviction, sa parole, son influence morale auront de part au succès.

Après les mouvements passifs, on passe aux manœuvres mécaniques. Le premier jour sert pour ainsi dire de préliminaires. On habitue les points sensibles, douloureux, au contact de la main. On exerce de légères pressions sur toutes les faces de la cuisse et sur les muscles de la fesse jusqu'à la crête de l'os iliaque (les points d'origine des muscles fessiers le long de la crête sont précisément très sensibles). On emploie la pulpe de l'index, du médius et de l'annulaire, conformément à la figure 2. Si l'on considère que chaque point de cette surface étendue doit être touché dix fois, on comprend que cette manipulation réclame huit à dix bonnes minutes, séparées par un repos de deux à trois minutes. On doit aussi séparer par un repos chaque genre de manipulations (mouvements actifs, passifs, manœuvres mécaniques). Les plaintes du malade ne doivent naturellement pas faire dévier le médecin de son programme. Si le malade n'avait pas l'énergie nécessaire pour se tenir tranquille, il faudrait le faire maintenir par un tiers, autant que possible non par un domestique de la maison, mais par un parent qui ait de l'énergie, du calme et de l'autorité. Quand on pratique les pressions sur la face postérieure de la cuisse et de la fesse, le malade repose naturellement sur le ventre. On emploie les pauses à faire de la gymnastique médicale en changeant la position du malade ; par exemple, on rabat le tiers du cadre du matelas correspondant aux pieds, les genoux du malade viennent au niveau de la charnière et les jambes pendent suivant un certain angle recevant par là une traction légère sur les muscles malades qui du bassin descendent à la cuisse et à la jambe. Les muscles, engourdis dans l'immobilité, sont un peu réveillés et les nerfs qui les traversent légèrement tiraillés, ce qui ne va naturellement pas sans un peu de douleur. Les malades sont habillés comme nous avons déjà dit ; les frictions sur les parties malades sont inutiles. Le travail du premier jour est alors terminé ; le malade est fatigué, se plaint de douleurs et réclame du repos.

La température monte quelquefois aussitôt après de 0,5 à 1° cent., le pouls est accéléré. Les douleurs provoquées sont intenses, mais disparaissent ordinairement au bout de vingt à quarante minutes : exceptionnellement, elles durent plusieurs heures. Les nuits, souvent redoutées comme le moment des accès les plus douloureux, sont dans les premiers jours du traitement encore plus agitées et plus pénibles que d'habitude. Le médecin l'annoncera à l'avance, pour que cette aggravation apparente n'effraye pas le malade et pas ne le pousse à interrompre le traitement. Au bout de six à douze jours,

il en est tout autrement, les nuits deviennent meil-
leures, la douleur moindre ; c'est à cette période
qu'apparaissent les premiers symptômes d'amélioration.

2ᵉ *jour de traitement.*

Le médecin est naturellement accueilli par des
plaintes et des doutes sur l'efficacité du traitement.
Il peut les combattre avec assurance. Quand le traitement a été suivi avec persévérance, énergie et intelligence, les insuccès sont rares.

Programme. — 1º Répétition des exercices de la
veille (élévation de la cuisse répétée dix fois) sur le
chevalet, à la même hauteur que la première fois. Les
mouvements sont à peine plus faciles. Si le malade
ne peut répéter l'exercice, le médecin le lui fait faire
passivement. S'il est pratiqué plus facilement, on place
immédiatement la poutre *gh* dans le trou numéro 2,
et l'on ordonne au malade d'élever la jambe à nouveau.

Nouvel exercice. — Participation des muscles abducteurs et adducteurs de la cuisse (M. grand, moyen, petit
fessier, droit interne, long, court, grand adducteur
et pectiné).

On ordonne au malade d'écarter la jambe malade
de la jambe saine et de l'y ramener. Cet exercice se
pratique comme l'élévation dans les deux positions
couchée et debout.

On croirait *à priori* que cet exercice est plus facile
dans la première position que dans la seconde, parce
que dans celle-ci les fessiers n'ont pas seulement à
écarter la cuisse, mais encore à surmonter le poids

du corps sur la tête du fémur. Il n'en est rien. Dans la position debout, le malade neutralise d'abord le poids du corps en s'inclinant sur le côté sain, puis, en s'aidant du bras comme balancier, il laisse tomber en dehors, plutôt qu'il n'écarte par une contraction des muscles malades, la cuisse correspondante, tandis que, dans la position couchée, l'abduction ne peut avoir lieu que par la contraction des fessiers. Mais au début il faut se contenter d'exercices incorrects, les muscles sains travaillent toujours un peu, quelques soins que mette le malade à l'éviter, car, malgré tout son désir de guérir, il s'efforce de se tromper et de tromper le médecin.

Si cependant il n'y parvient d'aucune façon, le médecin placé en face lui tendra les deux mains, et si ce soutien est insuffisant, le malade se tiendra au chevalet avec les deux bras et on pratiquera passivement ces mouvements (dix fois). On pratiquera ensuite passivement et activement l'élévation, l'adduction et l'abduction sur le banc gymnastique. Je dois faire observer à ce propos que le mouvement se fait quelquefois plus facilement quand il est exécuté en même temps par l'extrémité saine. Je rappellerai pour la dernière fois qu'il faut profiter des intervalles de repos pour rabattre l'extrémité du banc de façon à mettre la jambe à angle avec la cuisse, et exercer ainsi une traction sur les muscles malades. On se contente d'abord d'un angle de 135°; on le réduit ensuite peu à peu jusqu'à l'angle droit. On peut augmenter cette distension des nerfs occupant les masses musculaires en rabattant aussi l'extrémité céphalique, parce qu'alors on exerce une traction du côté opposé sur les muscles du bassin, et plus l'angle ainsi formé est petit, plus le plan incliné est oblique et la traction énergique. Puis on passe aux manœuvres mécaniques.

D'abord, les pressions pratiquées la veille, doucement, puis peu à peu plus fortement. Comme manœuvres nouvelles, on ajoute des malaxations légères (fig. 14 et 15). C'est la manœuvre la plus fatigante pour le médecin, surtout quand le malade a les muscles puissants et recouverts d'un panicule épais. Sur les muscles de la fesse, à la face interne, externe et antérieure de la cuisse, j'emploie dans ces cas les deux mains simultanément. Ordinairement, a pratique de cette manipulation qui atteint les couches les plus profondes nécessite l'aide d'une seconde personne pour fixer les jambes du malade contre le banc gymnastique, car la douleur provoquée est proportionnelle à la fatigue du médecin, surtout dans le pouce.

Le traitement du second jour est terminé.

3ᵉ *jour de traitement.*

Pour éviter les redites, je mentionnerai une fois pour toutes que le programme de chaque jour comporte d'abord la répétition de celui du jour précédent. Il ne reste donc qu'à parler des nouveaux exercices.

La poutre du chevalet est amenée en son point le plus bas (trou 1); le malade doit élever la jambe jusqu'à elle, l'y laisser une demi-minute à une minute, puis la ramener à sa position première. Le médecin doit, comme dans les exercices précédents, présenter

au début son bras comme soutien au malade. Si celui-ci ne parvient pas à faire le mouvement actif, il
lui permettra de se tenir aux montants, tandis qu'il
le lui fera exécuter passivement (le répéter dix
fois). Comme nouvelle manœuvre mécanique, on
pratiquera les pressions avec les phalanges suivant
la figure 5.

4ᵉ *jour de traitement.*

Élever la jambe non malade et poser le pied non
malade sur la poutre, puis franchir la poutre avec ce
même pied.

Cet exercice indique un progrès, car on soulève un
moment la jambe malade beaucoup plus facilement
que la jambe saine, parce que, dans le premier cas,
le poids du corps repose sur la jambe saine, dans le
second, sur la jambe malade, et, quand la cuisse est
fixée, les fessiers doivent balancer et maintenir le
tronc que les autres muscles allant du bassin à la
cuisse et à la jambe, concourent à maintenir. Le
médecin ne doit pas hésiter à soutenir le malade
s'il est nécessaire. Nouvelle manœuvre mécanique :
percussion des couches musculaires épaisses suivant
la figure 7.

5ᵉ *jour de traitement.*

La poutre est, autant que possible, montée tous les
deux ou trois jours d'un cran, aussi bien pour l'élévation de la jambe que pour le franchissage. Agenouillement avec une seule jambe sur un siège rembourré,
alternativement avec la droite et la gauche ; rester

une demi-minute à une minute dans cette position, d'abord avec, puis sans aide.

Les mouvements passifs d'élévation de la cuisse seront pratiqués avec une force toujours plus grande, le genou étant approché de plus en plus de la poitrine. Dans le mouvement en retour, la jambe sera pour ainsi dire projetée contre le banc pour produire la compression du nerf, ce qui est très douloureux. A cette époque du traitement, le malade ne peut ni se coucher ni se lever correctement sur le banc. Il se pose toujours sur le côté sain, se pousse avec la jambe saine au milieu du banc, en s'aidant des membres supérieurs, tandis que la jambe malade repose sur la jambe saine, immobile dans sa position pathognomonique : puis il se tourne sur le dos ; mais la fesse malade touche à peine le plan sous-jacent ; elle ne repose pas bien, et la fesse saine seule presse le coussin. Dans la position horizontale dorsale, le malade est donc toujours un peu incliné du côté sain. Mêmes particularités dans la position assise ; le malade ne repose que sur la cuisse saine. Il faut quelquefois six et huit semaines pour que l'attitude assise et couchée devienne normale.

6ᵉ *jour de traitement.*

Agenouillement avec la jambe malade sur un petit banc rembourré ; maintien de cette position. Même exercice avec la jambe saine, ce qui est toujours plus pénible et plus douloureux : le médecin prêtera son aide.

On pratiquera pour la première fois des hachures

douces sur le banc, en ménageant les os, très sensibles aux pressions et aux coups. Aussi est-il difficile de confier ces manœuvres à une personne qui ignore l'anatomie, car il faut pouvoir reconnaître sous les vêtements la crête iliaque, le trochanter, etc. Il faut prendre garde aux testicules, au pénis, aux grandes lèvres, d'autant que souvent les attaches du psoas, de l'iliaque interne, du pectiné au petit trochanter, c'est-à-dire le voisinage des parties génitales, sont le siège de douleurs intenses ; or, aucune manipulation n'agit aussi puissamment et aussi profondément, et, si elle est supportée, si favorablement que les hachures énergiques qu'il faut pratiquer, quand les muscles sont très développés, de toute la force du bras tout entier.

Il n'est pas rare que les manœuvres mécaniques produisent sous la peau des sugillations qui la colorent de toutes les manières et peuvent inquiéter le malade ; mais, outre que la douleur cutanée n'est rien en comparaison des douleurs nerveuses préexistantes souvent intolérables, elles n'ont aucune influence fâcheuse sur la durée du traitement, au contraire, et leur action peut se comparer aux irritants employés dans le pannus. Quelques jours après la résorption du sang, les exercices m'ont semblé se faire plus facilement et avec moins de douleur. On s'abstiendra de manipuler les surfaces couvertes d'ecchymoses, et on préviendra le malade de la possibilité de leur apparition. La facilité de l'exécution et l'effet des manœuvres dépendent de la position favorable de la main par rapport aux parties. Le médecin se placera tantôt du côté sain, tantôt du côté malade, suivant les cas.

Pour le hachage des muscles internes de la cuisse,
par exemple (psoas, adducteurs, pectiné), le médecin
doit absolument se mettre du côté malade ; le patient
étant étendu sur le banc, il lui tournera le dos et donnera les coups depuis le genou jusqu'au pubis. Les
jambes doivent être alors fléchies au genou et dans
une abduction légère, de sorte que les muscles en résolution n'offrent pas de résistance au tranchant de la
main. Les fessiers, le biceps fémoral, les extenseurs,
dont les masses occupent les faces postérieure et antérieure de la cuisse, peuvent être aussi bien manipulés du côté malade que du côté sain. Par contre,
le tranchant de la main ne peut pénétrer que du côté malade dans l'origine du demi-membraneux et du demi-
tendineux ; le malade doit alors être sur le ventre et
écarter la cuisse. Presque toujours, au début, le médecin aura besoin d'un aide qui écarte la cuisse saine.
Quand l'os n'est recouvert que d'une couche musculaire mince, le hachage doit se pratiquer avec beaucoup de douceur et de prudence ; au contraire, quand
l'os est à plusieurs pouces de profondeur, on peut développer beaucoup de force. De la crête iliaque aux
ischions, la force peut augmenter peu à peu pour diminuer à leur voisinage ; on doit procéder de même
du trochanter au genou. Il faudra aussi faire grande
attention à la branche horizontale du pubis.

Les hachures constituant la manipulation la plus
douloureuse, on doit les renvoyer à la fin de la
séance.

7ᵉ jour de traitement.

Exercices actifs et passifs des rotateurs en dedans et en dehors. On y arrive le mieux en ordonnant au malade d'écarter autant que possible les pointes des pieds, les talons restant réunis. L'angle ainsi formé sera d'abord très petit, puis graduellement plus grand jusqu'à ce que les deux pieds occupent une même ligne droite. Pour exercer les rotateurs en dedans, on fera faire l'exercice inverse; les gros orteils devront se rapprocher, tandis que les talons s'écartent, la jambe restant dans une extension parfaite, parce qu'alors les mouvements des pieds se font par la rotation des tibias.

Un mouvement combiné où, avec les rotateurs en dedans et en dehors, agissent en même temps les abducteurs et les adducteurs, consiste dans la pronation et la supination alternative avec écartement et rapprochement des jambes. Les pieds sont fermés, les orteils s'écartent, puis les talons progressivement, puis de nouveau les orteils, ensuite les talons jusqu'à ce que les jambes aient subi leur maximum d'écartement. Inversement, par un mouvement alternatif des orteils et des talons, on pratique le rapprochement. Il est vrai que les muscles du mollet concourent un peu au mouvement, mais cela n'a pas d'inconvénient.

Les mouvements des rotateurs en dedans et en dehors se pratiquent ensuite encore sur le banc gymnastique. C'est dans la position assise que la rotation passive en dehors est le plus énergique. On soulève

la jambe malade et on la fait reposer sur celle du côté
sain où elle appuie par le péroné, puis on la presse
de haut en bas au niveau du genou. La douleur est
considérable, et il faut d'abord employer une grande

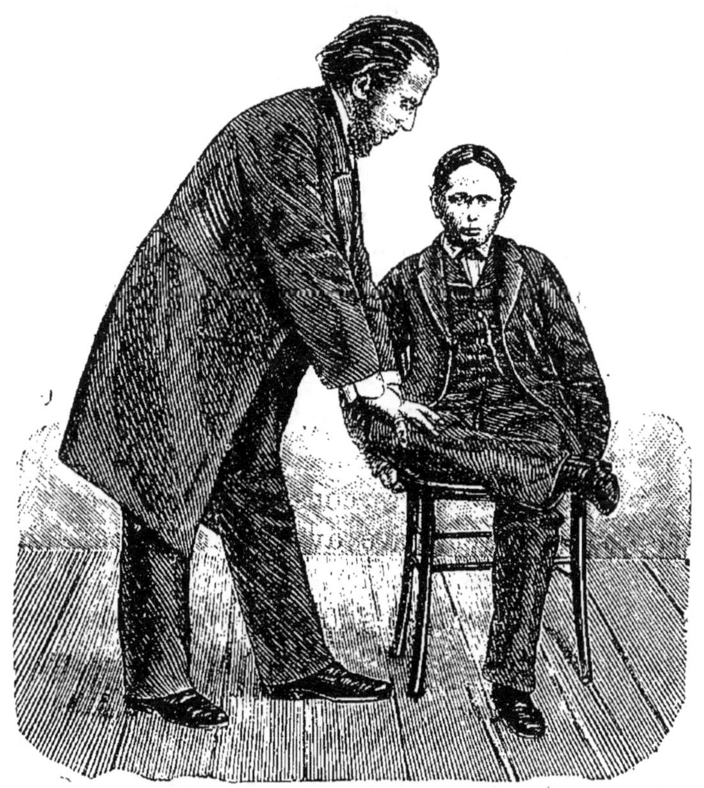

Fig. 33.

douceur. Ce n'est qu'au bout de plusieurs jours que
l'on peut développer de la force (fig. 33).

Sur le banc gymnastique, le médecin croisera les
jambes du malade. Dès ce moment, on ne change rien
à l'ordre des manœuvres mécaniques jusqu'à la guérison complète ; on exerce des pressions sur les mus-

cles (dans quelques endroits très charnus, avec le poing) et on pratique ce qu'on appelle les vibrations : on exerce des malaxations, la percussion, des hachures. La force développée augmentera chaque jour. La sensibilité diminue généralement un peu dès la première semaine, les douleurs commencent à se calmer, quelques mouvements jusqu'alors impraticables peuvent être exécutés, bien qu'avec peine et hésitation. Mais le malade ne peut toujours pas s'asseoir convenablement ; son attitude reste vicieuse et il ne se tient bien que devant le médecin ; quand il est seul, il reprend sa mauvaise position. Le sommeil cependant est devenu meilleur. Les attaques névralgiques nocturnes sont un peu plus supportables.

Mais il existe des cas où l'on ne trouve au bout de huit jours aucune atténuation des douleurs, et où les résultats relatifs aux troubles fonctionnels sont presque nuls. Il en est même où les douleurs et la sensibilité augmentent, et où surviennent de nouveaux symptômes pénibles. Il faut, sans s'inquiéter, poursuivre le traitement ; les efforts ne sont pas perdus ; le travail est pour ainsi dire emmagasiné dans les muscles malades ; il produira tout d'un coup son effet et, au bout de deux ou trois semaines, on verra apparaître un grand nombre de mouvements en un temps étonnamment court, et le résultat du traitement est finalement le même. Une longue expérience me permet de dire : Patience et persévérance ! le succès est certain.

8e *jour de traitement.*

Si tout marche bien, le malade, préparé par les mouvements simples, peut essayer les mouvements combinés (marcher, s'asseoir, se coucher, se mettre à cheval, etc.). La dernière tâche consiste à apprendre à marcher correctement, ce qui a été désappris faute d'exercice pendant plusieurs années. La marche normale consiste à incliner le corps en avant; le centre de gravité ne passant plus entre les deux pieds, il faut avancer une jambe pour ne pas tomber. Les deux pieds se détachent du sol suivant un rythme variant du pas le plus lent au galop le plus rapide, et à chaque temps de la mesure le poids du corps ne porte que sur une jambe alternativement. Or, dans notre cas, le malade ne repose que sur la jambe saine et traîne la jambe malade, car, aussitôt qu'il a posé celle-ci à terre, immédiatement l'autre s'avance pendant que le poids du corps est transmis au bras armé d'une canne. Il faut alors recourir à un moyen violent pour obtenir rapidement un résultat. Le médecin saisit le malade par les deux bras et le tire en avant. Celui-ci surpris suit le mouvement, la jambe fléchie au genou et à la hanche, en poussant des gémissements et même les larmes aux yeux. Si ce moyen héroïque n'est pas urgent, on laissera le malade lui-même faire ses premières tentatives.

Grâce à un instrument très simple de gymnastique médicale, on parvient au bout de quelques jours à donner au malade une marche régulière. Comme il traîne la jambe droite (malade) au lieu de la lever, j'ai fait fabriquer un certain nombre de solives (de huit à

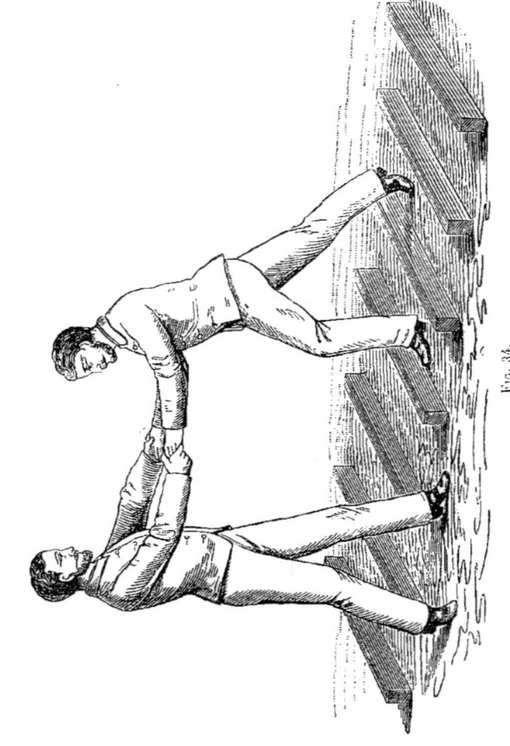

Fig. 34.

douze, suivant la longueur de la chambre), ayant

1 mètre de long, 6 centimètres d'épaisseur, 12 centimètres de large, que je place sur le sol à intervalles
réguliers. J'entraîne le malade avec les deux mains, et
je le force à les franchir, ce qu'il fait les premiers
jours suivant un rythme irrégulier, en projetant
rapidement la jambe droite et appuyant plus longtemps sur la gauche (fig. 34).

Je fais répéter dix fois de suite cet exercice, en sou-
tenant le malade et le préservant des chutes. Même
quand il surmonte la douleur et qu'il pose la jambe sur
le sol par toute la plante du pied, en y faisant porter
tout le poids du corps, il n'est pas sûr de ses mouvements. Il chancelle comme un homme ivre et tomberait certainement s'il n'était soutenu. Or il doit avoir
une confiance inébranlable en l'appui du médecin, et
ce serait une faute grossière de lui refuser son aide
par négligence ou par plaisanterie. L'exécution des
exercices suivants serait ainsi mise en question.

Je reviens à cette belle idée de Du Bois-Reymond
que les exercices des muscles sont en même temps
des exercices du cerveau. Ainsi le malade, qui affirme
ne pouvoir faire un pas, lèvera la jambe, aidé, il est
vrai, par le médecin, dès qu'il verra un but à atteindre, dès qu'il approchera de la solive, dont il appré-
ciera exactement la hauteur et la largeur.

Ces instruments si simples. m'ont rendu d'im-
menses services. En variant leur écartement, en les
les posant tantôt sur une face, tantôt sur l'autre, en
les superposant, on dispose de toutes les gradations
possibles pour ces exercices. On les fait franchir au
malade en avant et en arrière, lentement et vite; on
l'arrête au commandement dans les différentes phases

du mouvement, tantôt quand le pied sain, tantôt quand le pied malade a franchi la solive, et c'est seulement quand il obéit ponctuellement aux commandements qu'on est sûr que les muscles et le cerveau ont réappris la marche. C'est quand le pied malade a franchi la solive qu'il est le plus difficile de s'arrêter, parce que le poids du corps repose sur le membre malade ; par contre, le pied malade franchit l'obstacle plus rapidement que le pied sain, pour une raison analogue.

Naturellement, les résultats ne s'obtiennent pas aussi facilement que je les transcris. Dans les huit premiers jours, la marche est pénible et maladroite et on est quelquefois tenté de renoncer à de nouveaux essais, mais il faut bien s'en garder. Ce n'est quelquefois qu'au bout de trois à quatre semaines qu'apparaissent les résultats. L'observation des malades offre un vif intérêt, et on se réjouit avec eux du plus petit progrès. Le retour d'un mouvement impossible depuis des années, et auquel on avait renoncé, cause une joie dans toute la famille comme les premiers mots ou la première dent d'un enfant.

Répétition de tous les mouvements précédents, actifs et passifs, sur le banc gymnastique.

Nouvel exercice : Élévation de tout le membre inférieur dans l'extension ; l'élévation se faisait jusqu'alors dans la flexion. C'est la manœuvre la plus pénible ; outre les fléchisseurs de la cuisse, les extenseurs concourent au mouvement.

9ᵉ jour de traitement.

On commence les premiers exercices assis. Le malade doit s'asseoir et se lever sans aide. Les différents groupes musculaires concourent au mouvement. Les fessiers, en particulier, doivent balancer le tronc sur la tête des fémurs. Le médecin prêtera son aide dans les commencements.

C'est sur le banc gymnastique que l'abduction sera portée à son maximum. Les cuisses doivent s'écarter l'une de l'autre assez loin pour que la jambe pende verticalement de chaque côté, de sorte que le malade semble être à cheval. Elle sert de poids et exerce une distension et un tiraillement dans les adducteurs et les fléchisseurs de la cuisse, action aussi douloureuse qu'utile.

10ᵉ jour de traitement.

A mesure que le nombre des mouvements exécutés par le malade augmente, le traitement réclame de plus en plus de temps (trente et quarante minutes et au delà). Premier exercice de course au-dessus des solives, d'abord avec l'aide du médecin qui présente un bras au malade. Sur le banc gymnastique, même exercice que la veille, seulement avec cette modification que les extrémités sont projetées pour obtenir la plus grande abduction possible, et reviennent aussi en un seul temps dans la position réunie.

11ᵉ jour de traitement.

Repos.

12ᵉ *jour de traitement.*

Les muscles du mollet doivent élever le corps pendant la course, il est donc supporté un moment sur les orteils. La course prélude à l'ascension sur la poutre du chevalet. Les muscles malades doivent avoir considérablement gagné en force, et la sensibilité des nerfs diminué notablement pour que cette manœuvre soit possible.

Cet exercice occupe le malade plusieurs jours par les différentes modifications qu'il offre. La poutre est d'abord placée au dernier cran; puis, d'un jour à l'autre ou tous les deux ou trois jours, on la hausse d'un cran.

Le malade y monte tantôt avec la jambe saine, tantôt avec la jambe malade et y reste debout en se tenant aux montants avec les bras. — Il monte avec une jambe sur la poutre et la franchit avec l'autre, puis reste dans cette position pour ramener ensuite le pied antérieur en arrière. Enfin, il montera sur la poutre par derrière, alternativement avec l'une et l'autre jambe, il y restera les deux pieds réunis ou bien il se tiendra sur un pied en balançant l'autre en arrière. L'exécution de toutes ces modifications, dont chacune demande un jour, réclame cinq jours.

En outre, le malade se mettra à cheval sur un siège (exercice des abducteurs); sur le banc gymnastique, on pratiquera le foulage de la jambe en flexion maxima.

13ᵉ au 20ᵉ jour de traitement.

Exécution des différentes modifications de l'ascension et du franchissage de la poutre. Exercices pour s'asseoir (pénibles pour le malade). Répétition de tous les exercices sur le banc gymnastique.

Marche, course, agenouillement (sur un siège, sur un tabouret, sur un coussin posé par terre), relèvement (d'abord avec, puis sans l'aide du médecin). Les manœuvres mécaniques, sous toutes leurs formes, terminent la séance de chaque jour.

21ᵉ jour de traitement.

Deuxième repos.

22ᵉ jour de traitement.

Projection croisée des jambes, un des mouvements combinés les plus difficiles. Hyrtl a réfuté l'opinion d'après laquelle ce mouvement était dû au muscle couturier. Le croisement des jambes, dans la position assise ou couchée, ne peut avoir lieu que par l'action simultanée des fléchisseurs et des adducteurs de la cuisse et des fléchisseurs de la jambe.

Suivant les idées de Du Bois-Reymond, les mouvements combinés (maniement d'un outil, d'une cuiller, d'une fourchette) nécessitent un long exercice, les contractions et les relâchements des muscles devant pour ainsi dire exactement s'intriquer. L'entre-croisement des jambes est une manœuvre grossière relativement au maniement d'une aiguille, mais cependant trois groupes musculaires y concourent simultanément ou successivement. De même quand les mouvements de flexion, d'adduction de la cuisse et de flexion du genou, oubliés depuis des années, redeviennent faciles, il manque cependant encore la combinaison convenable de ces mouvements.

Le croisement d'une jambe sur l'autre est plus facile dans la position horizontale que dans la position verticale, parce que la flexion dans la première position demande moins de force; mais, même dans cette position, le croisement des jambes se fait avec lenteur et difficulté. On voit que le travail cérébral lié à ce mouvement est pénible.

Chez la plupart des malades que j'ai traités pour une sciatique invétérée, c'est le dernier mouvement qui était exécuté correctement : il fallait trois ou quatre semaines d'exercice journalier. Dans quelques cas, son retour n'était pas progressif ; pendant des semaines, le malade se donnait toute la peine imaginable pour faire le mouvement, sans y réussir. Puis, un beau jour, il y parvenait, et tout de suite presque complètement; l'impulsion volontaire avait été stimulée pendant des semaines, mais les muscles n'avaient pas compris. J'ai vu au contraire tous les autres exercices passer par tous les degrés du perfectionnement. Dans les premiers temps, cet exercice doit être exécuté passivement aussi bien sur le banc gymnastique que dans la position verticale.

23ᵉ *jour de traitement.*

C'est maintenant le moment d'amener les muscles et les nerfs fortifiés aux grands efforts pour produire tout le travail dont ces parties sont capables. Ce travail consiste dans le saut, qui s'exécute suivant les gradations les plus variées.

1ᵉʳ degré. — Le malade monte sur la poutre aussi basse que possible, le médecin lui présente les deux mains et il saute à pieds joints. L'ébranlement produit par la chute provoque de vives douleurs. Pour un individu atteint de sciatique, c'est réellement un acte de bravoure. Le médecin doit observer attentivement la position des pieds. Presque toujours le malade le plus consciencieux triche. Le pied malade ne porte pas par terre, l'autre seul subit le choc ; cependant son attitude est presque correcte en apparence, de sorte qu'il faut beaucoup d'habitude pour constater la fraude. Le malade averti reconnaît sa faute et s'efforce de supporter la douleur. Il ne s'agit d'ailleurs que du premier saut.

2ᵉ degré. — Le malade écarte et réunit les jambes en sautant. La rapidité de l'action en augmente la valeur.

3ᵉ degré. — Le malade saute à pieds joints par-dessus la poutre placée aussi bas que possible.

Les degrés 1 et 2 se modifient de mille manières par l'élévation de la poutre. Dans les premiers temps, on place à terre un matelas mince de crins de cheval pour atténuer le choc, en même temps que le balancement des bras amortit la chute.

24ᵉ au 30ᵉ jour de traitement.

Répétition des exercices précédents.

31ᵉ jour de traitement.
Repos.

32ᵉ jour de traitement.

Depuis longtemps le malade a renoncé à la canne sans laquelle, depuis des années, il ne pouvait se déplacer. Il monte et descend les escaliers sans aide (c'est la montée qui est toujours le plus pénible). Il est en état de s'asseoir, de se coucher, de s'agenouiller, de sauter. Quelques mouvements s'exécutent sans l'ombre de douleur ; d'autres sont un peu douloureux. Quelques-uns seulement se heurtent à des difficultés. Les crises nocturnes ne surviennent plus ; le sommeil est normal. Les mouvements encore pénibles sont l'accroupissement et la rotation dans le lit.

Dans l'accroupissement les talons réunis et les genoux tournés en dehors, tous les muscles des membres inférieurs et du bassin fournissent leur maximum de travail. Les rotateurs en dehors de la cuisse, le gastrocnémien et le soléaire se contractent, l'extenseur quadriceps de la cuisse et les adducteurs sont tendus passivement. En outre, les fessiers doivent balancer le bassin. Se déplacer à petits sauts en avant et en arrière dans cette position accroupie est encore plus difficile ; son exécution, qui peut même être impossible pour des muscles et des nerfs sains, servira, avec le croisement des jambes, à juger la guérison complète. Chez les personnes âgées, il est inutile de l'essayer.

La rotation dans la position horizontale est toujours exécutée par le malade du côté sain, les bras aident le mouvement, la jambe malade reste inactive et est seulement entraînée par le corps. De même, il se couche toujours sur le banc gymnastique par le côté sain et le quitte de la même façon. Le traitement méthodique doit amener le malade à le faire par le côté malade. L'exécution exacte de tous les mouvements occupe la dernière période du traitement, qui peut être de six à huit semaines. Les manœuvres mécaniques seront prolongées jusqu'à la disparition de toute sensibilité. Dans les dernières semaines, il suffit de ne faire le traitement que tous les deux, trois, quatre jours, jusqu'à ce que les mouvements deviennent irréprochables et la guérison complète.

REMARQUES GÉNÉRALES

Répétons que cette description est un schéma applicable à tous les cas, mais modifiable suivant les particularités. Si tous les muscles de la fesse et de la cuisse ne sont pas atteints, on n'exécutera que les exercices correspondant aux muscles malades, et l'on pratiquera les manœuvres mécaniques seulement sur les points sensibles à la pression. Le principe général est de faire faire précisément les exercices musculaires dont l'exécution est difficile ou douloureuse pour le malade.

La durée du traitement dépend d'une foule de causes :

1° De la durée du mal. — Plus il est ancien, plus le traitement est long. Huit semaines peuvent être considérées comme le maximum; c'est le temps que j'ai mis à guérir un cas datant de quatre ans. Pour une durée de quelques mois, huit à douze jours suffisent. Cependant il n'y a pas de loi absolue. Des cas récents peuvent demander deux fois plus de temps que les anciens.

2° De l'étendue du mal. — Plus les muscles atteints sont nombreux, plus il faut d'exercices et de manœuvres, plus long est le traitement. Ici encore, il y a de nombreuses exceptions.

3° De la nature du malade. — Le traitement est deux fois plus long chez les individus pusillanimes.

4° Du talent, du zèle, de l'expérience du médecin. — La connaissance de la méthode permet au médecin de faire beaucoup pour avancer la guérison, tandis que le débutant timide reste servilement dans les règles.

5° De l'âge et de l'état général du malade. — Ce sont deux points communs au traitement mécanique et aux autres méthodes. Chez les individus vieux et affaiblis, il est plus difficile de transformer la nutrition des nerfs et des muscles par le traitement mécanique que chez les individus jeunes. Cependant j'ai traité souvent avec le plus grand succès des malades ayant atteint la soixantaine.

Les malades doivent-ils faire des exercices en dehors de ceux pratiqués sous la direction du médecin ?

C'est une question qui nous est souvent adressée. Il serait bon de répéter les exercices dans la même journée, mais bien peu de patients ont la force morale nécessaire pour exécuter des mouvements douloureux sans le contrôle du médecin ou de ses aides et, s'ils le font, c'est d'une manière vicieuse, incomplète, de sorte que j'en suis arrivé à les proscrire.

Les manœuvres mécaniques ne doivent donc se pratiquer que toutes les vingt-quatre heures. Mais le malade peut contribuer notablement à sa guérison en combattant son attitude vicieuse à chaque mouvement qu'il exécute, dès qu'il est parvenu à la période où il peut les exécuter correctement avec de l'attention. Car, dès que son attention est détournée, il retombe dans ses incorrections. C'est ainsi qu'il ne monte bien un escalier que quand on l'interpelle ; si on le laisse causer, on le voit traîner la jambe malade, parce que la volonté est absolument nécessaire pour corriger les mouvements. A ce point de vue, son entourage peut lui rendre grand service, par exemple pour le faire asseoir et lever par la flexion simultanée des deux jambes. Il ne faut pas poser d'abord la fesse de la jambe malade, et, en se levant, il faut s'appuyer aussi sur la jambe malade.

Les anesthésies et les hyperesthésies de la peau,

qui accompagnent si souvent les sciatiques, disparaissent toujours par le traitement mécanique. L'augmentation de l'hyperesthésie au début ne doit pas inquiéter le médecin.

OBSERVATIONS

Quand on a traité un grand nombre de sciatiques,
on voit que chaque cas présente des particularités intéressantes, bien qu'en somme les grands traits soient
identiques.

Je donnerai comme types un cas de sciatique unilatérale et un de sciatique bilatérale.

1re *Observation : Sciatique unilatérale.*

L. C., 19 ans, fut atteinte en décembre 1876 de scarlatine à la suite de laquelle survinrent des névralgies
dans le bras gauche, la joue gauche, et la jambe
droite. Cette dame, bien portante, vigoureuse, ressent
depuis ce temps des douleurs déchirantes et térébrantes continuelles. A l'automne de 1877, la marche
devint impossible. Le professeur Knoll, de Prague,
qui traitait la malade, me fit savoir qu'à cette époque,
outre une névralgie mentonnière et une névralgie
cervico-brachiale gauches, il existait une algie dans
la région du sciatique droit qui n'était pas strictement
localisée au tronc du nerf. Les deux névralgies localisées cédèrent à la galvanisation complètement et en
peu de temps. Mais les douleurs de la jambe droite
résistèrent, bien que le traitement électrique eût été

continué tout l'hiver jusqu'au milieu d'avril 1878 (courant constant, courant faradique).

Dans l'été de 1878, la malade prit aux eaux d'Elster trente-six bains de boue sans succès, et l'électrisation du nerf ne produisit aucun résultat. Dans l'hiver 1878-79, le professeur Knoll essaya encore une fois la galvanisation inutilement. Dans l'été de 1879, sur les conseils des médecins, la malade prit les eaux de Schwalbach et se rendit ensuite à Gastein, où elle prit vingt-huit bains qui semblèrent donner un bon résultat. Transportée d'abord dans une petite voiture, elle pouvait à la fin se traîner avec l'aide d'une canne. Cependant les douleurs ne l'avaient pas quittée, elles étaient même plus violentes et plus continues. En octobre 1879, il n'y eut pas une heure de repos ; il se produisait des crises violentes qui duraient de sept heures à minuit et empêchaient le sommeil. La malade, qui devenait d'autant plus impotente qu'elle ménageait plus sa jambe, ne put pendant des mois passer la nuit dans son lit, elle restait sur un canapé ou dans un fauteuil. Elle ne pouvait marcher qu'avec un bâton et montait l'escalier en traînant la jambe.

C'est à ce moment qu'elle me fut confiée. Le traitement mécanique commença le 13 décembre 1879, et le 2 février la guérison était complète, au point que, pour la première fois depuis des années, ma cliente dansa sans qu'aucun des assistants pût remarquer dans son attitude et ses mouvements la moindre trace du mal. Le schéma précédent correspond en partie au traitement appliqué dans ce cas, traitement qui s'effectua sans incident. Un jour seulement je craignis d'être obligé d'interrompre. A la suite du hachage et du pétrissage, il survint sur la fesse et la cuisse des sugillations étendues qui effrayèrent la malade et son entourage. Je parvins à rassurer tout le monde, aidé que j'étais par une parente très énergique qui m'assura que, chez son père, on n'aurait pas laissé la malade se soumettre à un traitement aussi douloureux, et qu'on y aurait mis fin à l'apparition des ecchymoses. Je saisis cette occasion pour affirmer que maint insuccès mis au compte de la méthode est dû simplement au manque de persévérance de la part du malade et de son entourage, et de confiance, de conviction de la part du médecin.

2e *Observation : Sciatique double.*

Pendant mon séjour à Paris dans l'hiver 1880-81, j'étudiai la situation de la méchanothérapie en France et pus constater qu'aucun des professeurs ou médecins des hôpitaux n'en fait usage. Me trouvant à l'hôpital Necker, dans le service du docteur Blachez, professeur agrégé, nous arrivâmes devant un malade couché sur le ventre. « Que faites-vous à Vienne, me demanda-t-il, contre ces sciatiques qui ont résisté à tout traitement ? — Nous les traitons mécaniquement en y joignant les mouvements passifs et actifs. — Ce malade est à votre disposition, » reprit notre confrère d'un air incrédule. Je saisis avec joie l'occasion de démontrer l'efficacité de ce traitement précisément à Paris, où les savants, sauf quelques exceptions, se montraient hostiles ou indifférents à son emploi.

E. Mangeant, 23 ans, maçon, entre en janvier 1882 à l'hôpital Necker pour un rhumatisme articulaire subaigu du genou et de l'articulation tibio-tarsienne gauche avec épanchement médiocre. Depuis un an déjà, cet homme bien musclé, vigoureux, ressentait des douleurs occupant les fesses et s'irradiant vers la cuisse. Il fait remonter l'origine de son mal à l'hiver 1880 pendant lequel il passa une nuit dans une chambre froide et humide et ressentit le lendemain matin des douleurs dans les jambes. L'affection articulaire céda en peu de temps, mais il s'était développé une sciatique double (plus intense à gauche qu'à droite) qui résista pendant deux mois et demi à tous les traitements.

On trouve plusieurs points douloureux aux cuisses et au siège. Les douleurs sont particulièrement vives aux fesses, au point d'émergence du sciatique, le long de la crête iliaque, aux points d'insertion du grand fessier, aux deux ischions. A gauche, le creux poplité est aussi très sensible. Les douleurs, qui n'ont pas changé de place depuis des mois, sont plus violentes la nuit que le jour, mais sans cesser une minute. Vers trois heures du matin, elles le réveillent et ne cessent qu'à sept heures. Il ne peut s'endormir que sur le ventre. Dès que les douleurs le réveillent, il se retourne péniblement sur le dos avec l'aide des bras; il se couche de côté sur la fesse droite, bien moins sensible ; la cuisse gauche est dans l'adduction fléchie au genou et repose en partie sur la jambe droite.

Toutes les fonctions s'exécutent bien, sauf la miction ; il faut cinq à huit minutes avant que le jet sorte, bien que le canal soit normal. Il existe certainement une parésie de la couche musculaire de la vessie qui s'explique facilement par les anastomoses

du plexus sacré (d'où provient le nerf sciatique) avec
le plexus hypogastrique (qui fournit la vessie).

Le malade ne peut ni marcher ni s'asseoir. Sur les
deux cuisses, on trouve à la face antérieure et externe
des plaques étendues d'anesthésie allant des trochanters jusqu'au milieu du mollet. Les piqûres d'aiguille ne sont pas perçues en ces points, même quand
l'aiguille est enfoncée complètement.

Pour quitter le lit, le malade se soulève sur les deux
bras et laisse glisser doucement le corps en bas
comme un rouleau, et encore avec de vives douleurs;
si on l'assoit, il ne pose que sur la fesse droite.
— Dans les efforts très pénibles et très douloureux
pour marcher, on n'observe aucun mouvement dans
la hanche gauche.

Je laisse de côté la description des manœuvres
journalières, qui ressemblent plus ou moins à celles
de la première observation. Je ne parlerai que de la
marche de la maladie. Le 18 mars, premier exercice.
Les externes du service me prêtaient leur concours
en même temps que je les initiais à la méthode. Pas
de manœuvres mécaniques ce jour-là. Le lendemain,
19, nuit plus mauvaise, douleurs plus vives. Premières manœuvres mécaniques; le malade doit être
maintenu. Elles produisent, ainsi que les exercices
mécaniques, un véritable épuisement. Un quart de vin
comme récompense journalière.

20 mars. — Douleurs encore plus vives, pas de sommeil. Continuation du traitement.

21. — Douleurs continuelles, cependant un peu
de sommeil.

22. — Diminution des douleurs, le malade a

dormi toute la nuit et parvient très difficilement, il est vrai, à monter dans son lit d'une façon normale. Les mouvements actifs deviennent plus énergiques.

23 mars. — Le malade se plaint de nouveau d'une aggravation des douleurs, principalement du côté gauche.

24. — Nuit meilleure, diminution des douleurs. Les exercices de marche se font déjà assez bien, l'attitude est encore vicieuse, les mouvements timides, mais la cuisse gauche se fléchit déjà à la hanche; la droite fonctionne assez bien.

Je surprends le malade une heure après la séance; il est assis dans son ancienne attitude vicieuse, sur la fesse droite, la jambe gauche dans l'extension au niveau de la hanche. Interpellé, il reprend aussitôt la bonne position. Je lui ordonne de se coucher et de s'étendre dès que ses muscles sont trop fatigués, mais de toujours se tenir assis ou debout correctement.

25. — Mauvaise nuit, la sensibilité est surtout marquée sur les plaques d'anesthésie qui, vraisemblablement par suite des manœuvres mécaniques, sont tellement hyperesthésiées que le malade pousse un cri au moindre contact. Si on enfonce les mains profondément et peu à peu, au niveau de ces points, la douleur s'atténue graduellement pour s'éteindre complètement; mais, si on cesse de presser, de pincer et qu'on touche de nouveau, on constate que la douleur est revenue. La sensibilité des fesses a cependant beaucoup diminué.

26. — Repos.

27. — L'hyperesthésie persiste; le plus léger contact est douloureux, le frôlement de la chemise,

par exemple. Le malade ne supporte aucun vêtement.
Par contre, la sensibilité de la crête sacrée, des ischions,

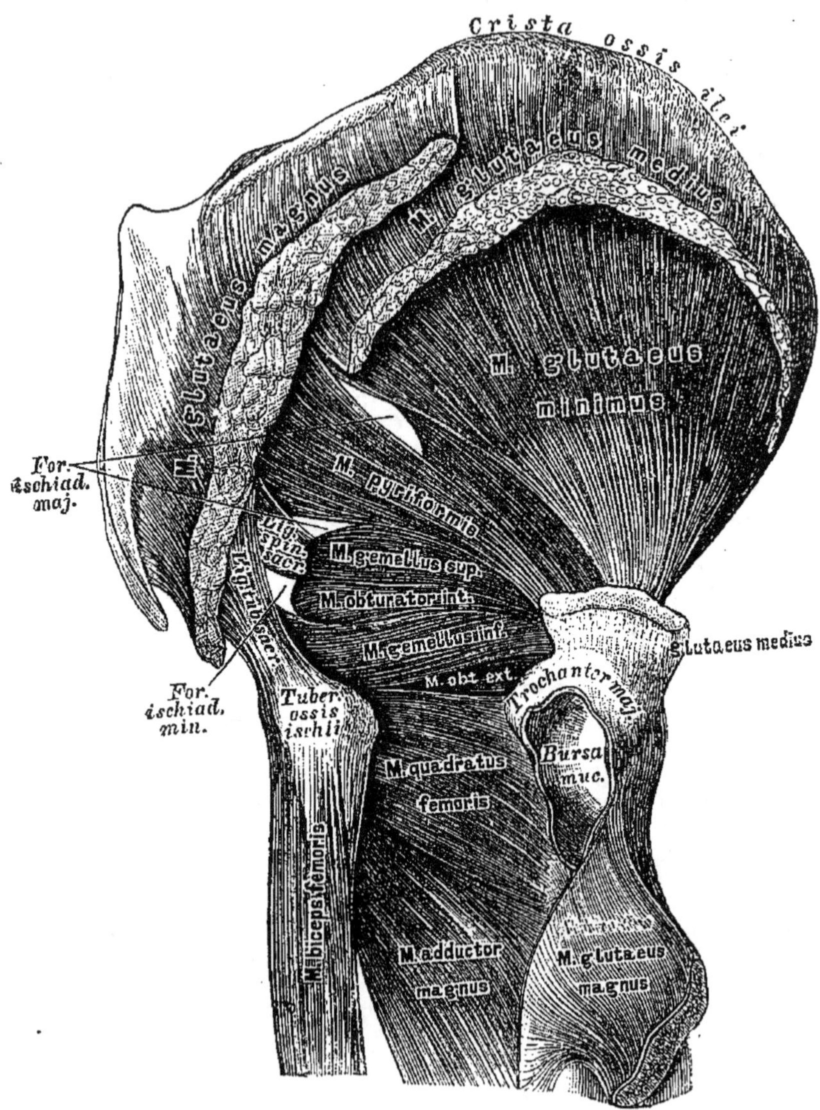

Fig. 35.

des creux poplités a presque disparu. Seuls deux

points sur les fesses, tout à fait symétriques, situés à
6 centimètres des ischions, offrent encore une grande

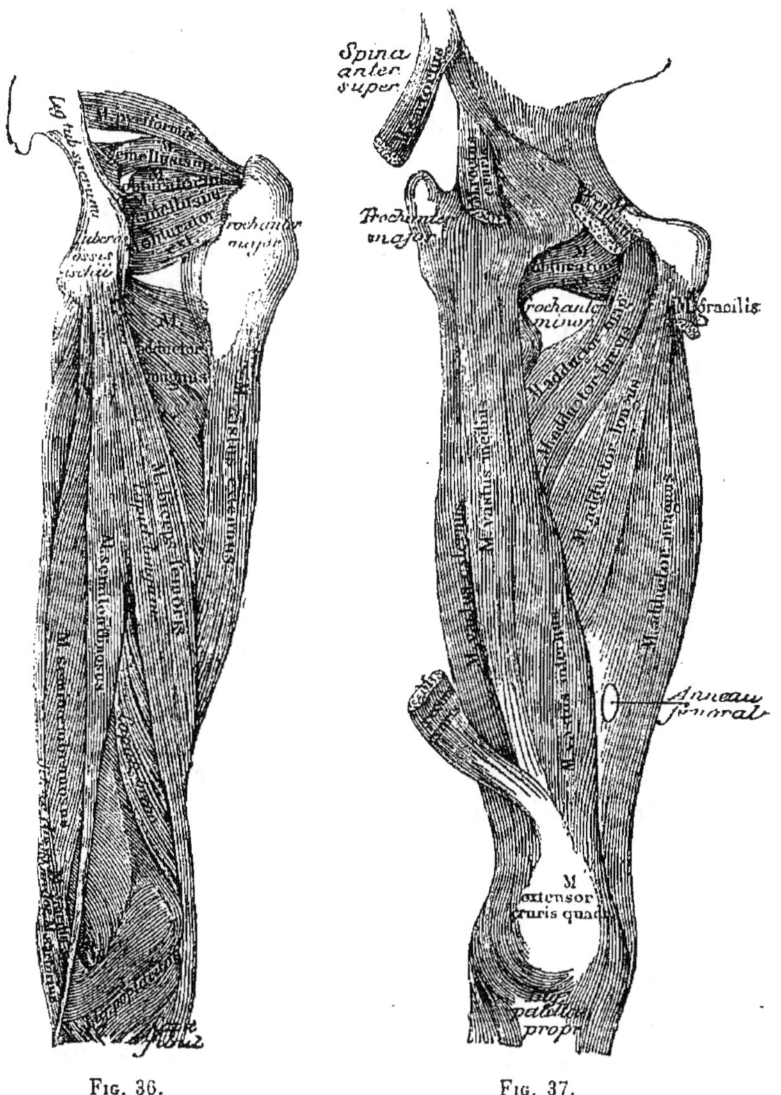

Fig. 36.   Fig. 37.

sensibilité ainsi qu'un point de la cuisse gauche à

2 centimètres au-dessus du trochanter. L'anesthésie des parties situées au-dessous du mollet a disparu. Miction plus pénible qu'auparavant. État général bon.

Les trois dessins ci-joints ont pour but d'épargner au lecteur de feuilleter un atlas d'anatomie. Le médecin doit avoir très présent à l'esprit les rapports des muscles avec les os, principalement leurs insertions et leurs tendons d'origine. Ces points sont souvent le siège des douleurs les plus vives qui nécessitent des manœuvres mécaniques énergiques.

La sensibilité par trop considérable de la peau rend impossible la continuation du traitement. Comme la miction est beaucoup plus pénible (quinze minutes d'attente) et que le docteur Blachez craint que la bilatéralité du mal jointe aux troubles urinaires ne soit l'indice d'une affection centrale, supposition très plausible et que je ne voulais pas contredire en ma qualité d'hôte dans une maison étrangère, le traitement est interrompu jusqu'au 1er avril.

Dans les quatre jours suivants, l'état s'améliore d'une façon surprenante sous tous les rapports. Les nuits des 27, 28, 29, et 30 mars sont encore mauvaises ; le malade se plaint de douleurs vives, mais le 1er avril, le sommeil devient bon, les douleurs diminuent notablement, les fonctions des muscles s'améliorent de jour en jour. L'hyperesthésie des deux cuisses a disparu complètement ainsi que la dysurie.

30 mars. — Le malade monte et descend pour la première fois l'escalier sans souffrance. Il se promène deux heures dans le jardin sans fatigue. L'état normal s'est rétabli avec une vitesse incroyable, la guérison est complète le 11 avril, 16 jours après le début du

traitement; tous les mouvements s'exécutent avec
la plus grande facilité. La sensibilité a complètement
disparu, sauf des traces insignifiantes aux deux points
symétriques déjà indiqués sur les fesses (point d'émergence des nerfs sciatiques).

Cette prompte guérison engagea le docteur Blachez
à confier aux externes le traitement d'un autre cas de
sciatique légère. Le résultat fut aussi favorable. Je crois
que ces succès ont dû convertir bien des incrédules
à Paris. D'ailleurs dans les pays de langue allemande
leur nombre est encore assez grand. Il y a sept ans, j'en
étais un moi-même, car l'on n'est converti que par les
yeux. Busch lui-aussi doute des résultats. Dans son
excellent traité (1), où, il est vrai, les névralgies ne sont
que brièvement traitées, l'éminent chirurgien dit :
« L'action est cependant très fugitive et les guérisons
permanentes ne s'obtiennent ni par la gymnastique
ni par le massage, à moins qu'il ne s'agisse de névralgies chez des hypochondriaques ou des hystériques,
dont la guérison ne paraît pas impossible par des
mouvements vigoureux. » Pour les névralgies du
trijumeau, je souscris des deux mains à ce jugement,
mais pour celles qui ont leur siège dans de grandes
masses musculaires, mon expérience me permet d'affirmer le contraire, et je ne désire rien tant que de
trouver l'occasion de prouver mon opinion par
l'exemple.

La cause de cette guérison rapide dans un cas aussi
grave (longue durée, grande extension, troubles fonctionnels intenses) réside très probablement dans

1. *Orthopédie, gymnastique et massage, in Ziemssen 's Handbuch des allgem. Therapie.* Leipzig, 1882.

.l'énergie du traitement. Chez une femme sensible, délicate, appartenant à une famille timorée, je n'aurais pu agir de la même façon. J'ai ainsi gagné beaucoup de temps ; une lettre pleine d'expressions chaleureuses de reconnaissance met ma conscience en repos et me prouve que mon intervention énergique a été opportune.

Le traitement mécanique convient-il aussi aux cas récents ?

L'expérience prouve que beaucoup de sciatiques guérissent en peu de temps, même sans traitement médical : les sciatiques *à frigore* en particulier cèdent à la chaleur, aux bains de vapeur, aux frictions ; cependant quelques jours sont nécessaires.

Le traitement mécanique appliqué à ces cas récents fait disparaître aussi la douleur, mais avec cette différence essentielle qu'en douze à vingt-quatre heures le sujet peut se servir de sa jambe. Il est vrai que tous les malades ne veulent pas se soumettre à ce traitement pénible. Il convient encore parfaitement au lumbago, au torticolis rhumatismal, et à tous les rhumatismes musculaires récents.

A le place d'une description, je donne ici une observation récente détaillée.

3⁰ OBSERVATION.

M. H., 29 ans, atteinte souvent de névralgie sus-orbitaire, autrement bien portante, mais maigre et peu musclée, me fait appeler en août 1882 parce que des

douleurs l'empêchent de se tourner dans son lit, par
conséquent de se lever. La malade, qui se souvient
d'être descendue à la cave toute en sueur deux jours
auparavant, désire un traitement qui la mette rapidement sur pied, l'été étant pour elle la seule saison
de travail.

Les deux nerfs sciatiques sont atteints ; les muscles
de la hanche, de la fesse et de la cuisse (face postérieure) refusent tout service et sont extrêmement
sensibles à la pression ; quelques points douloureux.
La malade ne peut se retourner dans son lit, elle gît
immobile, et se lamente. Je lui fais comprendre qu'il
existe un traitement rapide qui ne s'achète pas chez
le pharmacien et que je porte toujours avec moi ; je
lui montre mes deux mains, ajoutant que ce moyen produit une douleur considérable, excessive, mais de
courte durée, que je lui garantis le succès et que très
probablement le lendemain elle reprendra ses occupations (elle est blanchisseuse). « Je suis prête à tout,
répond-elle, je ne demande qu'à pouvoir travailler. »

Je pratiquai alors les manœuvres mécaniques si
souvent décrites dans l'ordre déjà exposé ; pour habituer la malade à la douleur, j'employai d'abord l'effleurage, puis des pressions légères, de plus en plus
fortes, le massage, les malaxations, enfin les hachures sur tous les points douloureux de la fesse et de la
cuisse. Inutile de dire les grandes douleurs ainsi provoquées.

Je passai ensuite aux mouvements passifs énergiques,
principalement, la flexion vigoureuse de la cuisse
telle que le genou touchait le tronc pendant que mon
corps pressait de tout son poids sur la jambe fléchie.

au genou. Ce mouvement n'est autre en réalité qu'une forme, qu'un degré d'élongation du nerf, comme on la pratique à l'aide du chloroforme dans l'extension de la jambe.

Je répétai dix fois cet exercice. Après avoir détruit de cette façon la sensibilité des fesses, j'ordonnai à la malade de se tourner dix fois dans son lit, dans les deux directions, ce qu'elle fit en s'aidant un peu de mes bras et en éprouvant de vives douleurs.

Je la saisis alors à deux mains et l'invitai à quitter son lit en la tenant par avant et la forçant à marcher. Elle gémissait et hurlait de douleur. Puis, dans la position verticale, je répétai un hachage énergique des fesses et de la face postérieure des cuisses.

Si l'on veut atteindre le but proposé, c'est-à-dire faire marcher immédiatement le malade, on doit déployer une grande force, produire beaucoup de chaleur dans les muscles hachés ; très probablement cette chaleur provoque des changements moléculaires dans les fibres musculaires et nerveuses. Au bout d'un quart d'heure de traitement continu, la malade était devenue beaucoup moins sensible. Je la fis habiller et lui ordonnai de gravir une hauteur voisine (500 pieds environ) à laquelle conduisait un bon chemin. Soutenue par son mari, elle y parvint, et une heure après elle était de retour. Dans le courant du même jour je renouvelai trois fois encore les malaxations et les hachages qui devenaient de moins en moins douloureux et fis exécuter trois fois pendant une heure des mouvements variés et ceux nécessaires pour s'asseoir. Le soir, la douleur névralgique avait presque complètement disparu, tous les mouvements se faisaient facilement et sans répugnance ; le lendemain la malade guérie et joyeuse reprenait son travail ; pendant plusieurs jours il subsista des traces légères de sensibilité.

Les guérisons de lumbago, de torticolis rhumatismal en un quart d'heure sont des faits bien connus ; mon expérience place dans la même catégorie la guérison des névralgies récentes. Si le malade accepte le traitement, le médecin s'en rendra maître. Mais je le répète encore, il faut une manipulation énergique. Le médecin timide qui s'effraye au moindre cri, se trouble à la moindre tentative pour s'échapper, ne pourra développer une force suffisante, il aura tourmenté inutilement son malade et n'obtiendra aucun résultat. Il faut travailler et pétrir les muscles jusque dans la profondeur ; les muscles et les nerfs doivent être soumis à des extensions et à des ébranlements : par les manœuvres mécaniques, par les mouvements actifs et passifs, il faut produire de la chaleur dans la partie malade, et augmenter l'afflux sanguin.

J'ai guéri de cette façon assez de sciatiques pour pouvoir affirmer que nous sommes maîtres de cette maladie par ce traitement auquel aucun autre ne peut être comparé pour la sûreté et la rapidité. Des milliers de malheureux atteints de sciatique n'auraient pas été condamnés à des douleurs intolérables pendant des années et même à l'atrophie musculaire, si au début du mal on leur avait fait faire des mouvements et si on avait traité mécaniquement le membre.

Mais on nous fera une objection ; on dira : peut-être avec un sinapisme, un bain de vapeur ou le repos au lit pendant quelques jours, la sciatique aurait-elle guéri? Cette supposition est aussi admissible que la supposition contraire, et je dirai alors que le traitement mécanique en tout cas ne peut nuire, et qu'on empêche le mal de prendre racine.

J'ai moi-même été atteint pendant deux ans d'une sciatique qui n'a cédé à aucune des méthodes connues (médicaments, bains de vapeur, eau froide, électricité). Je cessai tout traitement et ma sciatique disparut d'elle-même : si le traitement mécanique avait été à cette époque (1873) aussi répandu qu'aujourd'hui, si j'avais été, comme je le suis aujourd'hui, convaincu de son action puissante, je n'aurais pas souffert deux ans.

Traitement de la névralgie cervico-brachiale.

Les névralgies cervico-brachiales, qui correspondent à la zone de distribution des quatre branches cervicales inférieures et d'une partie du premier nerf dorsal, occupent l'épaule, le pectoral, le bras et l'avant-bras, et la région épineuse des quatre vertèbres cervicales inférieures et des deux dorsales supérieures. Comme dans la sciatique, on trouve de nombreux points douloureux au plexus brachial, dans le creux de l'aisselle, à l'angle inférieur de l'omoplate, la face postérieure de l'épaule, le pli du coude, les points d'émergence du nerf cutané, médian et latéral, le nerf cubital au-dessus du condyle interne, le poignet, le nerf radial ; il survient, surtout la nuit, des exacerbations violentes qui troublent le sommeil.

Le diagnostic présente parfois de grandes difficultés

parce que les districts nerveux sont difficiles à délimiter dans ces régions qui sont en même temps le
siège de prédilection du rhumatisme.

Cependant l'emploi du traitement mécanique offre
de grandes chances de succès, car il est encore bien
plus puissant dans les rhumatismes musculaires. Il
en est, il est vrai, autrement quand c'est le rhumatisme articulaire ou une affection osseuse qui revêt
les symptômes de la névralgie. Il faut alors faire le
diagnostic différentiel avec la plus grande précision,
car une pareille confusion aurait de graves conséquences, le traitement mécanique offrant alors de
véritables dangers. Contrairement à l'opinion de Erb,
qui considère le repos absolu du membre comme une
condition indispensable à la guérison, je puis, d'après
mes nombreuses observations, recommander le traitement mécanique avec la même conviction que pour
la sciatique. Le simple raisonnement en indique déjà
l'efficacité, si l'on songe que l'extension des nerfs
malades peut en amener la guérison ; et les manipulations, les mouvements actifs et passifs ont pour but
d'agir mécaniquement sur les nerfs qui traversent les
muscles.

Le traitement s'adresse à tous les muscles de la
partie malade dont la mobilité a plus ou moins diminué. On voit survenir assez fréquemment la parésie
ou la paralysie de certains muscles, et comme dans la
sciatique de l'anesthésie, de l'hyperesthésie et en
même temps aussi des troubles vaso-moteurs et tro-
phiques. Tous ces phénomènes secondaires disparaissent avec la lésion qui leur a donné naissance sous
l'influence du traitement mécanique que l'on adapte

dans chaque cas au siège des douleurs et au genre des troubles fonctionnels. Tantôt les muscles principalement atteints sont ceux qui vont de l'occiput et

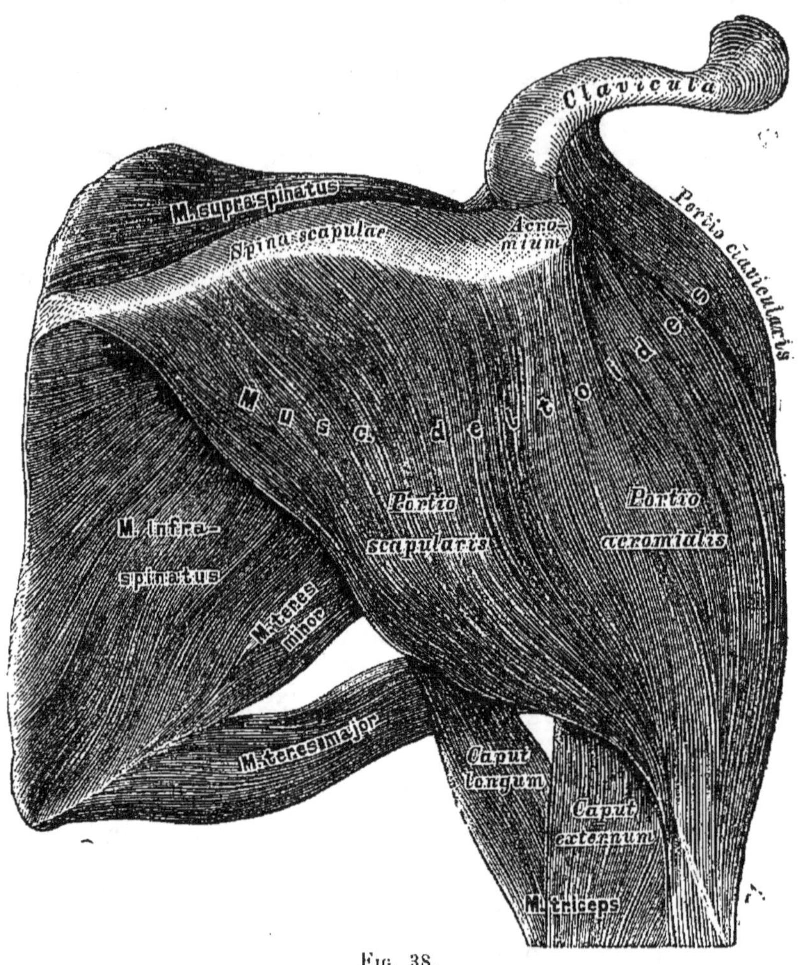

Fig. 38.

des apophyses cervicales, dorsales, lombaires au scapulum (muscle trapèze, grand dorsal, rhomboïde, angulaire de l'omoplate), c'est-à-dire l'extenseur, l'adducteur, l'élévateur du scapulum, et l'adducteur du bras en arrière, tantôt ce sont ceux qui vont de l'épaule au bras (deltoïde, sus- et sous-épineux, sous-scapulaire, coraco-brachial), c'est-à-dire l'élévateur, le rotateur en dedans et le rotateur en dehors, ou bien ce sont plutôt les muscles qui se rendent à l'avant-bras (biceps, brachial antérieur, triceps), c'est-à-dire le fléchisseur, l'extenseur, le rotateur en dehors et le rotateur en dedans de l'avant-bras. Dans d'autres cas, au contraire, tous les groupes musculaires sont pris en même temps.

Supposons qu'un malade de cette catégorie atteint de névralgie cervico-brachiale droite vienne nous consulter. Nous lui ordonnons d'exécuter les différents mouvements en les faisant nous-mêmes devant lui, et nous examinons ainsi successivement le fonctionnement de tous les muscles et groupes musculaires. Nous recherchons aussi si les parties molles sont douloureuses. Comme pour le traitement de la sciatique, nous commencerons par des mouvements actifs et passifs que nous ferons suivre par les manipulations.

1er *jour de traitement.*

Élévation passive de l'épaule. Le médecin saisit de la main droite le bras fléchi au coude et l'élève verticalement avec beaucoup de force en exerçant une contre-pression de la main gauche sur l'épaule malade. Il se tient devant le sujet. Il répète dix fois cette manœuvre, que le malade cherche ensuite à reproduire lui-même (mouvement actif).

On peut lui permettre des mouvements associés de l'épaule saine, mais le seul avantage qui en résulte, c'est

de constater la différence de mobilité des deux épaules.
Puis on fait exécuter des mouvements actifs et passifs aux adducteurs du scapulum
(rhomboïdes). On se tient derrière
le malade et avec les deux bras on
rapproche les deux scapulums en
dedans vers la colonne vertébrale.
Plus la force déployée est grande,
plus l'avantage est considérable
pour le patient. On comprime alors
successivement tous les muscles
malades, d'abord faiblement, puis
de plus en plus fortement ; on
n'emploie au début que la face palmaire des doigts réunis, plus tard
les phalangines, puis les phalanges
de la main fermée. La sensibilité
des muscles doit disparaître peu à
peu. Toutes les manœuvres sont
terminées en un quart d'heure. Le

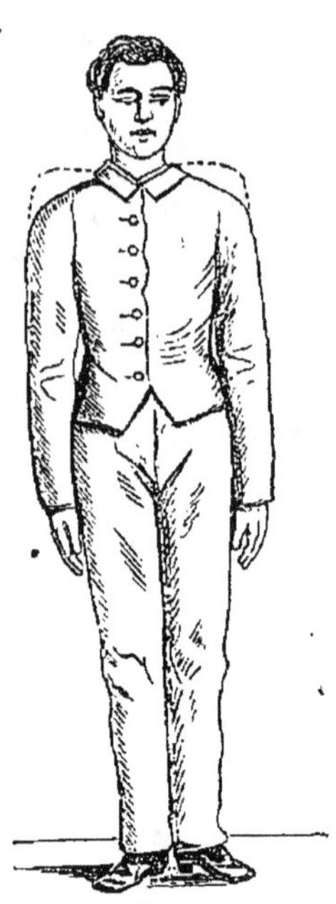

Fig. 39.

traitement de la névralgie cervico-brachiale est bien
moins fatigant et long que celui de la sciatique.

2ᵉ jour de traitement.

Le malade se plaint qu'il peut encore moins se servir de son bras qu'avant le traitement. Comme pour
la sciatique, les douleurs deviennent dans les premiers
jours plus violentes et plus insuppportables. Que le
médecin ne se laisse pas dérouter, qu'il fasse faire des
mouvements actifs et passifs de l'épaule, qu'il entraîne
le bras en bas, qu'il le fasse tourner sur lui-même en

dedans et en dehors. Pour cela il se placera derrière le malade, il saisira par en bas le bras fléchi au coude et l'entraînera avec force en dehors et en haut ; il répétera dix fois ce mouvement qui a pour but la rotation du scapulum ; quant à celle du bras, elle se pratique dans l'extension, le médecin étant debout devant le malade et saisissant son bras à deux mains.

Un mouvement passif pénible pour le médecin consiste dans la traction du bras en avant et en arrière, en saisissant avec la main la tête de l'humérus au niveau de l'acromion et en tirant tout le membre en avant et en dedans, en arrière et en dehors, le scapulum suivant tous les mouvements. Les muscles antagonistes subissent alors une extension maximum et les nerfs qu'ils renferment sont soumis à une compression. En quelques jours le malade est généralement capable de faire ce mouvement actif. On répète les manipulations de la veille et on y ajoute la malaxation des muscles. Pour saisir complètement entre les doigts le trapèze, le sus-épineux, il faut que le patient incline modérément la tête en arrière et vers l'épaule malade. Cette manœuvre a une action puissante, mais elle est très douloureuse. Souvent le bord externe du muscle grand dorsal, le point d'origine du grand rond et du petit rond ainsi que du sous-scapulaire présentent une grande sensibilité. Le médecin doit tout particulièrement comprimer ces parties et les pétrir entre ses doigts.

3ᵉ *Jour de traitement.*

Répétition de tous les exercices précédents. Élévation du bras en avant. Nouvel exercice; tentative d'élévation du bras. C'est la fonction du deltoïde qui se rétablit le plus lentement, elle est aussi la plus importante.

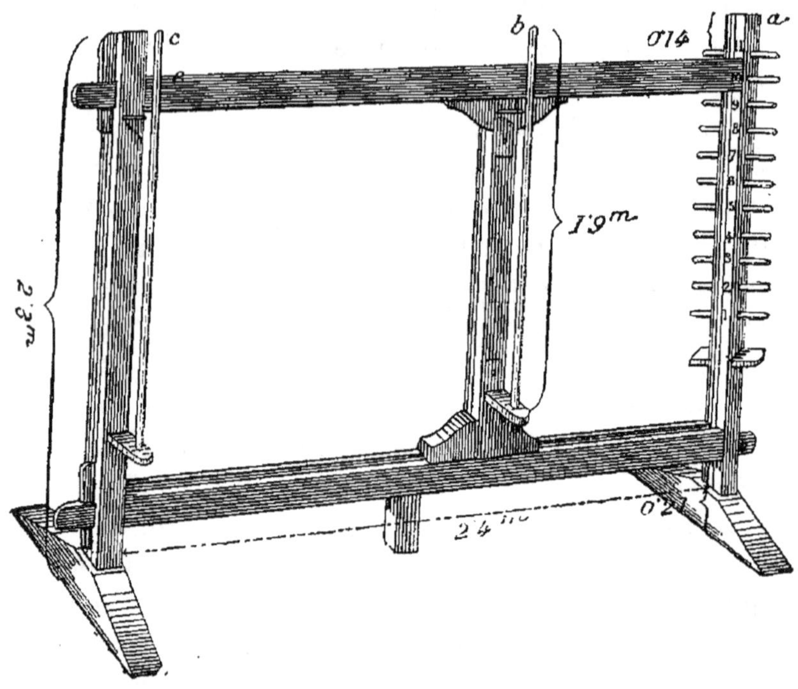

Fig. 40.

De même que dans la sciatique les tentatives de
marche commencent sur la poutre du chevalet ; l'appareil dont nous donnons ici le dessin rend d'excellents services pour les mouvements d'élévation du
bras. Il a différents emplois que nous expliquerons
plus tard.

Pour le moment, que l'on considère simplement
l'échelle *a* devant laquelle le malade debout élève le
bras jusqu'à un échelon accessible au deltoïde. Il
reste une demi-minute les deux bras appuyés sur l'é-
chelon, puis les reporte le long du corps. Il recommence dix fois de suite.

Comme nouvelle manipulation, on pratique les
hachures. Ici comme pour la sciatique, il faut faire
la plus grande attention aux os, la force de la main
doit être proportionnée au volume des muscles; des
couches musculaires épaisses supportent un effort
énergique; dans les points où les os ne sont recouverts
que d'une couche mince, la force doit être moindre,
dans la fosse sous-épineuse par exemple. Le deltoïde
augmente d'épaisseur de ses points d'origine (acromion, épine de l'omoplate) jusqu'à son point d'insertion ; on doit en tenir compte dans la force déployée
pour les hachures. L'épine de l'omoplate est très sensible; les hachures en ce point sont aussi dangereuses
qu'inutiles, car un coup violent, inoffensif dans la
fosse sus-épineuse, pourrait la léser. Si l'on considère
que toutes les manipulations peuvent parfaitement se
faire à travers un vêtement (ce qui est d'une certaine
importance pour les femmes), on comprendra qu'il
est difficile d'abandonner le traitement à des individus non médecins; nous ne voulons pas dire que cela
soit impossible : mais il faut que la personne soit
très intelligente et qu'elle ait été auparavant stylée,
c'est-à-dire un peu familiarisée avec les conditions anatomiques. Les hachures superficielles ont aussi
peu de valeur que le pétrissage superficiel; leur seul
ésultat est d'irriter et de congestionner la peau.

Au contraire, les manipulations qui pénètrent dans la profondeur des masses musculaires agissent certainement sur les dernières ramifications des nerfs, dont le névrilème, suivant Kühne, se continue avec le sarcolemme et dont le contenu se prolonge dans l'intérieur de la gaine du muscle (1).

Le pétrissage et le hachage profondément exécutés engendrent dans le muscle de la chaleur qui se transforme en travail et produit des mouvements moléculaires. Il va sans dire que les muscles soumis au massage doivent se trouver dans un état de relâchement complet.

Le médecin donnera à l'avant-bras, au bras, à l'épaule, la position dans laquelle les muscles malades ne sont ni contractés, ni tendus par la contraction des antagonistes. La position moyenne des articulations convient au hachage de la plupart des muscles. Pour ceux de l'avant-bras (aussi bien des pronateurs et des fléchisseurs que des supinateurs et des extenseurs), le mieux est de laisser reposer l'avant-bras du malade sur sa main gauche. S'il reposait sur un support résistant, le condyle interne subirait pendant les chocs une compression douloureuse. Dans le hachage des élévateurs et rotateurs en dehors (deltoïde, sus- et sous-épineux), il faut laisser pendre le bras le long du corps. Pour les adducteurs en dedans, en avant et en arrière (grand rond, grand dorsal, coraco-brachial), on écarte modérément le bras du corps et, après l'avoir plié au coude, on le laisse reposer sur sa main.

1. Hermann, *Traité de physiologie.*

Le muscle sous-scapulaire, couvrant la face antérieure de l'omoplate, n'est pas accessible au hachage;
ses points d'insertion, principalement les faisceaux
qui naissent au bord interne et au bord externe, sont
souvent le siège de douleurs intenses, qui disparaissent par la pression et la percussion. Au bord interne,
le médecin peut très bien, en écartant l'omoplate, enfoncer d'un centimètre ses doigts rigides entre les
muscles et la peau, et pratiquer de cette façon la percussion qui, par ses effets, est analogue au hachage.

Dans le hachage des muscles trapèze et sus-épineux, on évitera l'épine de l'omoplate en manipulant
ces parties du côté opposé (pour l'épaule droite, du
côté gauche, et inversement) et en donnant les coups
parallèlement à elle.

Le malade peut, à volonté, être assis ou couché.

4ᵉ *jour de traitement.*

On continue les mouvements d'élévation, ce jour-là
et les jours suivants, jusqu'à ce que le malade atteigne les échelons correspondant à sa hauteur. Comme
nouveau mouvement passif, on pratiquera la rotation
du bras. Le médecin saisit le bras malade et lui fait
décrire des cercles aussi grands que possible (dix fois
à droite et dix fois à gauche). On répète toutes les
manœuvres mécaniques.

5º *jour de traitement.*

Comme dans le traitement de la sciatique, on répète
chaque jour les exercices précédents. Il suffit d'ajou-

ter un nouveau mouvement actif et passif par jour. Nouvel exercice : élévation du bras en dehors (dix fois passivement, dix fois activement); élévation active à l'aide de l'échelle, d'abord à une hauteur modérée, puis en augmentant peu à peu. Naturellement, le malade ne se place pas en face de l'appareil, mais de côté.

6ᵉ jour de traitement.

Traction du bras en bas et en dehors (M. sous-épineux, petit rond et grand dorsal). Les bras sont fléchis au coude et, dans le mouvement actif, restent parallèles au tronc. Dans le mouvement passif, chez certains individus non corpulents, on peut faire toucher les deux coudes derrière le dos. Chez les individus gros ou très musclés, le gymnaste ne peut y arriver malgré les plus grands efforts (fig. 41). Par ce mouvement passif, le grand et le petit pectoral, le grand rond subissent une extension maxima, d'où résulte une violente douleur quand ces muscles sont sensibles. Mais précisément cette distension émousse en quelques jours la sensibilité.

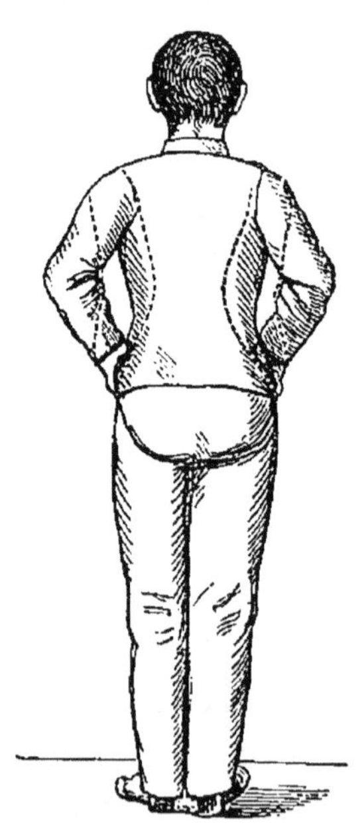

Fɪɢ. 41.

7ᵉ jour de traitement.

Le même résultat s'obtient en tenant derrière le dos un bâton passé à travers les deux coudes; ce bâton,

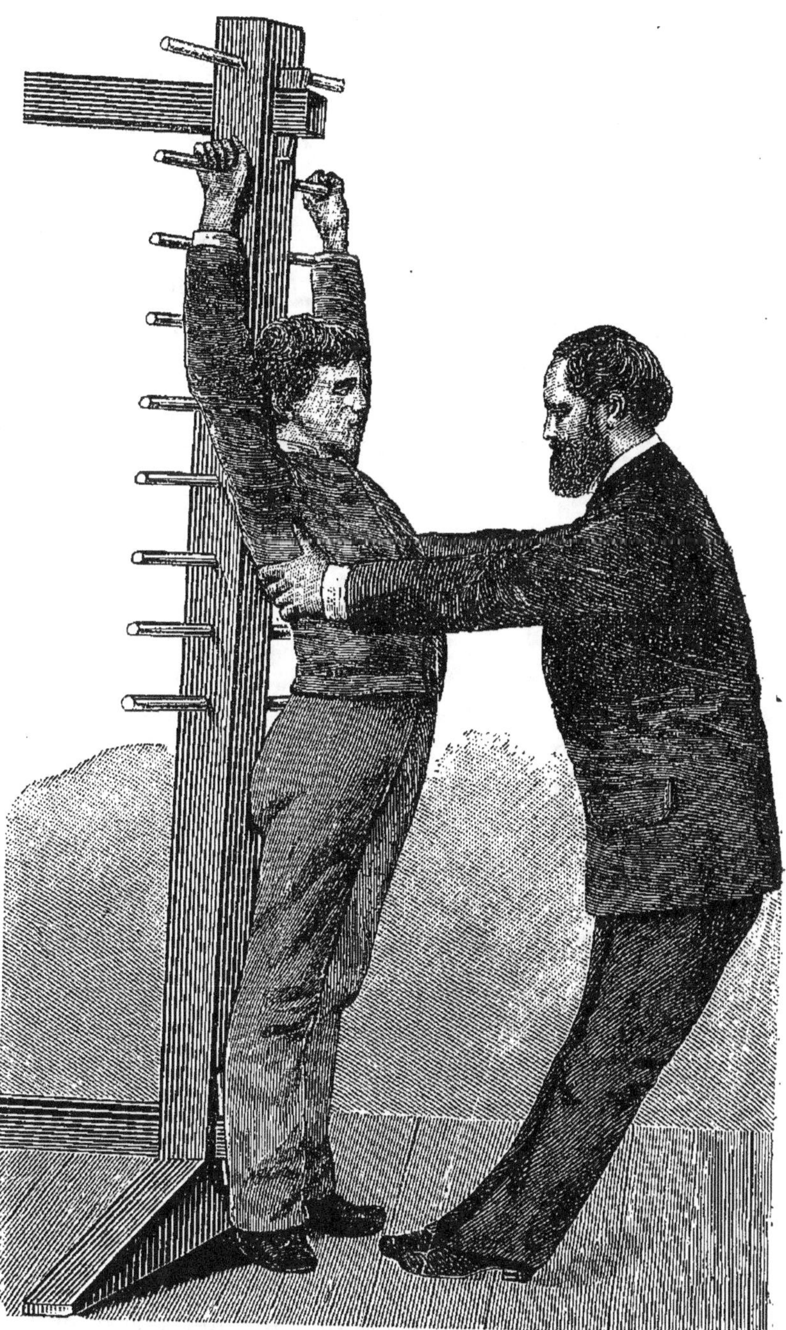

Fig. 42.

d'abord mince, est choisi de plus en plus gros. On fait marcher le malade deux ou trois minutes avec le bâton.

8ᵉ jour de traitement.

On renforce cet exercice en adossant le malade à l'échelle ; il doit alors saisir un échelon en arrière. Cet exercice est beaucoup plus pénible parce que les muscles entrent en jeu pour saisir les échelons (fig. 42).

9ᵉ jour de traitement.

Fermeture des mains en arrière (fig. 43) active-

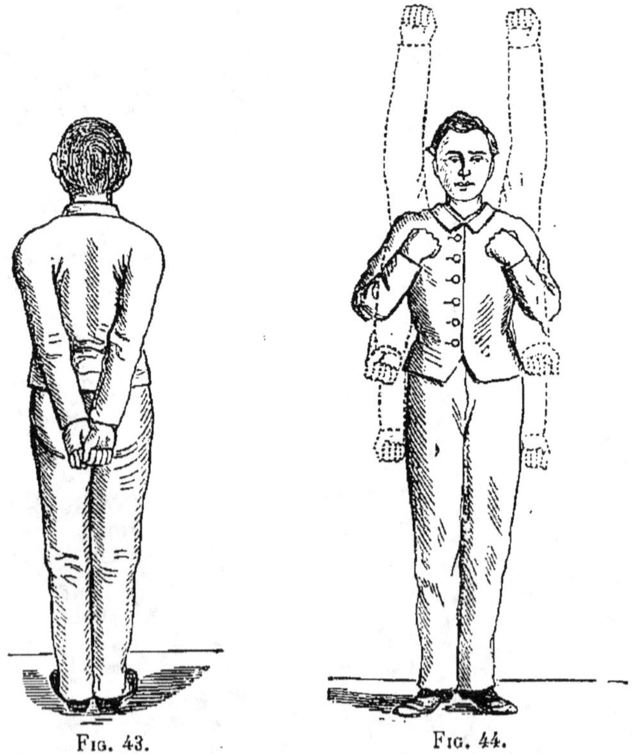

Fig. 43.   Fig. 44.

ment et passivement. On peut modifier cet exercice,

chez les hommes, en leur faisant mettre et ôter un objet dans leur poche de derrière, ce qui leur cause parfois des difficultés insurmontables et ne réussit qu'au bout de plusieurs jours.

10ᵉ jour de traitement.

Les muscles sont déjà si aguerris que l'on peut passer à la propulsion du bras, qui s'exécute dans cinq directions différentes (fig. 44-46) : en haut, en bas, en

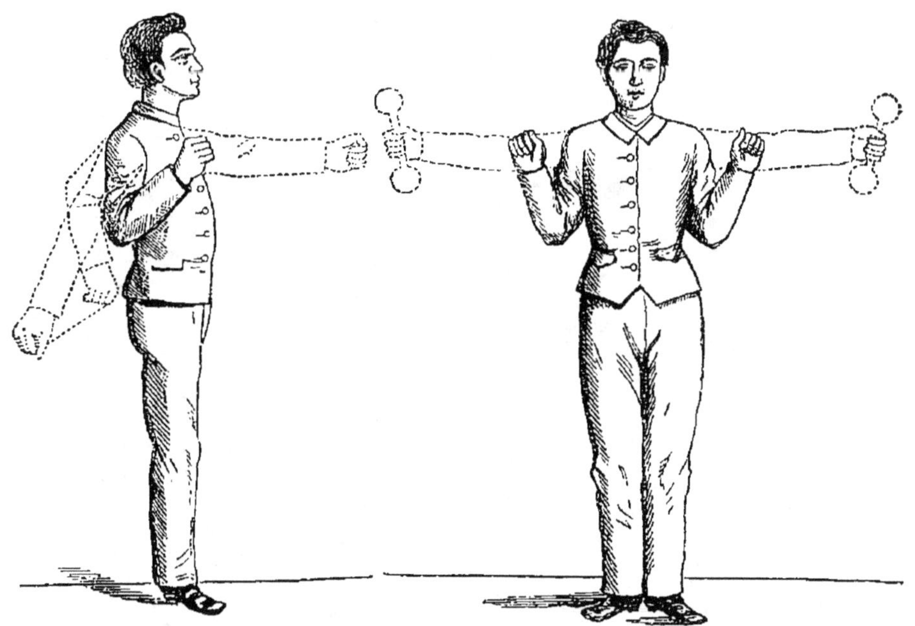

<table>
<tr><td>Fig. 45.</td><td>Fig. 46.</td></tr>
</table>

avant, en arrière, en dehors. Quand le bras est devenu encore plus vigoureux, on fait faire cet exercice avec des haltères. Ces exercices durent jusqu'au quinzième jour, sans qu'aucun autre entre dans le programme.

Les autres exercices déjà pratiqués (élévation et rotation du bras) peuvent se faire dès lors avec des haltères.

15ᵉ jour de traitement.

Il est temps d'habituer le malade aux exercices les
plus difficiles, et de pratiquer les mouvements passifs
les plus énergiques. On y parvient en le faisant placer
sur la poutre horizontale *d* et lui faisant saisir les
barres verticales *b, c,* dont la première est fixée à une
poutre mobile *f,* glissant sur une rainure entre les
deux poutres horizontales *d, e;* l'autre est fixe.

Le malade saisissant les deux barres, on entraîne la

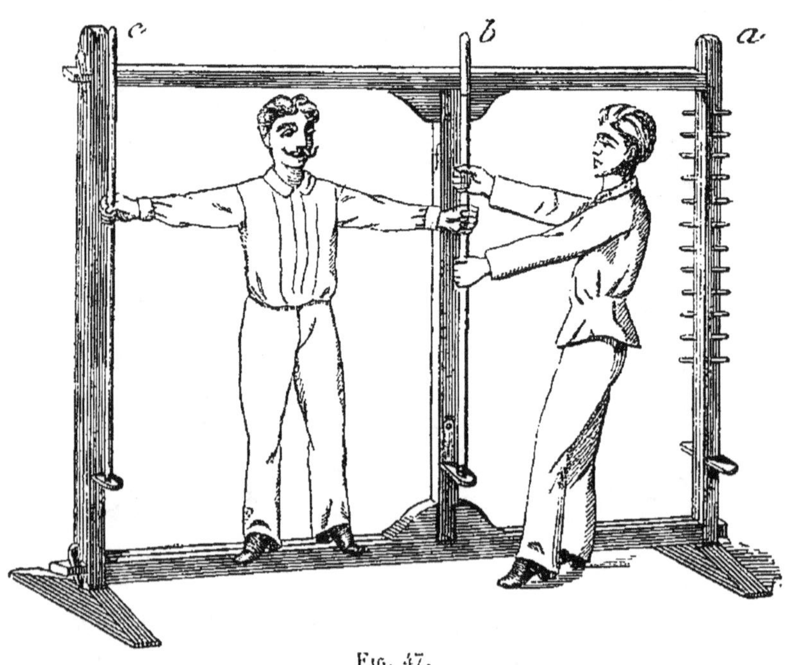

Fɪɢ. 47.

barre mobile *b,* vers la poutre *a,* aussi loin qu'il faut

10.

pour étendre au maximum son bras gauche (fig. 47).
Ce mouvement doit être exécuté brusquement dix fois
de suite.

Avec l'échelle, on fait pratiquer les mouvements
suivants demi-actifs, demi-passifs : le malade appuie
le dos à la poutre montante *a*, tient avec les mains un
échelon placé au-dessus de sa tête et facilement accessible. Le gymnaste le saisit alors sous les bras ; il
attire le tronc en avant, tandis que les pieds restent appliqués fortement à la poutre. On obtient
ainsi tous les mouvements possibles des muscles des
bras. Le grand et le petit pectoral, le deltoïde, le biceps et le coraco-brachial subissent une extension
maxima, tandis qu'ils travaillent activement aussi
pour maintenir le tronc. De même les muscles sous-
scapulaire, grand rond et grand dorsal, subissent
cette extension en même temps que le plexus nerveux
occupant le creux axillaire (fig. 42).

Nous avons donc dans ce mouvement combiné une
véritable élongation nerveuse : les cynésiastes la pratiquaient, on le voit, à une époque où on ne parlait
pas des élongations à l'aide du chloroforme.

La fig. 19, qui est extraite du Cong-Fou, représente
des extensions musculaires du même genre. L'effet de
ces mouvements passifs a la plus grande analogie
avec ceux qui viennent d'être décrits. Il est même plus
puissant, car l'extension des muscles est plus considérable.

En Hongrie, les bonnes femmes obtiennent des résultats analogues avec leur « tchömör ».

16ᵉ *jour de traitement.*

Si le médecin juge que les muscles de l'épaule et du bras sont assez vigoureux, il peut faire grimper le malade à l'échelle, en contrôlant d'abord chaque mouvement et prévenant les chutes. Les exercices d'ascension se font dans deux positions différentes, relativement à l'appareil, le malade lui faisant face ou lui tournant le dos; il grimpera ou descendra en s'aidant des membres supérieurs et inférieurs. Il va sans dire que l'exécution en est beaucoup plus fatigante quand on tourne le dos à l'appareil.

17ᵉ, 18ᵉ, 19ᵉ, 20ᵉ *jours de traitement.*

Répétition des exercices précédents.

21ᵉ *jour de traitement.*

Repos absolu.

22ᵉ *jour de traitement.*

Le travail musculaire le plus considérable que puissent exécuter les malades est la suspension à l'échelle et l'ascension à bras raccourcis. Si le malade est capable de l'exécuter, on peut le considérer comme guéri.

REMARQUES GÉNÉRALES

Toutes les remarques relatives au pronostic de la sciatique et à la durée de son traitement s'appliquent aussi à la névralgie cervico-brachiale. J'insiste encore

sur ce fait que je n'ai donné qu'un schéma général
pour les débutants ; il va sans dire que dans beaucoup
de cas tel ou tel exercice sera inutile, et qu'on ne
doit pas suivre aveuglément et à la lettre la série indiquée des mouvements actifs et passifs. En général, il
est bon d'allier des mouvements simples et faciles aux
mouvements combinés et difficiles. Des affections très
anciennes réclament une main habile. Les névralgies
récentes, même très étendues, guérissent sans appareils,
rien que par les manipulations énergiques et les mouvements actifs et passifs en un temps remarquable-
ment court (douze à vingt-quatre heures).

On voit souvent des malades qui, par suite de refroidissement, sont atteints en même temps de névralgie cervicale double et de double sciatique. Il y a de
nombreux points douloureux ; les douleurs suivent le
trajet des nerfs ; en même temps de grands groupes
musculaires sont le siège d'une douleur diffuse et arrêtés dans leur fonctionnement. Doit-on admettre ici
de la névralgie ou du rhumatisme musculaire ? ou
bien les deux combinés ? Attendre les crises de douleur caractéristiques qui pourraient servir au diagnostic différentiel est impossible, puisque, en douze ou
trente-six heures, le traitement mécanique remet ces
muscles en état.

4e OBSERVATION

H. L..., 56 ans, me consulte en octobre 1868. Depuis trois ans, il est atteint de névralgie cervico-brachiale, sans cause appréciable. Son métier de télé-
graphiste, étant peu fatigant, ne peut être incriminé,

quoique la douleur siège dans l'épaule et le bras droit
avec lequel il manie son appareil.

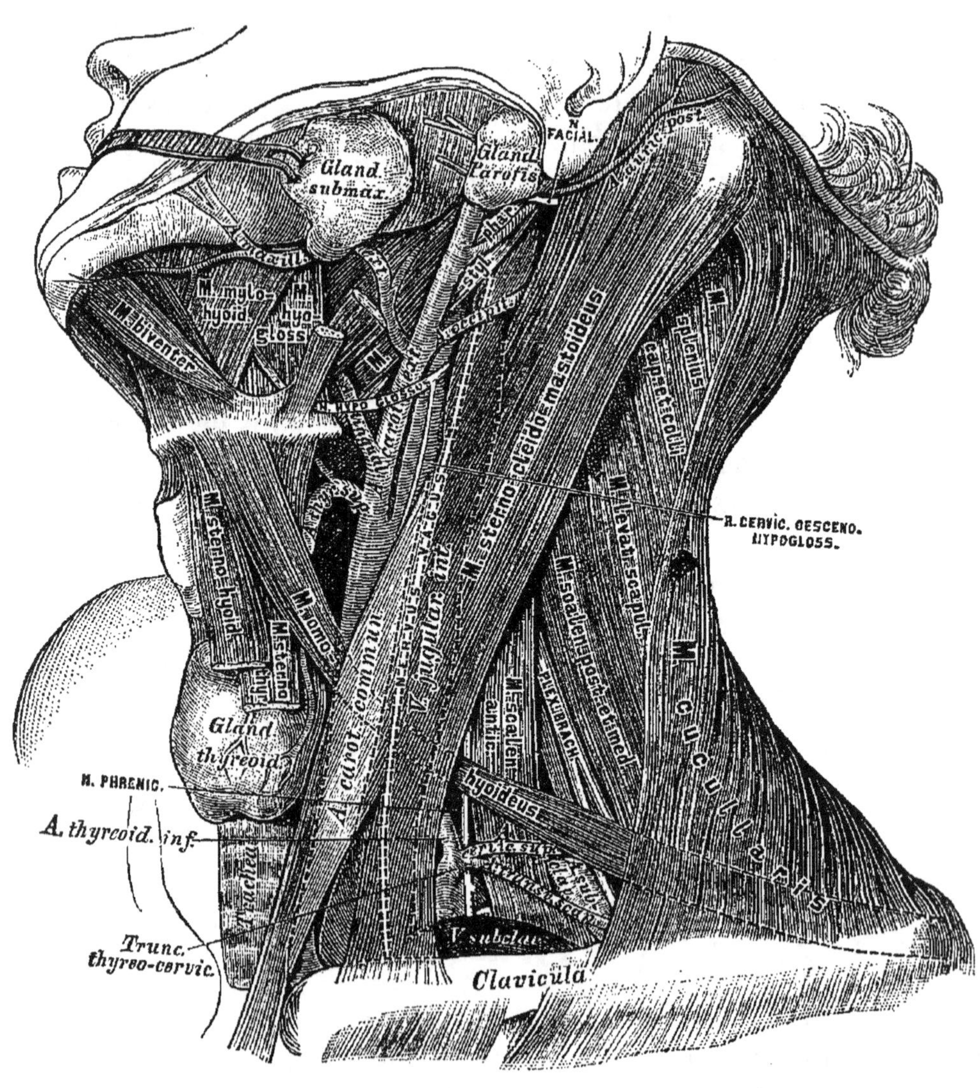

Fig. 48.

Dans le courant de l'année, M. L... fait tous les traitements imaginables, l'électricité elle-même a échoué. Une éruption considérable occupant la nuque, la poitrine et le bras témoigne de la persévérance avec laquelle on a poursuivi les tentatives de guérison. Une pommade épispastique a mis la peau dans un état voisin de l'inflammation, sans la moindre diminution des violentes douleurs névralgiques qui lui rendent parfois son métier très pénible. Un traitement mécanique de quatre semaines, de dix à quinze minutes au plus par jour, amène la guérison. J'ai revu depuis le malade à plusieurs reprises. Son état s'est maintenu et, dès qu'il ressent les moindres traces de ses anciennes souffrances, il exécute lui-même les mouvements qui lui ont été indiqués, et il est heureux de pouvoir se maintenir bien portant par un moyen aussi simple. M. L... était extraordinairement sensible. Il criait et gémissait aux moindres mouvements, et cela presque jusqu'à la fin du traitement, malgré la satisfaction qu'il manifestait de voir l'amélioration s'accentuer tous les jours. Je mentionne accessoirement ce fait pour montrer que le médecin ne doit pas se laisser troubler par les lamentations du malade.

Traitement de la névralgie cervico-occipitale.

Je n'ai pas encore eu l'occasion d'observer cette maladie isolément. Je l'ai vue maintes fois associée à la neurasthénie et à la céphalalgie. C'était toujours le nerf grand occipital qui était particulièrement atteint. Les douleurs irradiaient plus ou moins vers le front et le sommet de la tête, souvent combinées à des

névralgies du trijumeau. Les manœuvres mécaniques (pressions, pétrissage, malaxation, hachures
légères), appliquées sur les muscles malades (trapèze,
sterno-mastoïdien, splénius de la tête et du cou),
avaient toujours une action favorable, en supprimant
immédiatement les sensations douloureuses désagréables, et avec un traitement de peu de durée (deux à
quatre semaines), la névralgie était guérie complètement, tandis que les autres névralgies combinées
(front et sommet de la tête) persistaient. Les mouvements actifs de la tête (d'avant en arrière, de droite à
gauche, de rotation) complétaient favorablement les
manipulations.

5ᵉ OBSERVATION

M. E. K..., par suite d'un travail intellectuel très
pénible (il passait des nuits entières à déchiffrer des
manuscrits fort difficiles), a été atteint d'une neurasthénie céphalique avec névralgie occipitale et frontale.
Les douleurs dans la nuque, l'occiput, le sinciput et le
front étaient si violentes que, pendant des mois, il
ne pouvait ni lire ni écrire. Les douleurs les plus
vives occupaient le fond de l'œil et s'accompagnaient
souvent d'étincelles et de mouches. Il avait fait
sans succès une cure d'hydrothérapie, sous la direction de Winternitz, et avait essayé sans résultat du
traitement mécanique. Je résolus cependant d'appliquer encore une fois cette méthode.

Au bout de trois semaines, la névralgie occipitale
avait complètement disparu, mais la névralgie du trijumeau, les douleurs du front, de la tempe et de l'œil

persistaient, bien que les manœuvres amenassent
chaque fois une amélioration momentanée, qui ne
se prolongeait ordinairement pas au delà d'un quart
d'heure à trois heures. Mais ce résultat était si
certain que le malade, dès que les douleurs augmentaient, venait me trouver en dehors des séances
régulières pour se faire pratiquer des passes, qui
avaient chaque fois pour résultat une atténuation
très notable, quelquefois même une suppression des
douleurs (malheureusement pour quelques heures
seulement). Le malade quitta Aussee délivré de sa névralgie occipitale; mais il fit encore deux autres établissements thermaux avec ses névralgics.

**Traitement mécanique de la névralgie du trijumeau,
de la névralgie intercostale et de la céphalalgie.**

Autant est certaine l'action favorable du traitement
mécanique dans toutes les névralgies qui siègent
dans les muscles, autant elle est incertaine pour celles
qui occupent des nerfs situés entre la peau et les
os et, chose curieuse, dans beaucoup de ces cas,
les douleurs diminuent ou disparaissent rapidement,
mais pour reparaître bientôt. Chez un certain nombre
de malades, au contraire, les manipulations les
plus délicates ne sont pas supportées, et il est bien
difficile de persévérer malgré les douleurs provoquées quand le succès est si problématique. Précisément les névralgies du trijumeau offrent souvent au
traitement mécanique une résistance absolue. Naturellement, nous faisons abstraction de ces formes où

la cause réside dans des irritations périphériques (rhumatisme, carie dentaire), si l'on veut éviter les illusions, car ces affections guérissent aussi par d'autres moyens, ou par la suppression de la cause.

Les motifs pour lesquels les névralgies du trijumeau résistent au traitement mécanique, comme aux autres modes de traitement, peuvent être expliquées par deux considérations :

1° Une partie de ces lésions dépend de dispositions congénitales, cachexies, dégénérescences, lésions organiques et centrales, dont le diagnostic offre souvent de grandes difficultés, et dont les lésions anatomiques sont aussi peu constatables pendant la vie que modifiables par une intervention. Dans certains cas, l'autopsie ou la résection de fragments du nerf ont montré l'épaississement du névrilemme, l'épaississement avec dégénérescence conjonctive du ganglion de Gasser et des troncs nerveux qui s'y rendent, l'aplatissement avec atrophie du ganglion et de ses rameaux, et la présence de concrétions calcaires sur les gaines.

2° Comme nous l'avons déjà observé dans le traitement des névralgies sciatiques et cervico-humérales, il faut des manœuvres très énergiques pour guérir les cas invétérés. Les muscles où se distribuent les nerfs malades doivent être manipulés dans toutes les directions aussi profondément que possible par toutes les formes du traitement mécanique. Pressions, frictions, pétrissage, ébranlements, mouvements actifs et passifs doivent associer leur action. On dirait que le nerf dont les fibrilles passent immédiatement dans celles du muscle participe au rétablissement de la nutrition normale du muscle et que le branlement parte du muscle pour passer dans le nerf.

Or quand la zone de distribution du nerf ne présente pas des groupes musculaires puissants, mais seulement de la peau et des muscles délicats, les conditions ne sont pas favorables au traitement, et si les ébranlements et les changements moléculaires produits dans le muscle par des manœuvres énergiques doivent avoir une part dans la guérison, on comprendra que les conditions anatomiques dans la névralgie du trijumeau opposent un obstacle insurmontable aux hachures, au pétrissage, au pincement du nerf malade. On ne peut exercer que des frictions et des pressions contre l'os sous-jacent, et les manipulations qui produisent un ébranlement puissant (hachures) ne peuvent se pratiquer à la face. Quant aux nerfs occupant des canaux osseux, ils échappent complètement à la main du médecin.

L'observation n° 5 est pour moi une nouvelle preuve que ce sont les muscles qui offrent au traitement mécanique son véritable terrain. La même cause nocive (surmenage intellectuel et fatigue de l'œil par la lecture continue) avait produit une neurasthénie céphalique, une névralgie occipitale et une névralgie du trijumeau (1re et 2e branche), de sorte que le malade était atteint d'une névralgie ophthalmique, d'une névralgie sus-orbitaire et d'une névralgie sus-maxillaire. La névralgie occipitale céda aux manœuvres mécaniques. Tous les muscles insérés à la ligne demi-circulaire supérieure (muscle splenius de la tête et du cou, digastrique cervical, grand et petit complexus)

ainsi qu'à la ligne demi-circulaire inférieure (grand,
petit droit de la tête, oblique) purent être énergiquement manipulés à une grande profondeur par le
pétrissage et les hachures. Le nerf frontal au contraire,

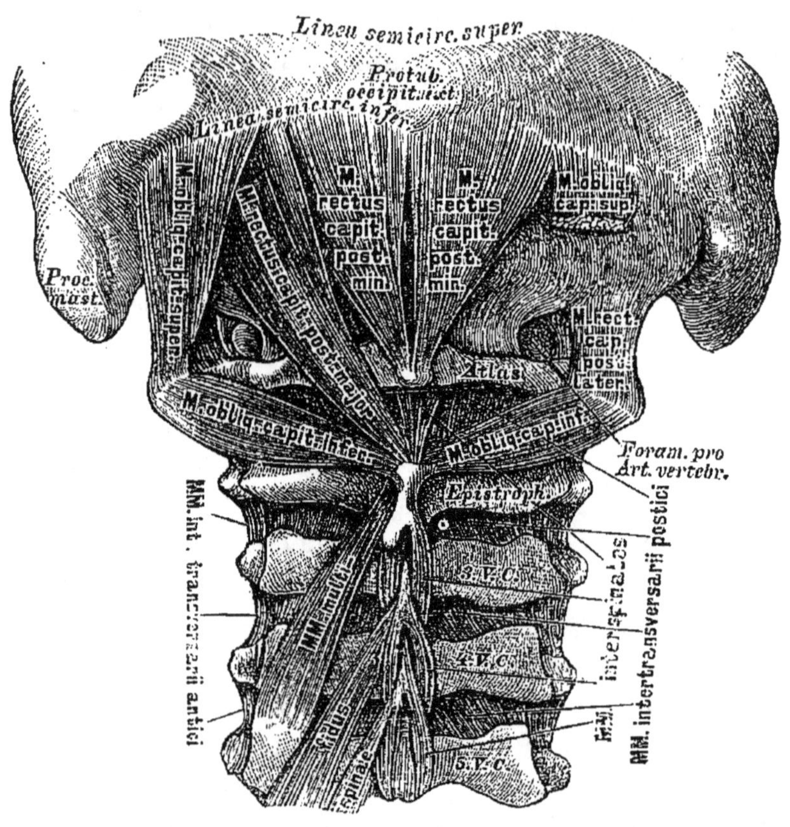

Fig. 49.

placé sous la voûte orbitaire, est au contraire inac-
cessibleaux manœuvres mécaniques. Le nerf sus-orbitaire allant de la fente sus-orbitaire jusqu'au front ne
permet que des pressions et des frictions, la peau à
laquelle il fournit est tendue fortement sur les os et

ne peut être saisie avec les doigts. Mêmes remarques pour la 2ᵉ branche du trijumeau et ses rameaux temporal et sousorbitaire.

Les manipulations sur les os du crâne, qui ne sont recouverts que par la peau, réclament de la prudence et des ménagements ; ils se réduisent à des frictions lentes répétées sous une pression égale dans des directions déterminées, soit avec la pulpe de l'index, du médius et de l'annulaire, soit avec celle du pouce. On pratique en outre des pressions, des vibrations pointées sur les parties notablement douloureuses, principalement au point d'émergence du nerf sus-orbitaire.

Au niveau des cheveux on fera aussi avec douceur de la vibration pointée à l'aide des doigts isolés ou réunis en pointe. La direction dans laquelle on pratiquera les passes est indifférente chez beaucoup de malades. Quelques-uns cependant éprouvent du soulagement, du bien-être, quand on les pratique de haut en bas ou de droite à gauche, tandis que dans le sens opposé elles leur sont désagréables ou augmentent la douleur. Chez plusieurs, les passes répétées tous les jours donnent de bons résultats ; on pourrait croire que le traitement a amené la guérison ; chez d'autres au contraire il n'y a que des améliorations de quelques heures et l'état primitif réapparaît ; enfin on voit aussi des malades où le traitement aggrave les douleurs d'une façon permanente.

Traitement mécanique de la névralgie intercostale.

Cette névralgie offre au traitement un terrain plus favorable, car elle est plus accessible à la main du médecin, les nerfs intercostaux passant dans la gouttière costale au-dessous de l'artère intercostale, entre les muscles intercostaux internes et externes. Ce n'est qu'au niveau de la partie moyenne de la côte que le nerf émet un filet qui perfore le muscle intercostal externe. Ce filet, devenu externe dans la peau de la poitrine et de l'abdomen, donne prise au traitement mécanique qui produit parfois des effets surprenants. La pression et le pétrissage suffisent. Les six nerfs intercostaux supérieurs dont les filets cutanés thoraciques latéraux reposent sur les côtes et sur des muscles puissants, permettent des hachures énergiques; pour les six inférieurs qui se perdent en partie dans le muscle droit de l'abdomen, en partie dans le grand dorsal, les hachures doivent être plus douces.

Il est à peine nécessaire de recommander de n'appliquer ce traitement qu'après avoir éliminé par un diagnostic exact les affections du poumon, de la plèvre et du cœur offrant des symptômes analogues. Le rhumatisme musculaire offre encore bien plus d'analogie, mais la confusion n'aurait pas le moindre inconvénient, puisqu'il n'existe pas de meilleur mode de traitement contre lui.

SIXIÈME OBSERVATION

Le docteur G. souffrait depuis quelques semaines de douleurs dans l'hypogastre gauche, augmentant par le mouvement et gênant la respiration. Comme il y avait de la fièvre le soir et que la région entre les reins et les côtes était tendue au point qu'à la palpation on croyait sentir un corps dur, je pensai d'abord à une pleurésie ou à un néoplasme. Cependant j'éliminai la pleurésie, et, en examinant de plus près, je trouvai un point extrêmement sensible dans la ligne axillaire au niveau de la 6ᵉ et de la 7ᵉ côte. La pression du doigt arrachait déjà un cri au malade ; de là les douleurs s'irradiaient vers l'hypogastre. Chaque inspiration s'accompagnait d'un élancement. Me basant sur des observations analogues et sur le résultat négatif de l'auscultation, j'admis une névralgie intercostale. Immédiatement j'appliquai le traitement mécanique. Les parties douloureuses furent manipulées (pressions, hachures, pétrissage), le malade étant couché de côté ; ces manœuvres étaient extrêmement pénibles, et j'eus de la peine à les mener à bonne fin au milieu des efforts du malade pour s'échapper. Mais aussitôt après il sentait ses mouvements beaucoup plus libres, et les élancements pendant les inspirations profondes avaient presque complètement disparu. Le lendemain je recommençai une dernière fois ; la sensibilité avait disparu, la fièvre ne revint pas et depuis ce temps la santé resta parfaite.

Traitement mécanique de la céphalalgie.

Étant donnée la variété infinie des causes de la céphalalgie chronique qui dure souvent des années avec des intervalles plus ou moins longs, il faut formuler avec beaucoup de précision les indications du traitement mécanique pour qu'il ait quelque chance de succès.

Naturellement personne n'aura l'idée de l'appliquer à une céphalalgie due à la fièvre, à un trouble digestif, à un néoplasme intracrânien, à une périostite, ou bien à la syphilis, l'encéphalite, le saturnisme, l'alcoolisme.

La mécanothérapie agit d'une façon extrêmement favorable dans la céphalalgie due à l'hystérie, à l'anémie, à la neurasthénie. De même pour les excès vénériens, l'onanisme, les hémorrhoïdes, les affections de l'utérus et des ovaires ou pour les troubles de l'estomac; il en résulte parfois une guérison ou une amélioration alors qu'on a essayé en vain toutes les autres méthodes.

De tous les genres de céphalalgie, c'est la rhumatismale qui offre à ce genre de traitement le terrain le plus favorable; rarement on y a recours sans résultat.

Dans l'hystérie, l'onanisme et la neurasthénie, on pratiquera non seulement à la tête, mais sur tout le corps des passes, le pétrissage, les hachures douces, puis les mouvements passifs et actifs de tous les groupes musculaires, par conséquent la gymnastique médicale proprement dite. Il est bon aussi d'occuper ces malades toute la journée. La combinaison des traitements mécanique et hydriatique amènera d'autant plus sûrement la guérison. Il est difficile de traiter les malades dans leur famille, ils ont besoin d'une surveillance et d'une direction médicales continuelles ; il faut les soustraire au tour habituel de leurs idées, changer leur vie et agir sur leur esprit. Rien n'est meilleur que le séjour dans un établissement médical. Le stimulant produit par la vie en commun avec des étrangers, la régularité et la discipline à laquelle ils sont soumis constituent déjà un traitement. Les exercices de gymnastique médicale peuvent être avantageusement complétés par les promenades en voiture et à cheval, la natation, le canotage, la balançoire.

Pour la céphalalgie des anémiques, les exercices actifs rationnels seront surtout indiqués : meilleure oxydation et augmentation quantitative du sang, accroissement de l'appétit, assimilation plus parfaite, augmentation de la tension artérielle et de l'activité cardiaque : voilà ce qu'il faut obtenir. Avec le rétablissement de la crase sanguine, les douleurs de tête disparaissent. De même pour la céphalalgie des dyspeptiques, les manœuvres mécaniques ont un rôle secondaire. Dans ces deux dernières catégories l'eau froide est un adjuvant utile.

La céphalée rhumatismale cède aux manœuvres mécaniques (pressions et frictions). Elles augmentent d'abord les douleurs, mais elles finissent presque toujours par amener la guérison. Pour la pratique des manipulations, des mouvements passifs et actifs, je renvoie au traitement de la neurasthénie ; il peut, *mutatis mutandis*, servir de schéma pour toutes les formes dont nous parlons.

Il nous faut encore parler de l'hémicranie (migraine), si fréquente chez les femmes où la céphalalgie unilatérale avec nausées et grande susceptibilité sensorielle annonce la période menstruelle et se prolonge au delà. On vante aussi les passes dans cette maladie. Malheureusement il me faut avouer que mon expérience n'est guère encourageante et que je n'ai obtenu aucun succès.

Boudet (1) dit avoir coupé l'accès de migraine à son début par l'application d'un diapason électrique donnant l'*ut* de 217,5 vibrations doubles par seconde. Une tige terminée par un bouton de 1 centimètre de diamètre transmet les vibrations au point voulu. Chez l'individu sain, l'application du bouton sur des parties sensibles, la région sus-orbitaire par exemple, produirait une analgésie locale et souvent l'anesthésie en 8 à 20 minutes. La personne en expérience éprouvait une sensation particulière analogue au vertige, souvent avec tendance au sommeil.

Le mérite d'avoir fait les premières expériences de ce genre avec le diapason revient à R. Vigouroux, qui l'employait monté sur une caisse de résonance et mis en mouvement par un archet. Ses expériences lui démontrèrent que les vibrations du diapason amenaient des contractures chez les hystériques et faisaient disparaître l'anesthésie, comme les métaux, l'ai-

---

1. Boudet, *Trait. de la douleur par les vibrations mécaniques* (*Progrès médical*, n° 5, 1881).

11.

mant et l'électricité statique. Chez une femme atteinte d'ataxie locomotrice, les crises étaient coupées par l'introduction de ses jambes dans la caisse de résonance.

Traitement mécanique du rhumatisme musculaire.

De nos explications il résulte que le traitement mécanique des névralgies consiste simplement à travailler les parties molles, particulièrement les muscles où aboutissent les nerfs malades. Moins il y a de parties molles, plus le succès est douteux. Aussi le traitement mécanique ne donne dans aucune maladie des résultats aussi favorables que dans le rhumatisme musculaire. Busch (1) dit à ce sujet :

« Dans ces derniers temps l'attention a été appelée tout particulièrement sur ce fait que le rhumatisme musculaire disparaît souvent plus vite par le massage et le mouvement que par le repos et les topiques. »

Mon expérience me permet de remplacer le mot « souvent » par le mot « toujours ». Je puis affirmer que le repos retarde la guérison, et ajouter que le traitement mécanique peut servir de pierre de touche pour le diagnostic différentiel, surtout dans les cas récents. Si l'on est dans le doute relativement à une affection douloureuse et à un trouble fonctionnel des muscles, appliquez les manœuvres mécaniques,

---

1. *Orthopédie générale, gymnastique et massage* (Ziemssen 's Handbuch der allgem. Therapie, II, 2. Leipzig, 1882).

quand il n'y a pas contre-indication : pratiquez des mouvements passifs et actifs malgré les douleurs et les plaintes. Si, après avoir répété ces manœuvres deux ou trois fois à des intervalles de trois à six heures, la douleur est diminuée ou supprimée, la motilité améliorée ou rétablie, c'était une affection rhumatismale. Si, malgré ce traite-ment bien conduit, les douleurs se maintiennent sans changement pendant vingt-quatre à trente-six heures, si le trouble fonctionnel persiste, c'est qu'il s'agit d'une autre maladie.

Martin affirmait pour la première fois en 1837 à la Société de médecine de Lyon et Bonnet confirmait que l'on pouvait guérir en une seule séance de « massage » une douleur musculaire récente, quelque intense et étendue qu'elle fût, qu'elle s'appelât lumbago ou torticolis : tout médecin s'occupant de thérapeutique mécanique pourra citer des douzaines de cas à l'appui de cette opinion.

Rappelons à ce sujet le cas de Stromeyer rapporté dans l'ouvrage de Busch. Un médecin de campagne qui visitait ses malades à cheval fut pris d'un rhuma-tisme musculaire généralisé très violent après un sé-jour dans un courant d'air. Un vieux paysan lui con-seilla de remonter à cheval, affirmant que ce mal guérissait quelquefois par le mouvement. Plusieurs hommes le hissèrent sur sa bête, dont les premiers pas lui causèrent des douleurs atroces. Cependant peu à peu il se sentit mieux, et comme un orage se préparait, il activa son allure autant qu'il put. Il avait chaud et se mit à transpirer. En arrivant chez lui, les douleurs avaient disparu.

Ce fait n'a rien d'incompréhensible ni de merveilleux pour le mécanothérapeute. A tout malade atteint de douleurs musculaires récentes il peut dire : Lève-toi et marche. Presque toujours le malade pourra exécuter l'ordre après la première séance.

Mais ce n'est pas avec l'effleurage et les frictions fortes que l'on vient à bout des douleurs profondes. Les manipulations les plus énergiques sont nécessaires. Il faut malaxer, pétrir, hacher les muscles. Cependant il serait cruel de commencer par ces manipulations. Il faut n'intervenir qu'avec douceur au début et n'augmenter la force que graduellement pour habituer le malade à la douleur.

Mais tout n'est pas dit alors ; les mouvements passifs sont indispensables et les mouvements actifs immédiats encore bien plus. Les mouvements actifs très énergiques peuvent remplacer les manœuvres mécaniques, mais il est très rare que le malade les supporte si le traitement mécanique et les mouvements passifs ne l'ont pas d'abord habitué à la douleur. Dans le cas de Stromeyer, l'éperon de la nécessité remplaçait la main du masseur, et peut-être le médecin ne fût pas revenu chez lui délivré de ses douleurs, si l'orage ne l'avait pas contraint de hâter la marche.

Busch s'accorde avec d'autres auteurs pour dire que la nature du rhumatisme musculaire est inconnue, mais qu'il est difficile d'admettre un exsudat inflammatoire, puisqu'il survient brusquement. Il croit possible qu'il s'agisse d'une coagulation partielle de la substance musculaire contractile, ce qui concorde avec les résultats merveilleux des manœuvres mécaniques, des mouvements actifs et passifs qui produisent dans la substance musculaire de la chaleur et des modifications moléculaires.

La manière de procéder est toujours la même, qu'il s'agisse d'un lumbago, d'un torticolis ou d'un rhumatisme musculaire généralisé. Pour le lumbago on fait coucher le malade sur le ventre ; on explore ensuite les parties où siège la douleur pour savoir quels muscles en particulier sont atteints. Tantôt le maximum de la douleur est à une certaine distance de la colonne vertébrale (muscle sacro-lombaire), tantôt il est tout au voisinage, dans l'angle compris entre les apophyses transverses et épineuses et rempli par les muscles long dorsal et spinal. Tantôt la douleur est superficielle, tantôt elle est si profonde qu'il faut admettre

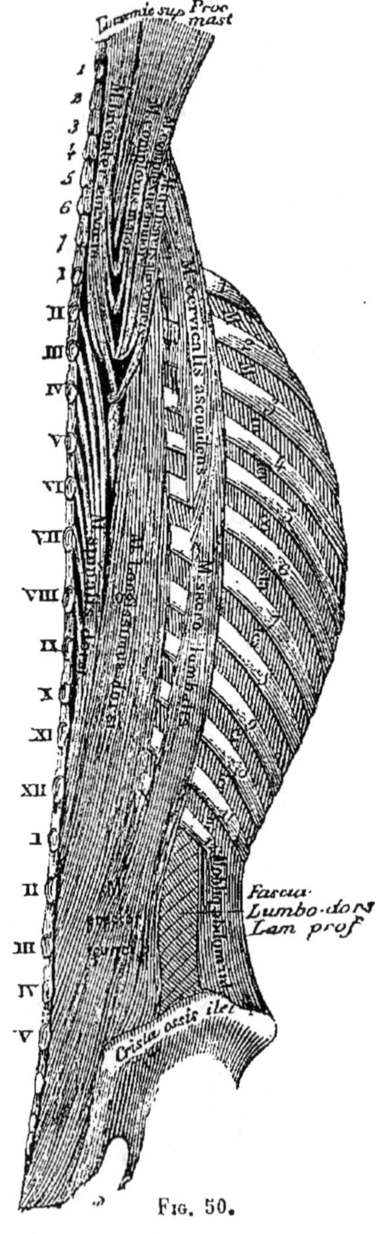

Fig. 50.

que les dernières couches musculaires sont atteintes.

On commencera toujours par des frottements légers
pour passer peu à peu à des pressions légères, puis
fortes. Quand la douleur est profonde et les muscles
très développés, on ne peut exercer la pression nécessaire qu'avec les phalanges ou le poing auxquels
on fait supporter le poids du corps tout entier.

Après quelques pressions énergiques, on fera une
pause pour recommencer de nouveau. On pratiquera
ces pressions de haut en bas et de bas en haut le long
de la colonne vertébrale.

Les pressions pratiquées avec toute la force des
phalanges et du poing donnent d'excellents résultats.
Ce n'est que quand ces manipulations ont été pratiquées plusieurs fois dans toute l'étendue des surfaces
douloureuses que l'on emploiera le hachage ; les coups
avec le tranchant de la main doivent être donnés parallèlement à la colonne vertébrale.

C'est justement dans le traitement du lumbago que
les connaissances anatomiques sont utiles. Un coup
violent sur le muscle sacro-lombaire dans sa partie
supérieure pourrait facilement briser une ou plusieurs
côtes. En ces points il faudra se contenter de pressions
et de massage ou de coups très légers. Par contre la
main du médecin pourra développer toute sa force
sur les muscles situés entre les apophyses épineuses
et transverses, en ménageant les apophyses épineuses
saillantes, le sacrum, la crête iliaque. Dans un lumbago étendu et profond, une séance de ce genre prendra de quinze à vingt-cinq minutes.

La dyspnée qui accompagne quelquefois le lumbago indique que le muscle petit dentelé intérieur est pris simultanément. Les manœuvres l'attei-

gnent aussi puisqu'il est recouvert par le grand dorsal.
Aussitôt après on pratique les mouvements passifs
dans le lit ; on fléchit au maximum la cuisse jusqu'à
ce que le genou vienne toucher la poitrine (dix fois
chaque cuisse), ensuite le malade étendu horizontalement se tourne autour de son axe (dix fois à droite, dix

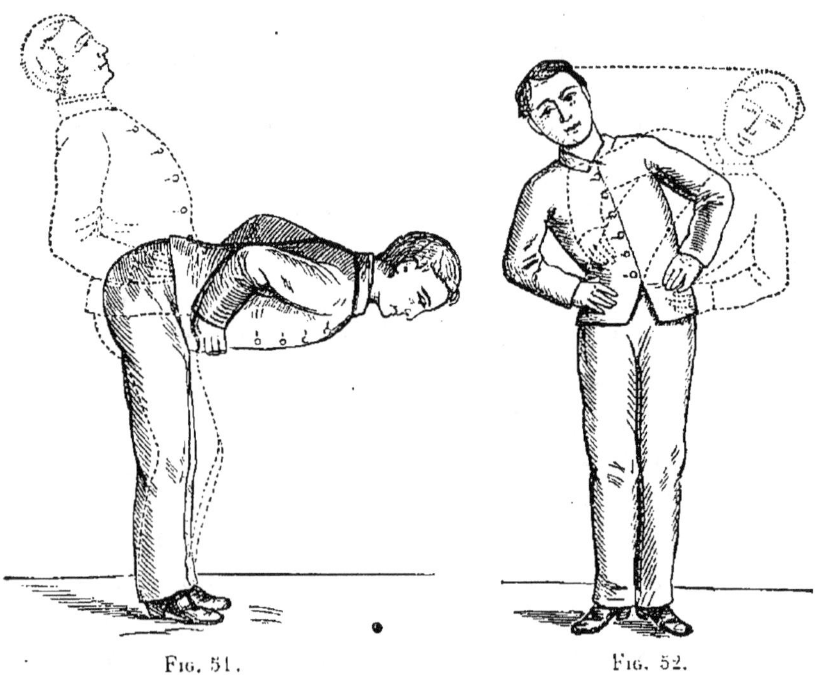

Fig. 51.   Fig. 52.

fois à gauche). Puis il s'assoit et le médecin, saisissant
le tronc, le courbe en avant au maximum.

Alors le malade peut se lever. Une fois debout, il
imprime au tronc un mouvement de flexion (fig. 51)
en avant, en arrière, de côté (fig. 52), et un mouvement circulaire (fig. 53) dans les deux directions ; il
termine en franchissant le bâton (fig. 54) ; le médecin à

l'aide de ses bras renforce les mouvements actifs ; le
malade peut alors s'habiller, s'asseoir, se coucher et
vaquer à ses occupations. Il ressent pendant quelques
heures encore une douleur médiocre qui disparaît généralement le lendemain. Le médecin doit tirer de son
expérience l'énergie et la confiance nécessaires pour

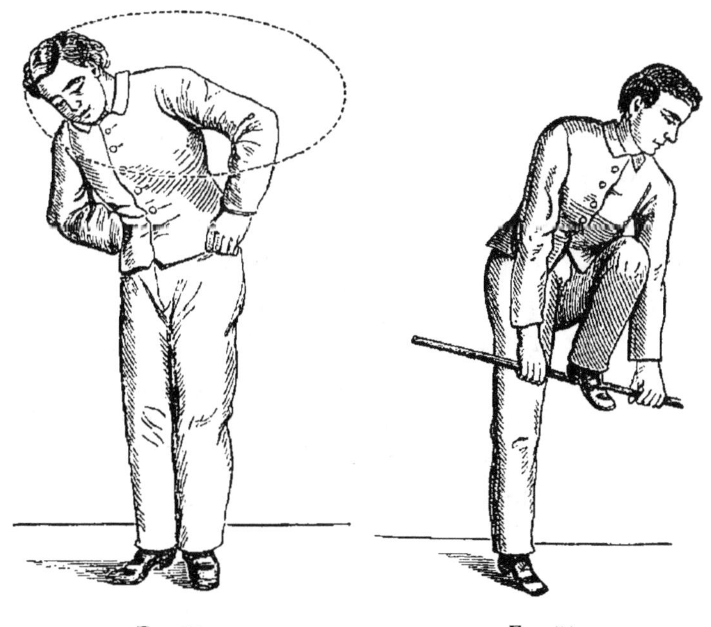

Fig. 53.   Fig. 54.

continuer les manipulations malgré les plaintes du
malade et ne pas rester en chemin.

Si le lumbago est dû à la déchirure de fibres musculaires (par effort ou par rotation trop rapide du
tronc), il faut continuer pendant plusieurs jours le
traitement. Comme dans les entorses, la mobilité du
corps ne revient que lentement, à mesure que les
épanchements sont chassés par le pétrissage et les

frictions. Les manœuvres plus énergiques (hachures, frappements), doivent être laissées de côté ; les mouvements actifs ne sont indiqués qu'au bout de quelques jours, quand les fibres musculaires sont régénérées.

Traitement du torticolis rhumatismal.

Il est identique à celui du lumbago.

Sur les muscles malades (sterno-mastoïdien et trapèze), on pratique d'abord des passes douces, puis des pressions, du massage, et enfin des hachures légères. On imprime à la tête des mouvements passifs, à droite, à gauche, en avant, en arrière (dix fois chaque) et des mouvements de rotation. On termine en faisant répéter ces mouvements par le malade lui-même que l'on aide un peu avec le bras. La douleur est très grande, mais la guérison s'obtient ordinairement en une seule séance.

Le traitement mécanique peut-il s'employer dans les états fébriles ?

La fièvre est considérée par tous les auteurs comme une contre-indication. Si elle survient pendant le traitement, on doit le suspendre aussitôt et ne le reprendre qu'après sa disparition complète.

Il en est tout autrement dans les affections rhumatismales aiguës et dans les névralgies récentes dues à un refroidissement. Il ne faut pas hésiter alors à instituer le traitement mécanique. C'est le meilleur moyen de supprimer la fièvre et d'arrêter le mal. Il faut naturellement être sûr de son diagnostic et être certain que la fièvre et les douleurs n'annoncent pas le début d'une autre maladie. On rencontre souvent des cas qui constituent une forme mixte de névralgie et de rhumatisme musculaire aigu. On nous objectera que ces affections aiguës aboutissent aussi en peu de temps à la guérison sans traitement mécanique. Mais cette expression « en peu de temps » est on ne peut plus élastique. Le traitement mécanique précise le mot et, pour lui, peu de temps veut dire de douze à trente-six heures. Il arrête les troubles nutritifs et en même temps les douleurs, la fièvre, et il rétablit les fonctions musculaires entravées ou arrêtées. Il empêche dans tous les cas l'extension et l'enracinement de la maladie et garantit le patient contre un état qui lui rendrait tout travail impossible pendant des semaines, des mois ou des années et l'exposerait aux douleurs les plus vives.

SEPTIÈME OBSERVATION

C. S., 18 ans, domestique, se trouvait, en décembre 1882, dans une auberge où il faisait très chaud, et la porte dont elle était toute proche s'ouvrait continuellement. Un courant d'air froid venait la frapper à chaque instant. Le lendemain fièvre vive, T. 39, 5. Pouls 132. Névralgie cervico-brachiale double intense. Points douloureux à l'omoplate, dans la fosse sus-épineuse, à l'acromion, au condyle interne. La peau dans toute la zone de distribution des plexus cervical et brachial est si sensible que la malade pousse des cris au moindre attouchement. Les deux nerfs sciatiques avec leurs branches sont atteints jusqu'au genou; les points particulièrement douloureux sont leurs points d'émergence ainsi que les points d'origine des fessiers et la face postérieure de la cuisse. Enfin, torticolis bilatéral.

Malgré la fièvre, j'instituai immédiatement le traitement mécanique, c'est-à-dire que par les pressions, le massage et les hachures (d'abord extrêmement légères, puis en augmentant peu à peu de force), j'habituai la malade, qui gémissait et se lamentait, à supporter la douleur. Je pratiquai ensuite des mouvements passifs pendant une demi-heure, avec des pauses de trois à quatre minutes. C'était le matin. La malade ne pouvait quitter son lit l'après-midi et le soir je renouvelai ces manœuvres pendant dix minutes.

Le lendemain, la fièvre est tombée, le pouls normal; la douleur à la pression réduite au tiers. Les manœuvres sont répétées et la malade, qui déclarait ne pas pouvoir bouger, reçoit l'ordre de se lever, de s'habiller et de marcher. Elle peut à peine monter l'escalier, les muscles de l'épaule et du bras refusent presque tout service. Vers midi cependant elle assure que les mouvements s'exécutent déjà plus facilement. On cesse alors les manipulations; la mobilité revient d'heure en heure à mesure que la malade travaille et monte les escaliers; la sensibilité s'émousse, le troisième jour elle a disparu complètement des fessiers et des cuisses; encore un peu de sensibilité de la peau au niveau de la fossette sus-épineuse, du deltoïde, du condyle interne; elle diminue graduellement pour s'éteindre le cinquième jour. Mais déjà au bout de vingt-quatre heures la malade pouvait travailler.

Le rhumatisme chronique et vague se traite d'après les mêmes principes que l'aigu.

Traitement mécanique de l'anesthésie et de l'hyperesthésie.

Comme ces états reposent très vraisemblablement sur une altération chimique et moléculaire des éléments nerveux, on comprend que les manœuvres mécaniques qui produisent une modification moléculaire peuvent en amener la disparition, qu'il s'agisse d'une anesthésie ou d'une hyperesthésie du tact, de la température et de la douleur, ou bien de tous les genres de sensibilité. Comme dans l'anesthésie, les pommades irritantes, les sinapismes, les bains médicinaux, l'électricité, l'hydrothérapie arrivent déjà souvent au but, mais on comprend que la mécanothérapie doit agir d'une façon beaucoup plus énergique et plus sûre.

Sur la peau anesthésiée ou hyperesthésiée on pratique les pressions, le massage, les pincements et les hachures légères. Même dans les anesthésies d'origine médullaire et cérébrale, la mécanothérapie agit d'une façon surprenante, comme le prouve un cas que j'ai observé (1).

Il s'agissait d'un malade qui, lorsque je le vis, présentait tous les symptômes ordinaires du tabes

1. Schreiber, *Du massage contre l'anesthésie de l'ataxie locomotrice.* (Wiener med. Presse, 1881, nº 10).

(ataxie médiocre, douleurs lancinantes, crises gastriques), de plus une anesthésie intense occupant tout le siège. Au début de sa maladie (septembre 1879), il s'était produit une paralysie brusque du moteur oculaire externe, et les divergences d'opinion entre les premiers oculistes de Vienne au sujet du diagnostic et du traitement de cet accident obscur, avaient fait de ce malade un « cas intéressant ». Si je ne me trompe, M. Weiss en parle aussi dans sa monographie de l'ataxie locomotrice (1).

L'anesthésie répandue sur toute la surface des fessiers était très pénible au malade; la sensation du toucher et de la température était complètement supprimée. Le malade ne pouvait distinguer s'il était assis sur une pierre froide ou sur un banc de bois exposé au soleil ; les objets froids lui donnaient plutôt une sensation de chaleur. Il ne pouvait non plus dire s'il occupait un siège dur ou rembourré.

L'expérience m'avait appris que les anesthésies survenant dans le cours des névralgies, principalement en certains points de la cuisse atteinte de sciatique, peuvent guérir par le massage, et malgré ce principe généralement admis que les tabétiques constituent des *noli me tangere* relativement aux manœuvres mécaniques, je crus pouvoir d'après mon expérience les appliquer ici, bien entendu au début de la façon la plus prudente et la plus adoucie. Le malade, couché sur le banc rembourré destiné au massage, fut manipulé tous les jours pendant cinq minutes (hachures, pétrissage dans la profondeur des muscles, passes avec

1. *Wiener Klinik.* 1880, p. 172.

le poing longitudinales, transversales, circulaires).
Pratiquées très doucement, ces manipulations ne
causèrent pas la moindre douleur. Au bout de douze
jours, l'anesthésie qui avait duré cinq mois sans interruption avait complètement disparu.

Le sujet, homme fort intelligent et très instruit, tenait un journal de sa maladie. Nous en extrayons ce
qui suit :

11 novembre 1880. — Aujourd'hui première séance
de massage sur le siège.

15 novembre. —Pendant les trois ou quatre premiers
jours, je ressentis dans les parties massées une tension désagréable qui gênait le mouvement et rendait la
marche plus difficile, principalement en montant les
escaliers.

18 novembre. — La tension diminue, la marche devient plus facile, et la force musculaire augmente un
peu.

19 novembre. — Les parties redeviennent sensibles ;
maintenant, en m'asseyant, je sens l'objet qui me
porte, alors qu'autrefois il me semblait qu'un corps
étranger était interposé.

20 novembre. — La sensation d'engourdissement du
siège disparaît, la sensibilité augmente notablement.
Si je m'appuie sur les fesses, je sens ce qui me sou-
tient et puis distinguer si c'est dur ou mou, tandis
qu'auparavant je croyais toujours n'être pas appuyé.

22 novembre. — La sensation normale qui avait disparu en juin est revenue dans les parties malades, de
sorte qu'aujourd'hui je sens le plus léger contact alors
qu'auparavant je percevais à peine un fort pincement.

23 novembre. — La dernière trace d'engourdisse

ment ayant disparu aujourd'hui, on supprime les séances de massage après la douzième.

Tels sont les faits. Malgré tout le scepticisme que l'on doit aux méthodes nouvelles non encore éprouvées, il est difficile d'admettre que le hasard ait joué un rôle dans ce cas.

L'avenir dira si le résultat est aussi bon chez d'autres tabétiques.

Le cas de Mangeant, que j'ai rapporté en détail, montre que les névralgies peuvent s'accompagner d'anesthésies qui pendant ou plutôt par le traitement mécanique se transforment en hyperesthésies, que celles-ci arrivent au plus haut degré imaginable pour disparaître par la prolongation du traitement, en faisant place à des sensations normales. Expliquer l'action de la mécanothérapie par une modification moléculaire, ce n'est provisoirement qu'une hypothèse; mais cependant, par suite des quelques cas heureux d'élongation nerveuse, elle offre un fondement réel. Dans les anesthésies d'origine médullaire on a en vain cherché des lésions anatomiques (1).

Türck est le premier qui démontra que par le frottement simple on peut faire disparaître des degrés légers d'anesthésie, et il supposa que dans l'application de topiques sous forme de pommades ou d'huiles une partie du succès était due aux actions mécaniques.

Chez mon malade l'anésthesie cutanée était certainement combinée à une anesthésie du sens musculaire au siège, puisque, outre les altérations de la température et du tact, il ne pouvait juger la résistance des

1. Erb, *in Ziemssen 's Handbuch der sp. Path. und. Therapie.*

corps où il s'asseyait. Les simples frictions de la peau n'auraient pas suffi pour rappeler le sens musculaire, il fallait pour cela une manipulation profonde des masses charnues.

Traitement des arthralgies (névroses articulaires).

Brodie, en Angleterre, a décrit le premier cette maladie et l'a nommée arthropathie hystérique, parce que, dans les 4/5 des cas, elle frappe des femmes hystériques des hautes classes de la société. Il est vrai qu'on l'observe aussi chez des femmes bien portantes et même chez des hommes.

Suivant Berger, on doit considérer cette affection comme une névralgie de l'articulation, car tous les auteurs, de Brodie à Esmarch, admettent unanimement qu'elle rentre dans la classe des névralgies et des hyperesthésies, et qu'il faut placer son siège dans les nerfs qui donnent des filets sensitifs à la capsule articulaire et à la peau voisine de l'articulation.

Berger (1) a démontré l'analogie de cette maladie avec les névralgies ordinaires : il est vrai que l'on constate rarement l'irradiation de la douleur sur le trajet des nerfs, mais les troubles moteurs et vaso-moteurs ne manquent presque jamais. Les cas de douleurs articulaires intolérables qui ont entraîné l'amputation du membre, ont fourni par l'examen anatomique la preuve que l'articulation était parfai-

1. Berger, *Des arthralgies* (Berliner klin. Wochenschrift 1873, 23, 24).

tement saine. Il est donc certain aujourd'hui que les articulations de même que les muscles et les intestins peuvent être le siège de violentes névralgies simulant une phlegmasie grave.

Ces névralgies qui frappent ordinairement le genou et la hanche, s'observent principalement chez les femmes, reposent ordinairement sur une disposition névropathique congénitale ou acquise et accompagnent souvent la chlorose, l'anémie, les troubles de la menstruation et l'hystérie. Rosenthal les a observées à la suite d'une masturbation prolongée. Elles peuvent aussi succéder à des traumatismes insignifiants. Esmarch parle d'arthralgies succédant à une chute faite en dansant, en patinant, en montant à cheval, à une contusion du genou avec épanchement sanguin consécutif. A la suite de maladies aiguës ou de rhumatismes on voit subsister parfois une arthralgie.

Billroth (1) distingue 4 espèces de névroses articulaires :

1) Celles qui succèdent à des traumatismes légers.

2) Celles qui surviennent après la disparition complète d'inflammations spontanées ayant laissé une infiltration très médiocre des tissus.

3) Névroses sans traumatisme et sans inflammation préalables, qui déterminent de violentes douleurs pendant les mouvements (c'est alors la hanche qui est le plus souvent atteinte).

4) Névroses simulées au début par suite de dérangements partiels du cerveau (hystérie, hypochondrie);

1. *Discussion de quelques questions d'actualité* (Wiener med. Wochenschrift, 1875, n° 45).

puis les malades redoutant leurs douleurs imaginaires ne marchent plus.

Dans tous ces cas, il peut s'ajouter des contractures et même des convulsions de nature épileptiforme.

Billroth admet que le massage peut être utile dans les catégories 1 et 2. Mais il trouve difficile à comprendre ses résultats dans les catégories 3 et 4, et il ajoute qu'une intuition psychologique est plus nécessaire qu'un diagnostic chirurgical pour décider si les douleurs existent réellement ou non.

Suivant lui, la cause peut résider dans l'anémie des os. On sait que l'anémie du cerveau engendre les maux de tête, celle des doigts (engourdissement), des picotements douloureux; les thromboses brusques des gros troncs artériels, des douleurs intenses dans toutes les parties sous-jacentes. Chez les individus à artères étroites (chlorose, anémie, hystérie) il se produirait des troubles circulatoires, des ischémies au niveau des différents os.

Billroth s'explique le succès du massage dans ces arthralgies par l'augmentation de l'irrigation sanguine et de l'énergie circulatoire. Mais il attribue une part considérable du succès à la bonne volonté du malade, à la nouveauté de la méthode, à l'influence personnelle du masseur. Cependant à la fin il rend justice à la mécanothérapie en rapportant les beaux résultats qu'il constate depuis longtemps à sa clinique et qui ont de beaucoup dépassé son attente.

Ainsi pensait le grand chirurgien en 1875. On voit que son opinion flottait entre des succès constatés et des doutes mérités sur des relations merveilleuses de guérisons. Mais elle doit s'être modifiée depuis. Lui-même a pratiqué des élongations nerveuses non sanglantes dans les névralgies (1). Mosetig (2) a publié un cas très intéressant de torticolis spasmodique guéri par l'élongation des deux spinaux; et de nombreuses élongations nerveuses suivies de succès justifient cette idée que certaines névralgies (au moins les idiopathiques) dépendent d'une modification moléculaire des éléments nerveux et qu'une nouvelle modification moléculaire, comme l'élongation et l'ébranlement en produisent, pourra ramener l'état normal. Que beaucoup d'élongations aient été pratiquées sans succès dans l'ataxie, ce fait ne prouve rien contre le bon effet des ébranlements moléculaires dans les névralgies ; dans l'ataxie, il existe des altérations anatomiques des cordons postérieurs, tandis que dans les névralgies on n'en a encore découvert ni à l'œil nu ni au microscope. De plus, entre l'élongation brusque d'un tronc nerveux tout entier et l'ébranlement de ses mille ramifications produit par le traitement mécanique, il existe certainement une grande différence; ici les effets s'additionnent pendant des jours et des semaines, tandis que là le succès doit être instantané.

Dans l'élongation, peut-on bien mesurer la force employée? ne peut-on pas nuire par excès ? Nous avons dans le monde inorganique des analogies qui donnent à réfléchir. Le fer forgé le plus malléable devient cristallin et cassant si on le martelle pendant deux ou trois heures. Si l'on voulait remplacer les

1. *Un cas d'élongation nerveuse* (*Wiener med. Zeitung*, 1881, nº 46).
2. Mosetig von Moorhof, *Wiener med. Presse*, 1881, nº 27.

millions de coups de marteau par un seul très violent, on briserait peut être le métal, mais on ne le rendrait pas cristallin.

Si l'on accorde la dénomination de névralgie à cette affection articulaire, l'effet remarquable du traitement mécanique n'a plus rien d'incompréhensible. Les articulations ne sont pas un terrain défavorable. Les capsules et les synoviales peuvent d'abord être frottées doucement, puis de plus en plus fortement, et les parties molles voisines peuvent être facilement malaxées. Quelle part de succès revient à l'ébranlement, quelle part à l'excitation de la circulation, c'est ce qu'il est difficile de dire? Mais il semble que la plus grande en revienne à l'ébranlement et aux altérations moléculaires; car de toutes les névralgies ce sont celles du trijumeau qui fournissent le plus mauvais pronostic pour le traitement mécanique. Les parties où se distribue ce nerf se laissent trop peu déplacer, malaxer, ébranler.

L'application de la technique, qui n'offre aucune difficulté, doit marcher de pair avec l'influence morale du médecin; sans une étude psychologique de chaque malade, on arrivera difficilement au but. On commence par des manœuvres mécaniques très douces que l'on augmente peu à peu, on pratique avec de grandes précautions les mouvements passifs (flexion, extension, rotation) dont on augmente graduellement l'énergie, et enfin on fait exécuter des mouvements actifs à d'autres articulations. On s'aperçoit bientôt que l'articulation malade travaille simultanément; on la fait alors travailler seule. On ordonne des exercices libres ainsi qu'au chevalet et avec les barres.

Je connais plusieurs malades atteints de cette affection qui pendant longtemps ne pouvaient mouvoir leur membre et furent guéris par la mécanothérapie. Quant à moi personnellement, je n'ai traité qu'un cas avec succès : c'était une dame de trente-cinq ans, appartenant à la haute société ; depuis deux ans elle ne pouvait marcher à cause de douleurs dans le genou droit qui n'offrait aucune trace d'inflammation. Cette dame, sans enfants, bien portante, n'offrait aucune tare hystérique. Le traitement mécanique continué régulièrement pendant quatre mois fit disparaître les troubles fonctionnels et la douleur d'une façon complète et définitive.

Mécanothérapie des paralysies

Si l'on peut penser à traiter de cette façon les paralysies, on doit d'abord éliminer les formes dans lesquelles il est impossible anatomiquement de réparer la lésion causale. On ne peut guère songer qu'aux parésies, et en somme le traitement mécanique ne fournit rien de plus que l'électricité ou l'hydrothérapie. Dans ces dernières années, on a employé souvent à la fois deux de ces moyens et même les trois quand un seul n'avait pas donné de résultat. Pourquoi dans un cas arrive-t-on plus vite avec l'électricité, dans un autre avec l'hydrothérapie, dans un troisième avec la mécanothérapie, c'est ce qu'il est difficile d'expliquer. Quand on applique le dernier traitement, il faut s'adresser à toutes ses variétés. On emploiera les manipulations exactement comme dans le traitement des névralgies, cependant avec une force modérée. La nutrition des muscles et des parties voisines s'améliore, ils sont mieux irrigués et les manipulations plus énergiques (pincements, hachures), provoquent une excitation réflexe des nerfs moteurs. On pratiquera tous les jours des mouvements passifs et l'on fera exécuter des mouvements actifs, quelque incomplets qu'ils soient. Il faut beaucoup de patience et de persévérance, car les progrès sont parfois si faibles qu'ils échappent à l'observation. Cependant ils finissent par s'additionner et se manifester quand on n'éprouve les muscles malades qu'au bout de plusieurs semaines. Quelquefois même pendant tout ce temps on n'en constate pas trace, puis tout d'un coup l'amélioration marche à pas de géant. Le médecin fera bien de surveiller lui-même les mouvements actifs et d'assister au moins une fois par jour aux exercices. Si le malade constate que les muscles paralysés ne s'améliorent pas ou très peu, il perd courage, mais il aura de l'espoir et de la patience si le médecin attache de l'importance aux moindres mouvements prescrits.

Dans les paralysies dites hystériques, la présence du médecin joue un rôle encore plus important. Pour les mouvements actifs, il est bon de donner chaque fois une tâche au malade, sur les barres, au chevalet, à l'échelle. En plaçant le malade devant un appareil, et lui commandant d'élever le bras jusqu'à un échelon, ou le pied jusque sur une poutre, l'action sera toute autre que si on lui recommandait simplement d'élever le plus haut possible le pied ou la main. L'encéphale, comme l'enseigne Du Bois-Reymond, s'exerce en même temps.

De quelle façon agissent les manœuvres mécaniques? Nous pouvons en avoir une idée d'après le mode d'action des courants électriques dans les paralysies, suivant Erb (1). Ce neurologiste éminent croit que l'excitation électrique et d'une façon générale toute excitation forte portant sur les voies motrices est capable de surmonter les obstacles qui, dans les cas pathologiques, arrêtent la transmission des excitations aux muscles de façon à forcer pour ainsi dire le passage, ce que ne pouvait faire la volonté. Cette voie rétablie est alors accessible aussi à l'impulsion de la volonté, et la motilité revient, quoique très faiblement au début. Dans des cas de ce genre, on peut voir souvent à la suite d'une excitation électrique plus violente la motilité revenir brusquement, et il est très vraisemblable que la fréquente répétition d'une pareille excitation rétablit peu à peu la voie pour l'impulsion volontaire d'une façon définitive et amène la guérison.

Erb n'attribue à la gymnastique médicale dans les paralysies qu'une importance subalterne. Il ne lui reconnaît qu'une action accélératrice sur la guérison déjà commencée. Mais cette opinion assez répandue repose sur une méconnaissance de la puissance des manœuvres mécaniques, puissance le plus souvent égale à celle de la faradisation, et bien supérieure dans beaucoup de cas.

Dans aucune maladie, la valeur de la gymnastique suédoise, des mouvements avec résistance, ne se ma-

1. *Mal. du syst. nerveux, in Handbuch der spec. Pathol. und Therapie XII*, 2, Ire partie, 1876.

nifeste d'une façon aussi éclatante que dans le traitement des muscles paralysés, car, aussitôt qu'on fait exécuter au malade des mouvements actifs dans lesquels il ne devrait fonctionner que les muscles parésiés, les antagonistes et les muscles voisins sont immédiatement innervés et se contractent, et la mise en jeu des muscles malades que l'on se proposait ne se produit pas ou se produit très légèrement. C'est donc le rôle du médecin d'exclure les antagonistes en exerçant une résistance, comme je l'ai expliqué en détail au chapitre *Gymnastique suédoise* et fait comprendre par un dessin. Les différents appareils de résistance produisent le même résultat d'une façon plus précise et plus commode pour le malade ; grâce à eux il peut faire ses exercices sans le secours du médecin, et par l'emploi des poids il a un contrôle mathématique de ses progrès. Cependant, comme on ne peut toujours acquérir ces appareils coûteux et qu'il est bon que le médecin exerce une surveillance continuelle, les établissements d'hydrothérapie ou de gymnastique médicale seront indiqués dans ce cas, d'autant que les cures d'eau froide, on le sait, influent favorablement sur ces lésions.

Mécanothérapie dans l'empoisonnement par l'opium, la morphine et le chloroforme.

Les manœuvres mécaniques ont une importance pratique considérable quand par l'emploi de narcotiques à trop fortes doses, ou à doses convenables mais sur un système nerveux trop impressionnable, il survient des symptômes menaçants : arrêt de la respiration et du pouls, refroidissement des extrémités.

Erb admet que les narcotiques sont chassés par le sang jusqu'aux muscles où ils produisent des troubles de nutrition aigus ou chroniques qui en rendent le fonctionnement impossible.

Les narcotiques influent principalement sur les organes du sensorium et de la volonté ; quelques alcaloïdes végétaux et autres poisons analogues (curare, ergotine, nicotine, saponine, acide prussique) produisent des paralysies aiguës intenses et généralisées, tandis que certains métaux n'y arrivent que par une suite d'intoxications répétées souvent pendant des années. Dans les accidents journaliers d'empoisonnements par l'opium et le chloroforme, nous n'avons pas de moyen plus puissant et plus rapide que ces manipulations, soit sous forme de coups, de pincements, de hachures sur les parties molles, soit sous forme de flagellation continuelle de la paume des mains et de la plante des pieds. On trouve dans la littérature médicale des observations où les manœuvres susdites pratiquées pendant des heures ont rappelé à la vie des individus qui semblaient déjà morts.

Mais il faut immédiatement distinguer entre les empoisonnements par le chloroforme, l'oxyde de carbone d'une part, et la morphine d'autre part. C'est le chloroforme qui semble agir le plus rapidement, et l'expérience enseigne que le malade est perdu si la vie ne revient pas dans les premières minutes qui suivent les phénomènes de paralysie, que l'on fasse ce que l'on veut. Pour l'oxyde de carbone, l'état léthargique dure déjà plus longtemps.

Le danger est moindre de beaucoup pour la morphine ; j'ai eu bien souvent l'occasion de le constater. On sent à peine le pouls, les bruits du cœur sont difficiles à entendre, la respiration presque nulle, le thorax immobile, les extrémités froides, les traits du visage fixes ; les personnes dans cet état ont l'air de mourants, et cependant il ne faut pas perdre tout espoir. Les fonctions du cœur et de la respiration sont simplement réduites à un minimum que l'on a peine à s'imaginer : il est vrai que quelquefois on n'a pu tirer les individus de cet état.

L'expérience prouve que les manœuvres mécaniques prolongées pendant des heures agissent plus énergiquement que les sinapismes, l'ammoniaque et l'électricité. Un travail très remarquable sur ce sujet, où sont consignées un grand nombre d'observations, a été publié en 1877 par le docteur M. Levi (1). Cet auteur parle d'une malade de vingt ans, atteinte d'asthme nerveux, qui présenta une intoxication extrêmement grave après une injection sous-cutanée de morphine de 2 à 3 centigrammes. La respiration était déjà tout à fait irrégulière et superficielle, le pouls filiforme, le corps froid. Impossible d'administrer des médicaments ; l'activité musculaire était supprimée ; le sensorium éteint. On courut chercher une machine électrique, et, en attendant, Levi fit activement frapper avec des verges la plante des pieds et la paume des mains. Quatre personnes se partagèrent le travail. Les coups étaient donnés si vigoureusement que la sueur coulait sur le front des travailleurs.

1. *Della flagellazione*. Venezia, 1877.

Après un laps de temps indéterminé, la malade commença à mouvoir une jambe, la respiration devint plus profonde et plus rapide, et elle se souleva sur son lit en se lamentant.

La flagellation fut interrompue. Aussitôt la jeune fille retomba dans son insensibilité première et, sans doute, la respiration serait revenue à son premier état si on n'avait pas recommencé immédiatement le traitement : on le continua plus d'une heure avec des interruptions. Les frictions avec l'ammoniaque n'avaient produit ni rougeur ni inflammation. De même la flagellation, si longtemps continuée, n'amena pas la moindre ecchymose.

Graves rapporte une guérison semblable dans ses cliniques en 1823. Il s'agissait d'un homme qui avait avalé une demi-once de laudanum pour s'empoisonner. Le Dr Barrett avait essayé sans succès les vomitifs, les frictions, le chatouillement de l'œsophage par une barbe de plume ; il prit alors des baguettes longues et flexibles et frappa de toute sa force le dessous des pieds et le creux des mains, jusqu'à ce que le malade s'éveillât et se plaignît de ses douleurs. Mais, au bout de quelques moments, il retombait dans sa léthargie, d'où il ne sortit que grâce à une nouvelle flagellation impitoyable.

Cette manœuvre fut répétée plusieurs fois. Dès qu'on s'arrêtait, le coma se reproduisait. On continua pendant huit heures avec des interruptions ; huit personnes s'y employèrent, après s'être débarrassées de leurs vêtements. Quelques heures après, le malade était guéri ; il n'y avait pas trace d'ecchymoses. Le Dr Barrett pense que la douleur, en stimulant continuellement le système nerveux, empêcha l'arrêt complet des fonctions et permit d'arracher le malade à la mort.

Le Dr Bullar, de Southampton, assure que tous ses malades chloroformés dont la respiration s'arrêtait ont été rappelés à la vie par des coups appliqués sur toute la surface du corps, avec le plat de la main, par ses assistants et par lui (tronc, extrémités, face). Dans quelques cas, il fallut dix bonnes minutes pour faire réapparaître le pouls et la respiration. Les extrémités inférieures étaient quelquefois couvertes d'ecchymoses. Il faut, ajoute le Dr Bullar, avoir toute confiance dans ce moyen excellent et si simple, supérieur à tous les autres, pour l'employer immédiatement et sans interruption, sans perdre de temps avec l'électricité et autres moyens sans valeur. Il affirme que chez plusieurs de ses malades les mouvements du cœur et la respiration étaient certainement arrêtés et qu'il les a cependant rappelés à la vie.

J'emprunte ces cas et les suivants au traité de Levi, parce qu'ils me semblent avoir une importance pratique pour le médecin :

Le Dr Angelo, assistant du Dr Levi à l'hôpital maritime du Lido, près Venise (enfants scrofuleux), prit, dans le but d'études scientifiques, une cuillerée à bouche d'un nouveau fébrifuge qui contenait vraisemblablement de la fausse angusture, plante extrêmement vénéneuse par son contenu en strychnine. Une demi-heure après, apparurent des tremblements, des nausées, des étourdissements avec démarche incertaine, de l'embarras de la parole, de l'obtusion de l'ouïe. Le délire survint avec un accès épileptiforme ;

extinction complète de la conscience et des sens. Cœur et respiration arrêtés. Notre confrère avait l'aspect d'un moribond. Après avoir essayé inutilement les frictions, les sinapismes, l'eau froide, les onctions et les injections sous-cutanées d'ammoniaque, deux médecins avec deux aides prirent des branches d'arbre, qu'ils dépouillèrent rapidement, et pratiquèrent la flagellation des mains et des pieds. Après un quart d'heure de travail ininterrompu, on constatait une première contraction légère dans les jambes, puis peu à peu quelques respirations superficielles et quelques pulsations ; quinze à vingt minutes après, le pouls et les mouvements thoraciques étaient normaux. La peau reprit sa chaleur et enfin la conscience redevint bientôt complète.

Mécanothérapie dans l'empoisonnement par le chloral

Au Cook-Country-Hospital, il survint par le chloral (la dose n'est pas indiquée) une léthargie grave (1). L'auteur rapporte seulement que le chloral avait été absorbé plusieurs heures avant la flagellation. Pour ne pas trop irriter la peau, dès que le malade revint à lui, on la remplaça par l'électricité et l'eau froide.

Du remarquable mémoire du Dr Levi, il résulte qu'il préfère aux manipulations de tout le corps la flagellation des extrémités avec des batons, et il ne recommande au médecin de ne se servir de ses mains

---

1. J. H. W. Meyer, *Chicago med. Journ. and Examiner*, nov. 1876.

que si on ne peut se procurer rapidement des verges, des baguettes ou des batons légers. Peut-être ce médecin distingué, suivant avec soin le développement de la mécanothérapie, a-t-il modifié son opinion et préfère-t-il aujourd'hui appliquer le traitement à de grandes surfaces, à de grands groupes musculaires, et y provoquer ainsi une circulation énergique, une oxydation intense et, d'après Fick, la destruction des matériaux nuisibles à l'organisme. Les mouvements passifs énergiques ont ainsi une utilité directe.

IIᵉ GROUPE

TRAITEMENT DE L'ENTORSE, DE LA SYNOVITE, DE LA SYNO-
VITE TENDINEUSE, DES ADÉNOPATHIES, DE LA MÉTRITE
CHRONIQUE, DE L'ENDOMÉTRITE HÉMORRHAGIQUE.

Tandis que dans le premier groupe il s'agissait principalement de rétablir la circulation entravée, de combattre les troubles de nutrition des muscles et des nerfs, de provoquer des changements moléculaires par l'ébranlement, il s'agit dans le deuxième groupe de broyer, d'écraser les exsudats et les épanchements et de les chasser dans les voies lymphatiques.

Traitement mécanique de l'entorse.

Ce que je dirai sur ce sujet résulte de l'étude comparée des différents auteurs. Les anciens écrits français (depuis 1863) s'étendent avec complaisance sur

le traitement de l'entorse. Une bonne partie d'entre
eux s'en occupe presque exclusivement. Phélippeaux
décrit dans ses moindres détails les méthodes cou-
rantes à son époque (1870) de Lebatard, Girard, Milet
de Tours et Magne. On les trouve rapportées dans le
mémoire de Weiss. Comme nous l'avons dit, presque
chaque médecin a son procédé, et tous conduisent au
but. Leurs différences consistent en ce que, dans les
uns, la guérison s'obtient rapidement par des manœuvres énergiques, mais très douloureuses ; dans les
autres, plus lentement, par des manœuvres douces,
graduelles, supportables ; c'est la même alternative
que dans le traitement de la névralgie et du rhumatisme musculaire.

Ce que l'on a écrit sur ce sujet de meilleur, de plus
complet et de plus nouveau est le traité de Busch
(dans *Ziemssen's Handbuch der allgem. Therapie*).
Busch appelle entorse cette lésion dans laquelle une
force extérieure entraîne une articulation au delà
des limites de son mouvement d'excursion physiologique. Du côté du déplacement, il se produit un adosse-
ment de deux points osseux et, autour de ce point
d'appui, les surfaces articulaires sont entraînées par
un mouvement de levier, de manière à s'écarter.
Comme il se produit un vide dans l'articulation,
l'air extérieur y enfonce des parties de la capsule. En même temps, les tendons et les ligaments,
situés du côté où a lieu la diastase, subissent un
tiraillement et même une rupture partielle. Au
moment où la force cesse d'agir, l'articulation se
referme et des plis de la synoviale peuvent être
pincés entre les parties osseuses, ou bien les ménis-

ques inter-articulaires subissent un déplacement. La violente douleur de l'entorse résulte en partie du violent tiraillement des tendons, des ligaments et par suite des muscles, en partie du pincement de la synoviale. En même temps, les tendons peuvent avoir fait sauter leurs gaines et avoir glissé au delà des apophyses osseuses.

Après avoir décrit avec cette précision la nature de l'entorse, il divise en deux parties, au point de vue anatomo-pathologique, l'objet du traitement. 1° Ramener toutes les parties dans leur situation normale. Il cite, à ce propos, un ancien chirurgien français, Ravaton, qui, toutes les fois qu'il était appelé pour une entorse récente, avant que le gonflement ne se produisît, faisait écarter les surfaces articulaires par des hommes vigoureux, puis appliquait ses mains en bracelet, les doigts entre-croisés, autour de la jointure, en exerçant des compressions dans tous les sens, de manière à ramener les os dans leur position normale, dans le cas où ils auraient été déplacés. Il replaçait les tendons luxés, puis appliquait l'appareil. Cette manœuvre est surtout utile pour les jointures où il existe des ménisques inter-articulaires, dont l'enclavement possible entre les surfaces produit ce que les Anglais nomment « internal derangement ».

2ᵉ Il faut ensuite supprimer les mouvements spasmodiques des muscles que provoque l'entorse. Tout muscle fortement distendu tombe dans un état de contracture très douloureux par lui-même et par la compression des surfaces articulaires. Ces spasmes musculaires disparaissent sous l'influence de frictions douces. Dans l'entorse du cou-de-pied, la plus fréquente de toutes, on commence par des frictions

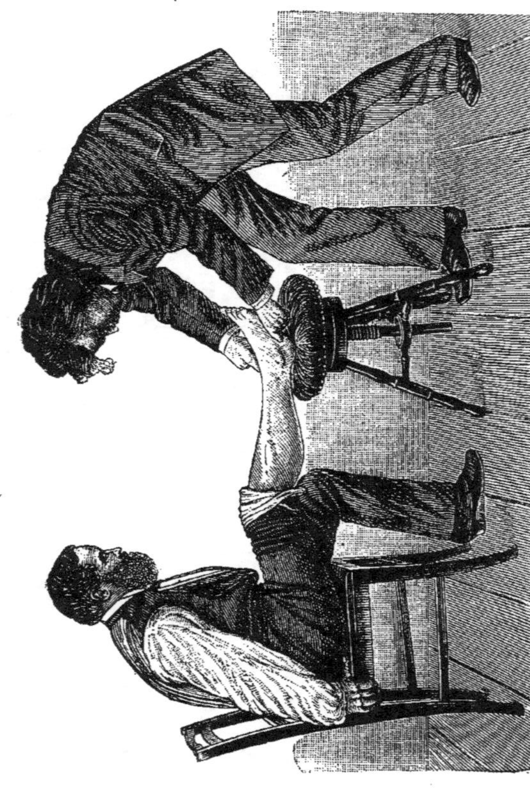

Fig. 55.

centripètes légères, d'abord avec l'extrémité des

doigts, puis avec la face interne des mains (fig. 55),
depuis les orteils, en remontant le long de la jambe,
jusqu'à la limite supérieure du gonflement douloureux.
A mesure qu'il diminue, les frictions doivent devenir
plus fortes. Si la tension disparaît au point que l'articulation commence à devenir mobile, on pratiquera
de légers mouvements d'extension et de pression, puis
on enveloppera le pied jusqu'à la jambe avec une
bande de flanelle. A la deuxième ou troisième séance,
en général, les mouvements sont déjà faciles et indo-
lores, et l'on peut permettre au malade de faire quelques pas. S'il n'en résulte pas de douleur, on permettra au pied de fonctionner un peu plus, en veillant à
ce qu'il ne se produise aucun nouveau gonflement.
Même manière de procéder pour les autres articulations.

Contre un troisième genre de phénomènes, qui
manquent rarement dans les entorses graves, je veux
dire la déchirure des ligaments et l'arrachement de
fragments osseux, le massage est naturellement im-
puissant. Il peut répartir l'épanchement sanguin sur
une grande surface et en hâter ainsi la résorption ;
mais il ne peut amener la guérison des fibres déchirées.
Pour l'obtenir, il faut du temps, et le repos dans un
appareil fixe, dont l'usage est indispensable. Il serait
absurde de vouloir guérir rapidement toute entorse
par le massage et les mouvements. Quand ces graves
complications existent, on retarde la guérison au lieu
de la hâter ; les mouvements peuvent même transformer l'entorse en arthrite chronique, ce qui est l'accident le plus grave du traitement mécanique. Au
contraire, intelligemment appliqué, le traitement mé-

canique est capable de rétablir la mobilité du membre
bien plus rapidement que le repos observé dès le début avec persévérance.

Tel est l'avis d'un chirurgien sérieux, qui parle
d'après son expérience. Il diffère des assertions
d'autres auteurs, qui affirment pouvoir guérir une
entorse en quelques heures ou en quelques jours. Les
manipulations seront répétées deux ou trois fois par
jour. La règle est de les reprendre quand, au bout de
quelques heures d'amélioration, les douleurs repa-
raissent. Phélippeaux assure que les entorses légères
guérissent presque toujours en une séance, et que,
dans les cas graves (sans fracture osseuse cependant),
il suffit de quatre à cinq séances pour faire marcher
le malade. Plus tôt on commence les manipulations,
plus rapide est le succès.

Les auteurs français partagent l'ensemble du traitement en plusieurs actes ; ils expliquent, avec les détails les plus minutieux, comment on doit tenir chaque doigt. A mon avis, ces descriptions, qui tiennent
des pages entières, ne sont que des obstacles pour le
débutant. Qui comprend bien de quoi il s'agit, arrivera
à pratiquer beaucoup mieux les manipulations d'après
la description générale de Busch, d'autant que toutes
les méthodes arrivent au but.

Les auteurs français assurent presque unanimement
que la pression exercée de toute la force du pouce
(écrasement ou massage forcé), et répétée deux ou
trois fois, écrase les plus vastes épanchements, et que
la résorption se fait en deux ou trois jours, tandis que
les autres méthodes réclament beaucoup de semaines
pour arriver au même résultat (fig. 56.)

Rizet (1) recommande, dans les contusions articu-

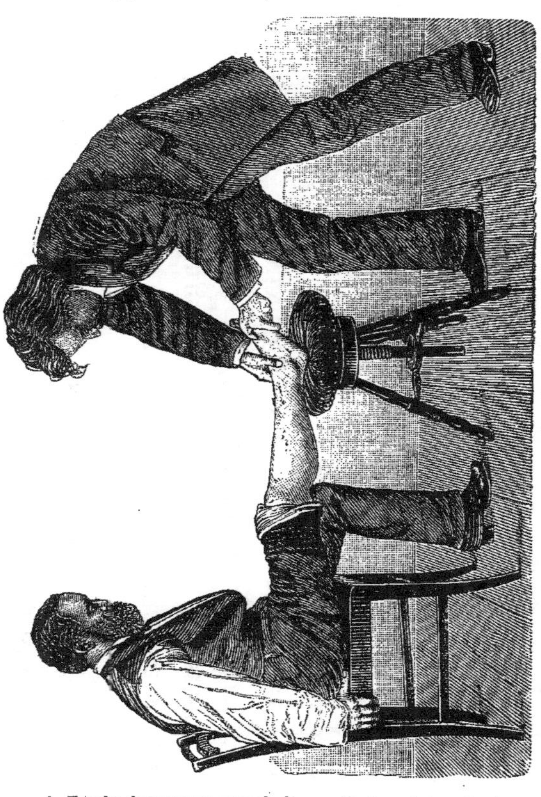

Fig. 56.

1. *Emploi du massage pour le diagnostic de certaines fractures.*
Paris, 1866.

laires avec tuméfaction considérable, d'employer immédiatement le massage pour faire disparaître le gonflement. Par ce moyen on arriverait à découvrir une fracture osseuse toujours possible dans ces cas.

Tous les auteurs s'accordent pour reconnaître au massage une action beaucoup plus rapide que l'immobilisation. Le Dr Mullier, médecin militaire, donne une statistique comparée des deux méthodes. Immobilisation, moyenne : 25 jours ; massage : 9 jours. Des résultats aussi favorables ont été publiés par Moller (1), qui a réuni tous les cas traités dans l'armée française.

Les cliniciens les plus éminents reconnaissent eux-mêmes les avantages inappréciables du traitement mécanique sur la méthode ancienne (repos et glace). Trousseau et Pidoux s'expriment ainsi : « C'est une des plus heureuses pratiques que nos contemporains aient retrouvées. » Parmi les cliniciens allemands, Hüter déclare ses résultats étonnants et il ajoute : « Si, dans le traitement des affections articulaires, les empiriques ont souvent plus de réputation que les médecins, cela provient de ce que ces derniers ignorent le traitement rationnel. » La méthode est encore chaudement recommandée par Cabasse, Wagner, Gassner, Bruberger, Korner.

Disons encore une fois, en terminant, que les frottements et les pressions doivent toujours se faire dans une direction centripète, tandis que, dans les affec-

---

1. *Du massage, son action physiologique et sa valeur thérapeutique spécialement au point de vue de l'entorse.* (Journ. de méd. de Bruxelles, 1877.)

tions du premier groupe (névralgies et rhumatisme musculaire), elles peuvent se faire dans n'importe quelle direction.

Traitement de la synovite articulaire, de la synovite tendineuse et des adénopathies.

Il s'agit ici de broyer, de liquéfier les exsudats et de les chasser dans les voies lymphatiques. Toutes les formes suppuratives, ou avec tendance à la suppuration, doivent être laissées de côté. Plus la synoviale est superficielle et accessible, plus facile est le foulage et la compression ; on doit toujours agir dans une direction centripète. La plus fréquente est la synovite du genou. Le traitement doit être pratiqué tous les jours de cinq à dix minutes. Les mouvements passifs de l'articulation accélèrent la guérison, qui quelquefois, il est vrai, demande des semaines et des mois. Plus l'affection est ancienne, plus la guérison est tardive.

Les formes hyperplasiques de la synovite réclament une pression et un foulage encore plus énergique, et des mouvements passifs (extension, flexion) pour comprimer les néoplasies et les rendre capables d'être résorbées. Le traitement est relativement moins douloureux que dans le premier cas.

Synovite tendineuse séreuse chronique et crépitante.

L'épanchement synovial, qui se forme généralement peu à peu sans réaction inflammatoire dans les gaines tendineuses, doit être comprimé et chassé, et cela par la force du pouce.

La synovite crépitante se distingue de la séreuse en ce que les exsudats se coagulent, ce qui produit pendant les mouvements du tendon un bruit sonore. Ces exsudats surviennent ordinairement par suite d'exercices forcés (chez les pianistes, les violonistes, les violoncellistes). Les cas très anciens peuvent résister à un traitement énergique prolongé pendant des semaines. Je me rappelle des malades chez lesquels les parties extérieures du coagulum furent liquéfiées mécaniquement ; il était réduit à la moitié ou aux deux tiers, mais le reste persista malgré tout. A la fin du traitement, la consistance en était beaucoup plus considérable, sans doute parce que le noyau plus dur avait perdu les parties plus molles qui l'entouraient. Il faut des mouvements de pression énergiques du pouce, exécutés transversalement ou circulairement ; ils produisent des douleurs très vives ; ils sont aussi très pénibles et très fatigants pour le médecin. Les manipulations douces et superficielles n'ont absolument aucun résultat.

Le rapport annuel de l'hôpital Wieden pour 1877 contient des communications très instructives sur ce sujet. Deux cas de synovite tendineuse aiguë de la main furent guéris, l'un en neuf jours, l'autre en quinze. Un cas de synovite tendineuse chronique des extenseurs et des péronés du pied droit, datant de deux ans, fut guéri en cinq semaines. Deux cas de bourse séreuse enflammée furent guéris aussi par le massage, l'un en dix, l'autre en quinze jours. Dans deux autres cas traités par l'incision et le pansement antiseptique la guérison demanda vingt-cinq jours.

Traitement de la mastite, de l'amygdalite.

Les principes généraux nous ont montré que les pressions, les frictions et le massage peuvent liquéfier aussi les exsudats dans les organes glandulaires, et en provoquer plus rapidement la résorption. L'année 1874 (1), nous apporte de bonnes observations sur la valeur du massage dans la mastite. Récemment (2) le professeur Lœbisch a recommandé de frictionner et de pétrir légèrement les indurations mammaires pendant cinq à dix minutes. Dans les cas récents, cela suffirait pour faire disparaître des nodosités du volume d'un œuf de poule ; dans les cas anciens, il faudrait plusieurs séances plus énergiques. Pendant la manipulation, on voit ordinairement couler un lait un peu épais, jaunâtre. On ne doit quitter le malade que quand la partie indurée est devenue aussi molle que le reste de la glande. Niehaus jeune (3) a aussi pro-

1. Bergham och Helleday, *Remarque sur le massage* (*Nord. med. archiv.* V, 7).

2. *Medizinische-chirurgische Rundschau.* 1882. Mai, p. 382.

3. *Du massage Correspondenz. Blatt für Schweizer-Aertze*, 1878, n° 7).

voqué une résorption rapide dans des cas récents de mastite.

Le traitement mécanique des amygdales hypertrophiées a lieu d'une façon analogue, avec cette différence qu'on ne peut agir que par une des surfaces. Quinart (1) en décrit ainsi le procédé : le médecin plonge le doigt dans de l'alun pulvérisé, puis frotte et presse d'abord doucement, ensuite avec force, les amygdales. On donne un gargarisme émollient. Le malade peut apprendre à se masser lui-même. Le traitement peut aussi se faire sans recourir à l'alun et aux gargarismes.

J'ai eu souvent l'occasion de voir des malades envoyés à Aussee pour des adénopathies. Quand les bains de boues et les applications topiques n'avaient rien produit, je pus souvent faire disparaître par un massage énergique (6 à 10 semaines) ces hypertrophies qui le plus souvent occupaient les glandes sous-maxillaire et parotide depuis des années. Il est vrai que quelquefois je n'ai rien obtenu. Je fixais la glande de la main gauche, et avec les doigts de la main droite je pratiquais des frictions et des malaxations, puis je saisissais, avec les doigts de la main droite seulement, la glande malade pour la presser et l'écraser latéralement.

Chose curieuse ; quelquefois au bout de six semaines, je n'avais obtenu aucun résultat, puis à la septième, la diminution se faisait brusque et considérable ; dans d'autres cas elle débutait dans la huitième, marchait

1. *Massage des amygdales hypertrophiées. Jour de méd. et de chirurgie*, 1879).

très lentement, puis s'arrêtait au bout d'un certain temps, et alors il subsistait une grosseur qu'on ne pouvait faire disparaître. On voit qu'il faut être extrêmement prudent tant pour le pronostic que pour la durée du traitement.

Traitement de la métrite et de la paramétrite chroniques.

Des maladies utérines soumises récemment au traitement mécanique, la métrite chronique et la métrite hémorrhagique seules appartiennent à notre second groupe. Les autres maladies de l'utérus et des ovaires trouveront place dans le groupe suivant.

Les premiers essais sur ce sujet remontent à 1844. Cazeaux (1) parle d'une sorte de massage de l'utérus, dans l'atonie consécutive à l'accouchement. Plus tard, Norström (2) dit avoir traité avec succès par le massage la métrite chronique, l'endométrite hémorrhagique et le prolapsus vaginal. Il introduisait le médius et l'indicateur dans le vagin et fixait l'utérus, tandis que l'autre main placée au-dessus massait l'utérus à travers la paroi abdominale. En 1878 Asp, directeur d'un gymnase médical à Helsingfors, appela l'attention des médecins sur ce sujet. Il donnait une relation de 72 cas d'affections utérines traités de cette façon : il s'agissait de la métrite chronique, de déviations, de périmétrite (3).

1. *Tr. des accouchements.* Paris, 1844.
2. Norström, *Trait. des maladies des femmes par le massage.* Gaz. hebd., 1876, n° 3).
3. Asp, *id.* (*Vlrchow's und Hirsch, Jahresbericht,* 1879. XIII, II, 3).

Reeves Jackson, de Chicago (1), a publié un article plus complet sur ce sujet. Il emploie le masssage dans le premier stade de la métrite chronique; plus tard, quand le tissu musculaire a disparu sous la prolifération du tissu conjonctif, le massage n'aurait plus d'objet. Les cas récents offrent naturellement les conditions les plus favorables à la guérison. Le traitement doit être poursuivi avec patience pendant des mois. Reeves Jackson introduit de temps en temps la sonde utérine pour s'assurer de la diminution de l'organe. Il conseille d'agir au début avec une grande douceur et de ne pratiquer le massage que pendant huit à dix minutes; on augmentera peu à peu la durée des séances jusqu'à quarante minutes en développantplus de force.

Il faut quelquefois un certain temps pour vaincre la sensibilité des parois abdominales; c'est alors seulement que l'on commencera le massage de l'utérus.

Reeves applique trois variétés de massage : massage abdominal, m. abdomino-vaginal, m. abdomino-rectal. C'est le second qui est le plus actif. L'utérus saisi par dedans et par dehors est soulevé, foulé et déplacé dans toutes les directions. Les deux autres méthodes ne s'emploient que si le vagin est trop étroit ou trop sensible pour l'introduction de deux doigts (un seul ne suffit pas). Le massage rectal est mauvais parce que la muqueuse du rectum supporte mal les manœuvres mécaniques. Le massage abdominal, dans lequel l'utérus est saisi à deux mains, pétri et dé-

1. A. Reeves Jackson, *id.* (*Transactions of the amer. gynæcological. Society* V, 1881, et *Wiener med. Presse*, 1882, n° 27, analyse de Kleinwachter).

placé trouve principalement son indication quand le
fond de l'organe dépasse la symphyse. Reeves rapporte trois observations : deux fois la métrite était
due à une fausse couche. Dans les trois cas, l'utérus
diminua notablement et les symptômes pénibles
éprouvés disparurent en totalité ou en partie.

Güssenbauer (1) parle aussi des bons résultats
obtenus par le massage dans la métrite et l'endométrite chroniques. Goodell (2) parle de la femme d'un
médecin âgée de trente-quatre ans qui était atteinte
de rétroflexion et de prolapsus utérin incomplet
produisant divers symptômes pénibles. Tout traitement avait échoué. Il extirpa les lèvres renversées
et déchirées de la matrice, qu'il massa ensuite ; il
obtint une guérison complète.

J. Rosenstein, à San Francisco (3), rapporte un
cas d'hématocèle rétroutérine colossale due à l'application du courant galvanique sur l'utérus gravide
dans le but de provoquer l'avortement. Le massage
en amena la résorption rapide. De même Greulich (4)
recommande ce traitement dans les exsudats résultant
de la périmétrite, mais seulement dans les cas invétérés où tous les moyens ont été essayés sans succès.
Il conseille de saisir la tumeur à deux mains et d'agir
avec précaution.

Quant aux adhérences que les péri- et paramétrites
laissent dans les organes abdominaux, et qui en-

1. *Prager med. Woche nschrift*, 2, 3, 1881.
2. *Rapports de la neurasthénie avec les affections utérines*
(*Schmidt 's Jahrb.*), 1880.
3. *Centralblatt für Gynæcologie*, V. 13, 1881.
4. *De la paramétrite et de la périmétrite* (*Wiener Klinik*,
juillet 1882).

traînent la stérilité ou des accidents hystériques, Busch croit qu'il est aussi dangereux que difficile de les faire disparaître, parce que les manœuvres énergiques amènent facilement des inflammations nouvelles.

Thure Brandt, en Suède, a pratiqué souvent ces massages; il y emploie deux hommes : l'un à l'aide de deux doigts introduits dans le vagin refoule l'utérus vers la paroi abdominale, l'autre, faisant un pli sur la paroi abdominale, saisit l'utérus entre le pouce et les deux doigts suivants et pratique alors les pressions, les frictions, les tractions destinées à rompre les adhérences; Busch considère le procédé comme trop énergique et dangereux. Je l'ai pour ma part employé avec succès pour la rupture des adhérences et n'ai constaté aucune inflammation consécutive. J'ai, il est vrai, usé de la plus grande prudence, et n'ai augmenté de force que quand j'étais sûr que le degré précédent était bien supporté. De cette façon il n'y a rien à craindre.

J'y ajoute les mouvements passifs et actifs, c'est-à-dire la flexion de la cuisse, passive dans la position horizontale, et active dans la position du tronc verticale, inclinée en avant (fig. 57), accroupie (fig. 58); on ajoute la rotation du tronc, le renversement en arrière, la rotation horizontale dans le lit. De même les exercices avec appareils de résistance agissent très favorablement (fig .113). Busch admet que l'accélération du sang et de la lymphe provoquée par les mouvements de même que le déplacement des organes abdominaux et pelviens exercent une action résolutive sur les adhérences; mais il faut, pour que cette action se produise,

beaucoup de temps et une patience inaltérable (de trois
à six mois).

A ce groupe se rattachent toutes ces formes morbides où le résultat du traitement mécanique dépend
de la disparition d'une infiltration, d'un épanche-

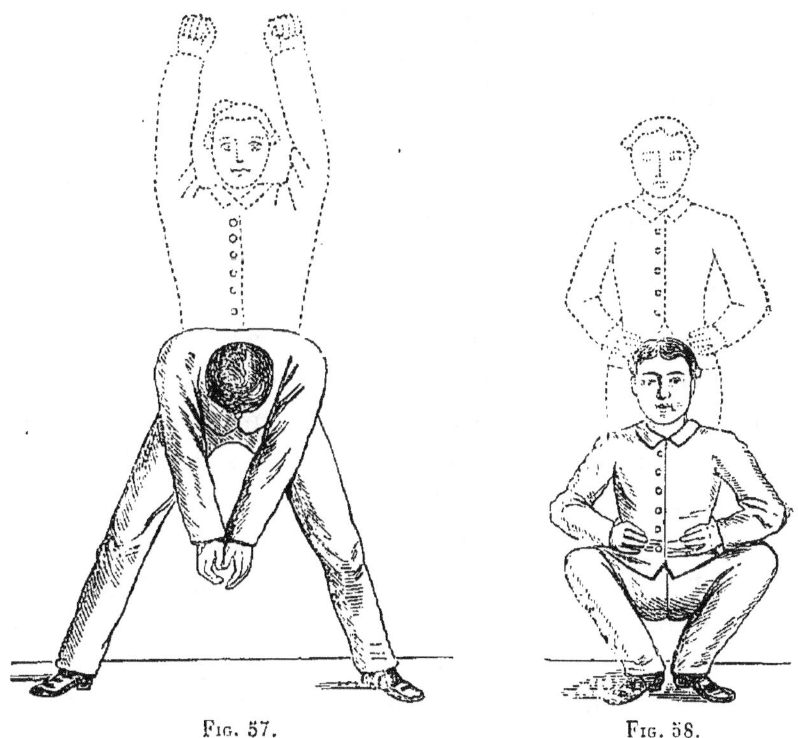

Fig. 57.

Fig. 58.

ment, on doit aussi y ranger certains cas qui semblent
appartenir à un autre groupe ou qui paraissent inaccessibles tout d'abord à la mécanothérapie d'après
les vues ordinaires.

En 1878, Winiwarter (1) publia deux observations

1. *Deux observations sur la valeur du massage dans les affections
chroniques (Wienner med. Blätter, 29, 1878).*

très intéressantes qui sont dignes à différents points de vue d'être rapportées en détail. Ces cas uniques montrent combien les indications de la mécanothérapie sont multiples, et combien le succès dépend, d'une part, d'un diagnostic exact, d'autre part. d'une application sûre et intelligente de la méthode. L'un d'eux est publié sous ce titre : *Douleurs névralgiques simulant une sciatique. Tumeur dans la région rénale. Massage. Rétablissement des mouvements des jambes.*

Un homme vigoureux, de cinquante-huit ans, s'adresse à Winiwarter pour suivre une cure de massage contre de violentes douleurs dans la jambe gauche, qui duraient depuis cinq ans, défiaient tout traitement et depuis les deux dernières années l'obligeaient à un repos presque absolu. Elles avaient un caractère névralgique très marqué ; elles s'irradiaient de la partie inférieure du dos dans la jambe gauche, à la face externe, jusqu'au genou, très souvent aussi jusqu'aux orteils et du côté du sacrum ; elles revenaient sous forme d'accès bien caractérisés d'une violence extraordinaire et d'une durée de deux à trois minutes jusqu'à 60 fois par jour, en alternant avec une sensation de douleur sourde, moins intense, occupant ordinairement tout le membre. Le malade n'en était indemne que dans la position horipontale. Aussi depuis deux ans passait-il sa vie dans son lit ou à son bureau, allant de l'un à l'autre, appuyé sur un bâton et aidé par un domestique. La voiture et le chemin de fer lui étaient intolérables, surtout quand il fallait plier la jambe, poser le pied à terre. La position la plus supportable était celle demi-fléchie sur un canapé, la jambe étendue. Les différents médecins consultés avaient diagnostiqué une sciatique.

Au premier examen, Winiwarter ne put rien trouver à la hanche en dehors d'un amaigrissement visible du membre. Ainsi, le point d'émergence du sciatique n'était pas sensible à la pression, et les douleurs semblaient provenir de plus haut. Effectivement on trouvait, à gauche de la colonne lombaire, jusqu'à l'origine des dernières côtes, une tumeur plate, inégale, délimitable en dehors, profondément située sous les muscles et dont la palpation était rendue extrêmement difficile par le pannicule adipeux très développé. Elle n'était pas très sensible dans son ensemble; mais, dès qu'on touchait certains points bien limités, le malade tressautait en criant, et il en résultait une attaque de névralgie plus ou moins longue. Prié de désigner le siège de la douleur, le malade n'indiquait jamais la tumeur, mais toujours la région sacrée et la face externe de la cuisse qui, selon son expression, était traversée comme par un éclair. Personne ne soupçonnait l'existence de cette tumeur. Pour Winiwarter, elle était sans aucun doute la cause unique des névralgies, mais qu'était cette tumeur? Ferme et élastique, on sentait profondément en son milieu une fluctuation obscure; on ne pouvait la déplacer en bloc, ni la délimiter d'avec la colonne vertébrale, sous laquelle elle semblait s'étendre. La peau, d'aspect normal, n'y adhérait pas. Du côté de l'abdomen, on ne pouvait rien constater, le malade étant très gras.

Les anamnestiques sont les suivants. Depuis vingt ans, léger catarrhe vésical ne donnant pas de symptômes sérieux ; le malade allait chaque année à Karlsbad. Il y a cinq ans, affection fébrile mal caractérisée, accompagnée nuit et jour de violentes douleurs dans la région rénale qui furent traitées par la glace. Il n'y eut pas de troubles de la miction ; le sédiment de l'urine avait seulement un peu augmenté.

Après un séjour au lit de plusieurs semaines, le malade se rétablit, mais les douleurs persistèrent, elles augmentèrent même peu à peu pour arriver à l'intensité actuelle avec son caractère névralgique. L'urine, examinée par le Prof. Ludwig, ne contenait qu'un peu d'albumine ; outre les leucocytes et l'épithélium vésical, il n'y avait pas de cellules d'origine rénale.

En somme, Winiwarter admit que la tumeur dépendait du rein gauche. Il devait s'être produit une inflammation dans l'atmosphère cellulo-graisseuse périnéphrétique, ayant laissé un exsudat concret, analogue aux infarctus rétro- et péri-utérins et ramolli en son centre ; il produisait, par suite des adhérences et de la compression, des douleurs névralgiques prenant naissance dans le plexus lombaire, et s'irradiant dans le plexus sacré. Le Prof. Billroth partagea cette opinion. Il approuva le projet de massage, dans le but de diminuer la sensiblité des nerfs, et de favoriser la résolution de la tumeur en excitant la résorption.

On commença le 14 janvier 1878.

Les manœuvres produisaient d'abord des douleurs atroces ; mais le malade, constatant une notable amélioration, montra un grand courage. Au bout de quinze jours, les points douloureux de la cuisse avaient disparu et le malade commençait à faire des promenades sans aide. Les attaques ne survenaient qu'une ou deux fois par jour, quelquefois pas du tout, et par un exercice continuel du membre le malade perdit la crainte qui avait survécu à la disparition des douleurs. Au bout de soixante-cinq jours, l'amélioration était telle que le malade pouvait retourner chez lui. La tumeur était réduite à un petit noyau dur sans fluctuation ; une forte pression était encore sensible à la vérité, mais ne produisait plus d'accès névralgique ; le malade se promenait, le matin trois heures, l'après-midi une heure, sans canne, montait facilement les marches des escaliers et des voitures, se tenait sans difficulté sur la jambe gauche sans aide, se courbait juqu'à terre, etc. Pendant toute la durée du traitement, il n'était survenu aucune réaction ; la physionomie et l'état mental de cet individu, qui auparavant était presque tombé dans la mélancolie, indiquaient une transformation complète dans son état. Tous les jours, la jambe gauche, puis toute la région lombaire gauche, y compris la tumeur, avaient été massées.

Ce cas présente un très grand intérêt. Il montre combien on doit être réservé sur le diagnostic « sciatique ». L'absence de douleurs au point d'émergence du nerf sciatique prouva à Winiwarter qu'il ne s'agissait pas d'une sciatique pure. Si, sans s'occuper de la tumeur, on avait soumis ce malade au traitement dont j'ai donné le programme, on n'aurait pas obtenu de guérison. Si la tumeur n'avait pas été élastique, c'est-à-dire propre au massage, mais au contraire très dure, il aurait fallu recourir à l'instrument tranchant pour obtenir le même résultat. Dans ce cas la mécanothérapie la plus habile n'aurait rien donné.

Il faut encore ranger dans ce groupe le traitement de l'œdème par stase. De temps immémorial on emploie contre lui la compression, qui n'est qu'une forme de massage. L'œdème des extrémités, l'ascite par tumeurs abdominales, diminuent ou disparaissent presque toujours par des frictions et un pétrissage centripètes continués longtemps deux fois par jour. La technique n'offre pas de difficultés. On fait asseoir le patient devant soi : il étend le membre malade nu et huilé vers le siège du médecin, celui-ci, exerce sous une pression d'abord douce, puis plus forte, des passes remontant des orteils à la jambe et à la cuisse, soit avec une seule main, soit avec les deux placées l'une derrière l'autre, il parcourt donc la surface du membre avec le bout des doigts réunis, ou bien avec le bord interne de l'index qui presse contre les os. Il faut employer beaucoup de force et de régularité pour cette manœuvre qui doit être prolongée pendant cinq à dix minutes. Le malade peut être aussi couché. Si l'œdème occupe la paroi abdominale, il faut pratiquer les passes de haut en bas et de dehors en dedans (vers la région inguinale), car ce sont les ganglions du plexus iliaque externe reposant dans le bassin sur le muscle iliaque interne qui reçoivent les lymphatiques descendant des parois abdominales latérale et antérieure. Ce plexus se déverse dans les ganglions lombaires supérieurs qui s'abouchent dans les radicules du canal thoracique.

Les fibromes utérins, si fréquents, me fournissent tous les ans l'occasion de constater à nouveau l'action favorable des frictions et du foulage ; je n'y insisterai pas. Par contre nous allons revenir sur la seconde observation de Winiwarter, qui constitue une véritable rareté. Il s'agit d'une femme de soixante-dix-neuf ans qui, par suite d'un kyste ovarique multiloculaire, était atteinte d'œdème par stase, avec troubles divers très pénibles. En huit mois, on avait fait cinq ponctions. Winiwarter pratiqua le massage des jambes, ce qui augmenta la diurèse et diminua l'œdème. Puis il pratiqua pendant neuf mois le massage du ventre. La tumeur diminua pour rester stationnaire au bout d'un certain temps. Il ne se produisit plus d'œdème. Quand Winiwarter empêché confiait le massage à un aide moins habile, l'œdème se reproduisait. Quand il le pratiquait de nouveau, il disparaissait encore et le kyste diminuait.

Cette observation confirme ce fait bien connu que le succès dépend beaucoup de l'expérience et de l'habileté, souvent aussi de la force et du courage du médecin basé sur la certitude. L'auteur justifie l'emploi du massage par les rapports favorables de Chrobak sur son action dans l'hydropisie passive due aux fibromes utérins et, d'autre part, sur sa propre expérience relative à la résorption incroyablement rapide de liquides médicamenteux, de solutions iodées par exemple à travers les parois des kystes, de sorte qu'en très peu de temps on peut en démontrer la présence dans la salive et les larmes. Winiwarter crut que dans ce cas le liquide kystique d'un poids spécifique très faible se résorberait également. On pourrait objecter que le massage ne provoque la résorption du kyste que d'une façon indirecte, en excitant la circulation générale et les fonctions des reins, et en provoquant

par suite une plus grande aspiration de liquide dans
le kyste. Il agirait alors comme les drastiques ou les
diurétiques ; mais on sait que ces médicaments n'ont
pas d'action sur le volume des kystes. Aussi l'auteur
admet une résorption directe.

En somme, ce moyen palliatif a plus fait que les
ponctions répétées. Il a prolongé la vie chez une malade épuisée, il a supprimé presque complètement ses
nombreuses infirmités, et lui a rendu la vie aussi
supportable qu'on pouvait l'espérer sans guérison ra-
dicale, outre les accidents possibles de la ponction,
comme la blessure d'un vaisseau de la paroi suivie d'une
hémorrhagie intrakystique fort dangereuse pour une
personne si affaiblie. De plus le repos au lit nécessité
par la ponction aurait pu entraîner facilement des
troubles respiratoires et des maladies pulmonaires.

Winiwarter croit que le massage est indiqué dans
tous les kystes de l'ovaire que l'on ne veut pas opérer
ou pour lesquels il y a contre-indication par suite de
l'état général et de l'âge, ou encore dans lesquels le
liquide se reproduit trop rapidement après la ponction. Il doit naturellement être énergique et prolongé.
D'après W., on doit, sans crainte de nuire, essayer le
massage d'une tumeur profonde, même quand le
diagnostic est incertain entre un abcès d'une part et
un lymphome, un lymphangiome, un lymphome
bénin, etc., de l'autre. Il va jusqu'à dire que l'on peut
faire diminuer les tumeurs de ce genre par le massage
et il conseille d'exciter ainsi la résorption de l'ascite
dans tous les cas où il faut ménager les reins et s'abs-
tenir de diurétiques.

Traitement de la raideur articulaire et tendineuse.

A la suite des arthrites, il subsiste souvent un épaississement de la capsule et des ligaments voisins, et parfois des adhérences entre les surfaces articulaires. Il faut alors par la mécanothérapie rompre ces adhérences, lubrifier les surfaces rugueuses et rendre aux ligaments leur élasticité de manière à assurer les mouvements de l'articulation.

Les manœuvres mécaniques, pressions, frictions, pétrissage, ainsi que les mouvements passifs doivent se pratiquer dans ces cas avec toute la prudence imaginable, parce que le traitement peut amener des arthrites aigues. Dans les deux premières semaines la prudence est doublement nécessaire, car certaines personnes ne supportent pas du tout ces manœuvres. On voit l'articulation devenir chaude avec de la fièvre, des douleurs continues très intenses, symptômes qui prouvent que l'on produirait une inflammation en continuant plus longtemps. Il faut alors suspendre pour quelque temps.

L'exécution de ce traitement est une tâche extrêmement délicate. Il faut une patience et une persévérance infatigables, une grande prudence mêlée à beaucoup d'expérience pour faire passer au malade les mois pendant lesquels il subira des souffrances continuelles. De plus, il est impossible de lui promettre la mobilité complète du membre, car on ignore toujours jusqu'où ira l'amélioration. Il existe même des cas, heureusement exceptionnels, où mal-

gré le traitement le plus assidu on n'obtient presque
aucun résultat. Plus l'affection est ancienne, plus le
succès est incertain et plus le traitement est long. Quelquefois on trouve des cas peu anciens où le résultat est
également très faible, le nombre et la solidité des
adhérences étant une seconde cause d'impuissance.

Le traitement ne doit commencer que quand tous
les phénomènes inflammatoires sont complètement
tombés. Quelques médecins pratiquent le massage
dans un bain chaud, une douche chaude, une douche
de vapeur (1). J'ai comparé les deux méthodes, mais
je ne puis encore me prononcer.

Si plusieurs articulations sont prises simultanément, comme il arrive souvent dans le rhumatisme
articulaire chronique, la séance prend bien une heure
avec le repos nécessaire. Les douleurs produites par
les manipulations obligent souvent aussi à ne travailler qu'une partie du membre dans la même séance.

Les manipulations ne diffèrent presque pas de celles
qui sont employées dans la névralgie et le rhumatisme
musculaire. Il n'y a de différence que dans la force
déployée, car ici la moindre exagération peut ramener un état aigu. Dans les affections précédentes,
il s'agissait de faire fournir aux muscles la plus
grande somme de travail pour provoquer des modifications dans leur tissu et dans celui des nerfs qui les
traversent. Ici la contraction musculaire n'est qu'un
moyen ; les muscles ne sont qu'une puissance agissant
sur des leviers pour frotter l'une contre l'autre les

____

1. Ziemssen, *Massage avec douche chaude dans un bain
chaud* (*Deutsche med. Wochenschrift*, 34, 1877).

surfaces articulaires et rendre lisses leurs surfaces rugueuses. — Le mouvement des tendons agit sur les exsudats périphériques qu'ils ramollissent et liquéfient. C'est l'intelligence et l'expérience qui doivent décider le degré de force à employer et le moment où on doit l'augmenter. Si l'on peut dire que le traitement mécanique constitue un danger pour les malades entre les mains d'individus étrangers à la médecine, c'est surtout pour les affections articulaires que cela est vrai.

La manière de procéder nous est dictée par la forme de l'articulation malade, qui très souvent est immobilisée sous un certain angle. On commence par des passes et des pressions douces autour de la jointure, d'abord avec l'extrémité des doigts, puis on augmente graduellement la force. Dès que l'articulation et les parties molles voisines qui recouvrent les exsudats, les ligaments et les capsules épaissies, ont été habituées en quelque sorte à la douceur des manœuvres, on pratique les mouvements passifs que permet le genre de la jointure.

Mais alors il ne faut pas oublier que la main gauche du médecin doit toujours fixer une extrémité de l'articulation, tandis que la main droite pratique la flexion, l'extension, la pronation, la supination, la circumduction du membre, d'abord avec les plus grandes réserves. Les adhérences entre les surfaces articulaires, les soudures des ligaments voisins sont parfois si solides et si multiples qu'on pourrait croire à une ankylose osseuse. Aussi les mouvements que l'on obtient au début se réduisent-ils à un minimum dont on doit se contenter ; l'augmentation de la mobilité se fait attendre plusieurs mois chez quelques malades et met la patience à une rude épreuve, mais il faut persévérer sans trêve en se rappelant que la goutte d'eau finit par trouer la pierre. Les succès étonnants de mécanothérapeutes habiles trouvent souvent une explication toute naturelle dans la persévérance avec laquelle ils ont traité des malades considérés comme incurables.

Dans les mouvements passifs des articulations des doigts et des orteils, il faut une certaine habileté pour bien immobiliser les articulations avec la main gauche qui doivent rester immobiles. Si, par exemple, on veut étendre et fléchir l'articulation située entre la 2ᵉ et la 3ᵉ phalange d'un doigt, il faut immobiliser l'articulation de la 1ᵉʳ et de la 2ᵉ phalange ainsi que l'articulation métacarpo-phalangienne.

Pendant les mouvements passifs, la main sent une crépitation parfois si forte que l'oreille la perçoit. Elle est due au frottement des surfaces articulaires inégales ou des exsudats périphériques. C'est le plus souvent aux articulations de la main que je l'ai perçue. Le genou est assez fréquemment, dans le rhumatisme articulaire chronique, le siège de grands épanchements synoviaux que l'on fait disparaître par des passes, des pressions et un pétrissage centripètes. Le rhumatisme musculaire qui complique souvent l'articulaire réclame le traitement déjà indiqué.

De temps en temps, tous les dix à douze jours, on donne au malheureux malade vingt-quatre heures de repos, indépendamment de ceux que nécessitent les poussées qu'il n'est pas toujours possible d'éviter dans le traitement le plus doux. Ordinairement ces poussées disparaissent en quelques jours par le repos et l'antiphlogose, et au bout de trois à quatre semaines la jointure apparaît moins sensible aux manipulations.

8ᵉ OBSERVATION

Madame H. W., 27 ans, toujours bien portante jusqu'à l'âge de 25 ans, fut atteinte le 17 novembre 1879 d'une fièvre typhoïde qui la cloua au lit pour trois mois. Pendant sa longue convalescence, passée dans une région humide malgré l'été, il survint un rhumatisme musculaire et articulaire aigu, qui fut précédé ae douleurs pongitives dans la poitrine, le dos, les bras et les cuisses. Le 17 octobre 1880 se manifesta une fièvre violente suivie bientôt de tuméfaction des articulations des mains puis de toutes les articulations du corps, l'une après l'autre. L'inflammation siégeait principalement dans le tissu périarticulaire, aux points d'attache de presque tous les muscles des membres, et principalement dans toutes les articulations des doigts. La période aiguë dura environ dix semaines. L'acide salicylique n'était supporté d'aucune façon. L'immobilisation des articulations malades fut très favorable. Pendant des jours entiers les quatre membres se trouvaient dans des appareils. Plusieurs fois il y eut de l'adénopathie du cou, des aisselles et des aines.

Au stade aigu succéda un stade chronique pendant lequel la malade resta étendue sur un canapé ou un peu assise ; mais le gonflement, la raideur et la douleur subsistaient dans tous les membres. Le massage pratiqué par le professeur Güssenbauer ne fut pas alors supporté ; il provoquait des exacerbations fébriles, des adénites, augmentait le gonflement et la sensibilité.

En juillet 1881, la malade ne pouvait encore se lever de son siège sans aide ; elle faisait seulement avec peine quelques pas sur un sol uni et ne pouvait monter l'escalier. Écrire quelques mots, manger à l'aide de ses mains, produisait de grandes difficultés. En même temps, par suite de douleurs violentes revenant à intervalles irréguliers, le sommeil était presque nul. Sédiments urinaires abondants ; pouls rapide. Rien dans les organes internes. La température était revenue à la normale.

30 juillet 1881. — Commencement du traitement mécanique. Toutes les articulations (doigt, main, coude épaule, hanche, genou, pied) étaient prises, sauf celles des orteils. Aux deux genoux, on voyait à l'œil nu un épanchement considérable de synovie, descendant de 3 centim. environ au-dessousde la rotule.

Les manœuvres pratiquées chaque jour avec les mouvemement actifs et passifs duraient dans les premiers temps de 30 à 40 minutes et provoquaient des douleurs violentes. La malade très courageuse se sentait épuisée à la fin de chaque séance. Au bout de cinq semaines, l'exsudat périrotulien avait beaucoup diminué sous l'influence du massage. La mobilité des membres augmentait notablement. Au bout de six semaines, cette dame se levait de son siège sans aide, et au bout de deux mois elle faisait une promenade d'une demi-heure sans fatigue. Sa démarche, d'abord vicieuse et pénible, devenait plus dégagée quoique encore bien éloignée de la légèreté et de l'élasticité naturelles. Les progrès réalisés de semaine en semaine sautaient.aux yeux de tous. La malade put enfin monter l'escalier, manger à l'aide de ses mains, manier l'aiguille et bientôt rien ne trahit plus dans sa démarche ses souffrances passées.

Les avant-bras n'avaient perdu qu'en partie leur adduction vicieuse, et la contracture légère du coude constatée d'abord n'avait pas tout à fait disparu. La grande sensibilité du début persistait encore un peu. Les mouvements de flexion des doigts très améliorés ne permettaient cependant pas à la malade de fermer le poing : par contre elle pouvait exécuter des mouvements comme s'asseoir, se lever, s'agenouiller, courir, croiser les bras, ce qu'elle ne pouvait faire au début du traitement. Au bout de dix semaines, elle montait seule en wagon et partait avec une amélioration très satisfaisante. Le traitement fut poursuivi chez elle, mais la mobilité ne revint pas complètement.

Dans l'automne de 1882, elle passa quelque temps dans la grotte de Monsumano pour faire disparaître ce qui restait de la raideur articulaire et des autres troubles de la motilité. Mais l'état normal n'est pas complètement revenu ; les douleurs du genou et de la hanche notamment n'ont pas disparu, de sorte que l'on pense de nouveau appliquer le traitement mécanique.

J'ai précisément rapporté ce cas, où malgré le traitement le plus rationnel et le plus persévérant et la grande patience de la malade. on n'a pas obtenu une guérison complète, pour que le débutant dans une occasion semblable n'en accuse pas son insuffisance.

J'en finirai avec ce sujet en rapportant les paroles

d'un grand chirurgien qui ont d'autant plus de valeur, qu'elles proviennent d'un article destiné à combattre les exagérations de la mécanothérapie et à ramener ses indications à une mesure raisonnable.

Suivant Billroth (1), on peut manipuler énergiquement et sans réserve les raideurs et les douleurs consécutives à des anciennes luxations ou aux arthrites chroniques rhumatismales. Avec de la persévérance, on obtient souvent des résultats brillants. « C'est justement pour les suites des entorses et des arthrites chroniques rhumatismales qui cèdent si lentement aux moyens ordinaires, que l'on doit être heureux de posséder une méthode donnant un résultat relativement rapide. » L'article se termine par ces mots : « Je suis complètement d'accord avec mes collègues Langenbeck et Esmarch, et je crois que le massage, dans des cas appropriés, mérite plus d'attention qu'il n'en a obtenu jusqu'ici en Allemagne. »

La mécanothérapie dans les maladies des yeux.

Ici, cela va sans dire, il ne peut être question que de manipulations pratiquées avec prudence et délicatesse. La pression sur le globe oculaire et les frictions de la paupière sur la cornée dégagent les vaisseaux engorgés, et fournissent de nouvelles voies d'écoulement : les épanchements sont refoulés dans les vaisseaux sanguins et lymphatiques, et repassent

1. *Discussion de quelques questions de chirurgie à l'ordre du jour* (*Wiener med. Wochenschr.* 1873, n° 45).

dans la circulation. Il est certain que les pressions
dégagent le globe pour quelque temps, et diminuent
momentanément sa tension. Les frictions irritent les
épanchements anciens organisés, y produisent une
inflammation artificielle, et par suite une résorption
plus active grâce à l'hypérémie ; il en est de même
pour les produits inflammatoires.

Cette action de la thérapeutique mécanique avait
déjà été utilisée d'une autre manière, il y a de longues
années, par Fr. Jæger l'ancien ; il inoculait la blennor-
rhagie pour détruire le pannus. En 1882 Dianoux, de
Nantes, publia des résultats favorables obtenus par
la méthode de Jæger (1).

Nous lisons dans l'excellent article de Schenkl (2)
que Donders a recommandé le premier en 1872 l'essai
du massage dans les maladies de la cornée. (Congrès
ophthalmologique de Londres). Mais c'est à Pagenstecher que revient le mérite d'en avoir systématisé l'emploi. Outre les observations de Gradenigo, Chodin,
Petraglia, Just et Friedmann, Klein a publié sur
ce sujet un excellent travail résumant et criti-
quant tout ce qui a paru jusqu'ici (2). D'après l'avis
unanime des oculistes les plus éminents, le traitement
mécanique convient aux affections suivantes : conjonctivite pustuleuse, conjonctivite marginale hyper-
trophique (catarrhe printanier), épisclérite subaiguë
ou chronique, toutes les variétés d'opacité cornéenne

1. *De l'ophtalmie purulente provoquée comme moyen thérapeutique* (*Progrès médical*, 1882, nos 41 et 43).

2. *Des nouveaux moyens thérapeutiques en ophtalmogie* (*Prager med. Wochenscchr.*, 1882, no 30).

3. *De l'emploi du massage en opthalmologie* (*Wiener med.
Presse*, 1882. nos 9, 10, 12, 15).

susceptibles de régression (opacité consécutive au pannus, kératite scrofuleuse, k. parenchymateuse).

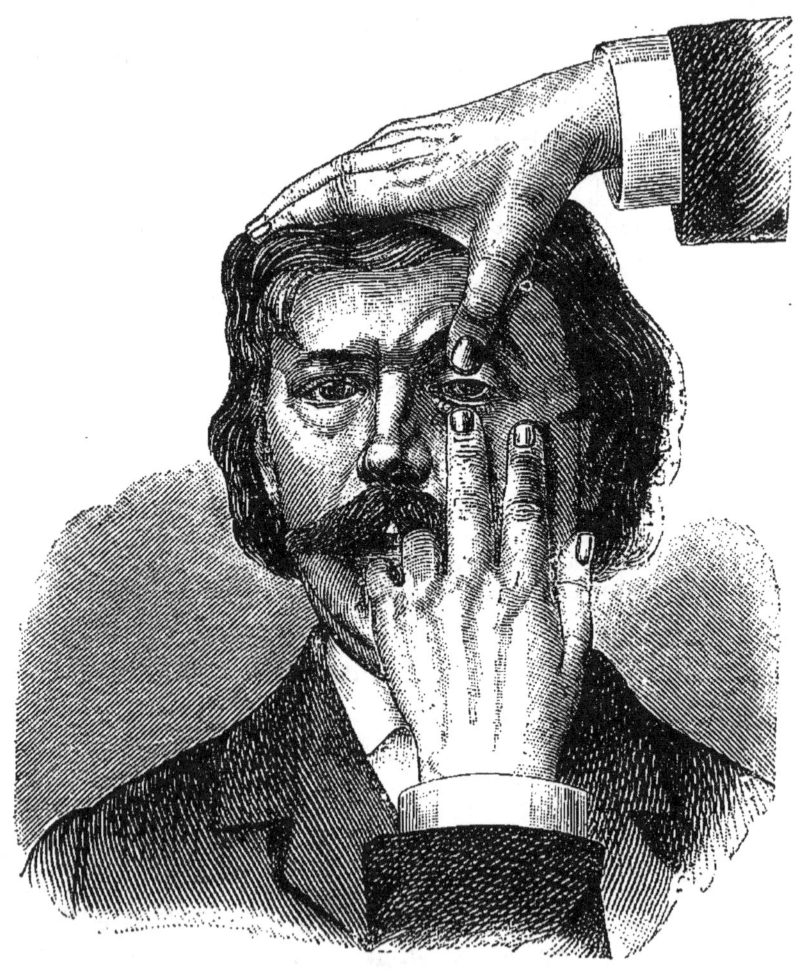

Fig. 59.

Gradenigo ayant vu la tension de l'œil, même sain, diminuer après des pressions prolongées de deux à six minutes, essaya le massage dans le glaucome, et

la détente qui en résulte fut constatée par Wicher-
kievicz, Schnabel et Klein.

Le dessin ci-contre, que je dois à l'obligeance de
Schenkl, indique de quelle façon on pratique cette
manœuvre (fig. 59). Suivant le siège du mal on fixe
la paupière supérieure ou l'inférieure avec le pouce
contre le globe oculaire (près du bord palpébral), puis
on pratique les frictions. Pagenstecher recommande
d'écarter un peu avec la main libre la paupière qui ne
sert pas à pratiquer le massage. Il exécute des frictions radiées et circulaires ; les premières d'après lui
plus importantes que les secondes. Ces frictions radiées se pratiquent du centre de la cornée vers l'équa-
teur du globe, dans les deux sens, de sorte qu'on peut
manipuler un secteur déterminé de l'œil. Klein considère les frictions radiées comme indiquées dans les
foyers morbides circonscrits, les circulaires dans les
foyers à disposition concentriques. Pagenstecher recommande d'exécuter les frictions aussi vite que
possible et d'éviter les pressions fortes ; Klein se rat-
tache pleinement à cette manière de voir. Le doigt
doit glisser doucement avec la paupière sur la surface
du globe ; Klein indique comme maximum de la pression la force employée pour réduire une hernie de
l'iris par l'excitation de ses fibres musculaires. Schenkl
assure au contraire qu'une légère pression sur l'œil
pendant les frictions ne produit pas de sensation désagréable, ni d'irritation, et agit très efficacement. La
orce de la pression d'après Schenkl doit varier suivant le but à atteindre. Elle sera différente soit que
l'on veuille faire résorber le pus de la chambre antérieure, soit qu'à l'exemple de Chodin, on veuille pro-

voquer la résorption des éléments dn cristallin. Les frictions ne doivent pas durer plus de cinq minutes et n'être pratiquées qu'une fois par jour, deux fois au plus, si l'on veut arriver rapidement au but.

Les auteurs sont unanimes pour déclarer que les malades ne se plaignent de douleurs que quand il existe une irritation de l'iris. Le frottement produit constamment une légère rougeur qui dure d'un quart d'heure à une demi-heure. S'il existe du catarrhe conjonctival, la rougeur peut persister une heure ou deux, mais elle dure de moins en moins longtemps les jours suivants.

C'est surtout dans les opacités anciennes de la cornée que les frictions donnent de bons résultats. Les médicaments irritants peuvent très bien en amener aussi la disparition en provoquant une vascularisation artificielle, mais il faut des semaines et des mois par ce moyen, tandis que par le traitement mécanique le délai est relativement court. Nous rapportons ici en abrégé une des nombreuses observations de Schenkl qui nous servira de type.

OBSERVATION

A. H., 18 ans, est atteint depuis sept semaines d'opacité cornéenne (œil droit), suite de kératite parenchymateuse; l'opacité, à l'exception d'une zone étroite à la pérpihérie, occupe toute la cornée et apparaît plus épaisse en son centre. Les irritants les plus variés : précipité, calomel, teinture d'opium, chaleur humide ont été employés sans succès. On pratique alors des frictions de la paupière sur la cornée graissée de pommade au précipité jaune (0,05 pour 2,00, Vaseline); au bout de trois séances, l'opacité commence à s'effacer par petites surfaces, d'abord au centre, puis à la périphérie, et à s'éclaircir sur les bords.

Pagenstecher assure que ce procédé donne de bons résultats dans les taches cornéennes même très anciennes qui durent depuis des dizaines d'années; il rapporte des faits de guérison au bout de trente ans.

Klein est le premier qui essaya le traitement dans la période d'état de la maladie. Au bout de trois séances il réussit à couper une kératite au début, tandis que l'autre œil déjà atteint mit six semaines à guérir avec le traitement ordinaire (atropine, fomentations, médicaments antiscrofuleux).

Les opinions varient quant à l'emploi d'une pommade portée dans le sac conjonctival. Pagenstecher emploie toujours la pommade jaune; Klein et Petraglia s'abstiennent pour avoir les observations pures. Schenkl, au début, n'employait aucune pommade; plus tard, quand il eut acquis la conviction que les frictions suffisaient, il employa toujours une pommade quelconque, principalement pour ne pas perdre ses malades de clinique qui se seraient cru négligés s'ils n'avaient vu employer aucun médicament.

Ces quatre auteurs ont rapporté des cas d'épisclérite qui ont été guéris par les frictions en un nombre de séances variant de trois à dix ; cela est très encourageant, car les médicaments dirigées jusqu'à présent contre cette affection, qui dure souvent plusieurs mois, n'en ont pas pu abréger la durée.

On a récemment préconisé le traitement mécanique

contre le glaucome. Klein en a posé les indications;
d'après lui la méthode est bonne dans les glaucomes
aigus et chroniques avec phénomènes inflammatoires
et élévation de la pression intra-oculaire; de plus,
quand la sclérotomie et l'iridectomie sont pratiquées
sans succès, dans les glaucomes s'accompagnant de
névralgie permanente qui rend toute opération impossible, enfin là où l'opération est dangereuse, comme
c'est le cas dans la forme hémorrhagique.

Schenkl dit que son expérience n'est pas aussi
favorable à l'emploi du massage dans le glaucome,
qu'il réserve aux cas chroniques. Il le recommande
encore dans l'hypoéma (épanchement sanguin dans la
chambre antérieure) et dans les ecchymoses de la
conjonctive, qui guérissent, il est vrai, spontanément,
mais bien moins rapidement que par ce moyen. Klein
trouve qu'il faut encore essayer le traitement mécanique dans les névralgies ciliaires opiniâtres, le blé-
pharospasme idiopathique et les névralgies sus-orbi-
taires. Je n'ai jamais eu par moi-même l'occasion
d'en vérifier l'action sur l'œil. Mais j'ai observé de
nombreux cas de névralgie sus-orbitaire que ce traitement n'avait malheureusement pas guéris.

IIIe GROUPE

TRAITEMENT MÉCANIQUE DE LA CHLOROSE, DE LA DYSPEPSIE, DE LA PHTISIE PULMONAIRE, DE LA NEURASTHÉNIE, DE L'HYSTÉRIE, DE L'HYPOCHONDRIE, DU DIABÈTE SUCRÉ. NEUVIÈME OBSERVATION.

Dans toutes ces affections qui, sauf la dyspepsie, résultent d'une prédisposition congénitale, la thérapeutique a pour tâche de transformer la nutrition et de modifier la crase sanguine. Depuis longtemps on a reconnu l'impuissance des médicaments proprement dits ; seuls le quinquina et le fer ont conservé jusqu'ici leur ancienne place. Ils ne viennent cependant qu'au second rang, car les climats des hauteurs, les bains de mer, l'hydrothérapie, les cures de lait ont souvent montré leur grande puissance sans l'adjonction d'aucun médicament. La neurasthénie, l'hystérie et l'hypochondrie, affections voisines qui s'engendrent l'une l'autre, ressortissent en outre à l'électricité qui dans les dernières années a fait une rude concurrence à la mécanothérapie. Comme nous l'avons déjà dit, cette dernière méthode a aussi peu d'action que le quinquina, le fer, l'eau froide, dans tous les cas où il faut modifier une prédisposition congénitale par un changement dans les conditions hygiéniques et la nutrition de l'individu. Mais, partout où ces moyens sont indiqués et donnent des succès, le traitement mécanique agit aussi favorablement qu'aucun d'entre eux.

La part qui lui revient dans le traitement des maladies de ce groupe est très variable. Elle est faible dans

la chlorose et la dyspepsie où l'eau froide a une
action prédominante; elle est très grande dans certaines formes de phtisie, bien que les climats des
hauteurs partagent ici avec elle les résultats obtenus. Pour la neurasthénie, l'hystérie, l'hypochondrie,
il est difficile de donner une appréciation générale.
La multiplicité des symptômes est telle que le
résultat est tantôt considérable et tantôt nul. Même
remarque pour les diverses formes du traitement mécanique: dans la phtisie et la chlorose, les manipulations n'ont qu'une valeur très secondaire, il faut pré-
férer les mouvements actifs; par contre, la dyspesie
réclamera des mouvements actifs en même temps que
des manipulations. La neurasthénie, l'hystérie, l'hypochondrie réclament aussi simultanément les mouvements actifs, passifs et les manœuvres mécaniques.
Quand on constate des symptômes accessibles à l'emploi de ces méthodes, le rôle principal appartient
tantôt aux premières, tantôt aux secondes.

En somme, pour ce groupe il faut s'en tenir au principe physiologique suivant : Les muscles sont le foyer
principal des processus chimiques de l'organisme.
Exciter et augmenter l'activité musculaire, c'est provoquer l'oxydation du sang, consommer plus d'oxygène,
excréter plus d'acide carbonique, augmenter la nutrition, ramener l'appétit, mieux digérer les aliments,
fabriquer plus de sang, plus de globules rouges,
nourrir mieux les nerfs, accroître et fortifier les fibres
musculaires, donner au corps de la force et de l'élasticité, dissiper la tristesse et le dégoût de la vie.

Voilà les points communs à toutes les affections de
ce groupe. Mais à cause des différences qu'elles offrent

entre elles, il faut les considérer isolément. Le système vasculaire des chlorotiques est remarquable par l'étroitesse des vaisseaux et la minceur de leurs parois. Les mouvements actifs excitent l'activité cardiaque, augmentent la tension artérielle et par suite la force des tuniques des vaisseaux. L'oxydation plus énergique du sang finit par ramener peu à peu au taux normal le nombre des hématies et leur contenu en hémoglobine. La grande faiblesse qui accompagne toujours la chlorose ne permet au début que peu de mouvements actifs. Si le manque de forces est extrême, il faudra d'abord se contenter d'exercices passifs (promenades en voiture, à cheval), de mouvements musculaires passifs et de manœuvres mécaniques douces sur tout le corps (frictions, pressions, massage).

Dans le catarrhe de l'estomac, le traitement mécanique aussi bien que l'au froide ne sont que les adjuvants d'un régime sévère ou d'un séjour dans un climat montagneux. En tous cas, la gymnastique médicale peut faire beaucoup pour supprimer les troubles circulatoires dus aux catarrhes dits secondaires qui constituent, d'après Oser (1) la plus grande partie des catarrhes chroniques. Ce traitement agit encore plus favorablement sur la dyspepsie de l'anémie et de la chlorose. Mais ici les mouvements passifs et les manœuvres mécaniques n'auront pas d'action : il faut revenir aux mouvements actifs de tout genre : gymnastique de chambre, équitation, natation, escrime, ascensions.

La phtisie n'est justiciable du traitement méca-

---

1. *Real-Encyclopædie des ges. Heilkunde*, **VIII**, 1881.

nique que quand il y a apyrexie, quand on peut opérer, par une oxydation plus énergique du sang, la résorption active des infiltrations, ou bien comme mesure prophylactique chez les individus anémiques, délicats, à poitrine étroite, appartenant à des familles de phtisiques. Ici le traitement a un double but :

1° Modifier la crase sanguine, amener plus d'oxygène aux poumons, améliorer la nutrition ; 2° fortifier par l'exercice les muscles respiratoires, rendre la respiration plus profonde, le thorax plus large.

Le séjour continuel dans l'air pur des montagnes, les inhalations d'oxygène ou d'ozone recommandées par certains médecins dérivent du même principe. Dès que la fièvre survient, il faut tout supprimer : de même pour l'hémoptysie. Cependant, trois mois après le dernier crachement de sang, on peut recommencer prudemment les exercices musculaires.

Brehmer est le premier, à ma connaissance, qui ait ordonné à certains de ses malades les ascensions systématiques ; il faisait arranger des chemins de promenade sous des inclinaisons variées, et les malades devaient parcourir l'un ou l'autre suivant leurs forces. Il serait inexact de dire que l'exercice ne produit que la gymnastique des poumons. La combustion intramusculaire dans tous les groupes mis en action, ainsi que l'augmentation de chaleur, sont favorables à l'ensemble de l'organisme et se manifestent par un meilleur fonctionnement de tous les organes, même glandulaires, et particulièrement de la peau et des reins.

Pour rendre la respiration plus profonde, beaucoup de médecins recommandent de faire plusieurs fois par jour un certain nombre de grandes inspirations.

J'ai moi-même autrefois partagé cette erreur. Certes, si l'on pouvait transformer une respiration superficielle en une respiration *constamment* profonde, ce serait parfait, mais quelques minutes de temps en temps, c'est une goutte d'eau dans la mer ; et d'ailleurs ces exercices fatiguent beaucoup le malade, qui finit par les négliger.

La méthode de Bicking (1) est plus efficace. Il part de ce principe que c'est le poumon qui de dedans en dehors dilate la cage thoracique et que les muscles de la respiration contribuent à l'agrandir. Il affirme que les simples mouvements du corps sans gymnastique pulmonaire n'aboutissent à aucun résultat. Je suis de son avis si par mouvements il comprend simplement la marche ; mais si l'on pratique les exercices que je décrirai plus loin, le malade n'a pas besoin d'une gymnastique particulière des poumons. Bicking fait respirer ses malades à l'aide d'un appareil qui ressemble à une sorte de narghilé. C'est une bouteille remplie à moitié d'eau, le bouchon perforé porte un tube de verre allant jusqu'au fond. Dans une ouverture latérale du flacon passe un tube de verre muni d'un tuyau de caoutchouc par lequel le malade aspire l'air du flacon. Mais ces mouvements de succion sont très fatigants et réclament un travail énergique de la part de tous les muscles respiratoires. La thérapeutique respiratoire si fréquemment usitée pendant ces dix dernières années dans le traitement des affections pulmonaires a démontré que toute inspiration profonde prolongée fatigue beaucoup le malade et que les

---

1. *De la gymnastique pulmonaire dans le traitement des différentes maladies, en particulier de la phtisie.* Berlin, 1872.

inhalations, pour réussir, doivent plutôt se faire pendant une à deux heures dans des espaces dont l'air est imprégné des liquides à inhaler.

Bicking affirme que des mouvements énergiques du corps rendent seulement les inspirations plus rapides, mais non plus profondes. Suivant lui, ils produisent une transpiration exagérée, une respiration superficielle, courte, qui épuise les poumons sans les fortifier. Contrairement aux observations de Bicking, j'ai vu souvent que des mouvements énergiques augmentaient simultanément la fréquence et l'intensité de la respiration. D'ailleurs il ne s'agit pas dans ces exercices de mouvements énergiques ; ils peuvent être exécutés tranquillement et cependant fortifier tous les muscles respiratoires et provoquer des inspirations profondes.

Ces exercices musculaires ont sur l'inspiration forcée l'avantage inappréciable d'entraîner en même temps dans tous les muscles du corps une puissante oxydation, qui favorise la nutrition, la production de chaleur et la résorption, tandis que dans les mouvements d'inspiration, il n'y a que les intercostaux externes et internes, le triangulaire du sternum, et les scalènes qui entrent en activité. La grande consommation d'oxygène produite par le travail de tous les muscles dans la gymnastique médicale, est déjà pour le poumon une cause d'activité plus grande. L'augmentation de l'appétit que provoque le travail musculaire, est la preuve indubitable de l'augmentation des échanges nutritifs dans l'organisme.

Une marche journalière sur un terrain incliné (aller et retour en une demi-heure à une heure) suffirait parfaitement à atteindre le but proposé. Pour les personnes délicates, le chemin doit être uni et bien entretenu. Mais comme le temps et les autres conditions peuvent faire obstacle à l'application de ces exercices, comme il faut éviter avec soin les refroidissements, les courbatures, comme le contrôle doit en être sévère, on préférera pour les individus prédisposés à la phtisie, jeunes, débiles, à poitrine étroite, les exercices suivants faits à la maison.

I. Exercices libres.

Ces exercices sont si simples et si faciles à faire

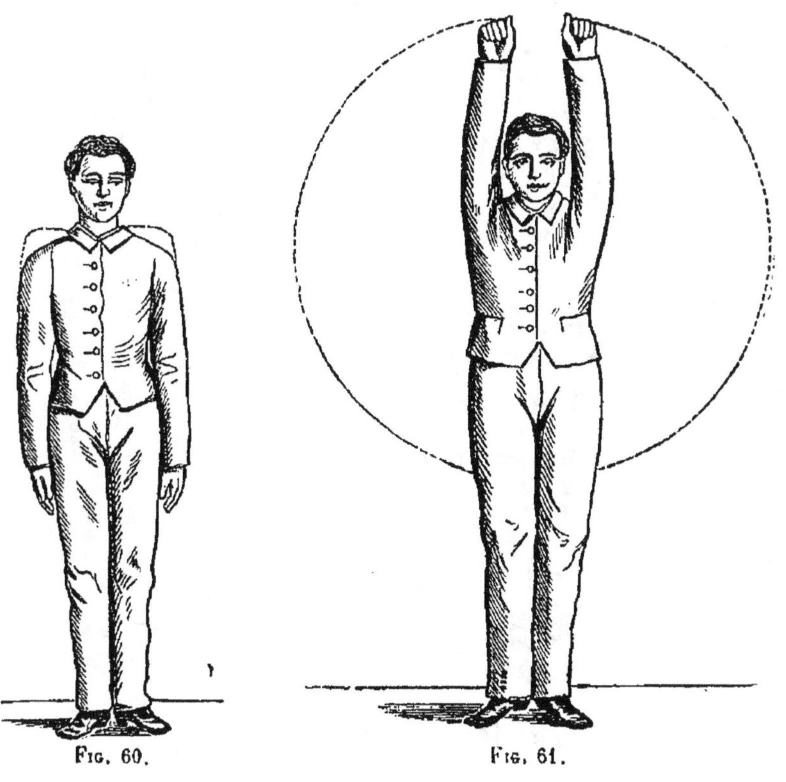

Fig. 60.　　　　　　　　Fig. 61.

d'après les figures ci-jointes que toute description en est superflue.

1. Élévation des épaules (avec ou sans haltères) (fig. 60).

2. Élévation latérale des bras (avec ou sans haltères) (fig. 61).

3. Élévation antérieure des bras (avec ou sans haltères).

4. Mouvements circulaires des bras étendus (fig. 62).

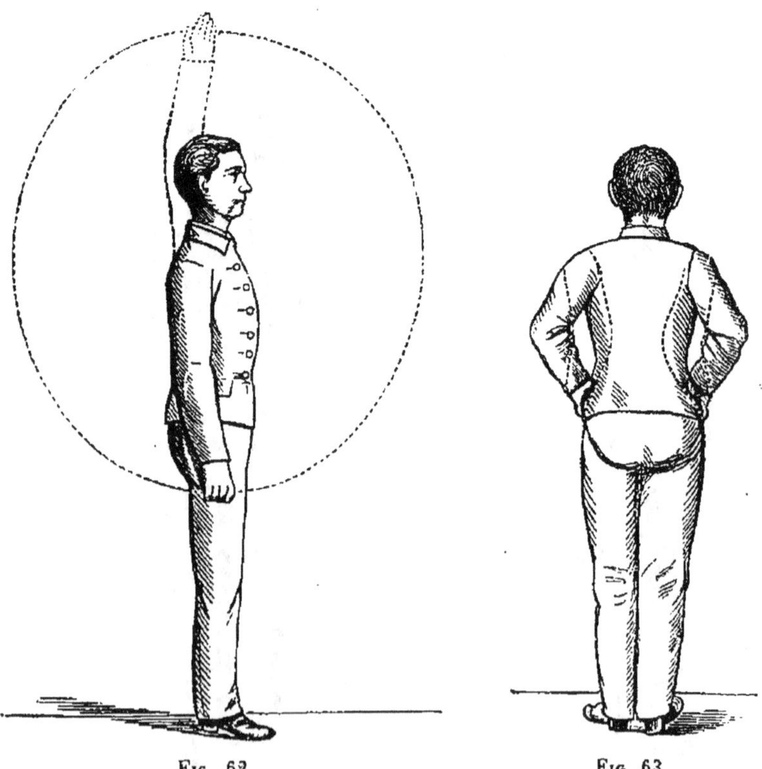

Fig. 62.   Fig. 63.

5. Coudes en arrière (fig. 63).

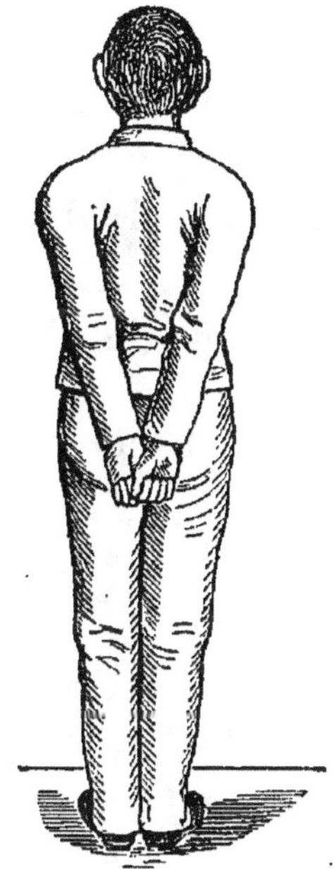

Fig. 64.

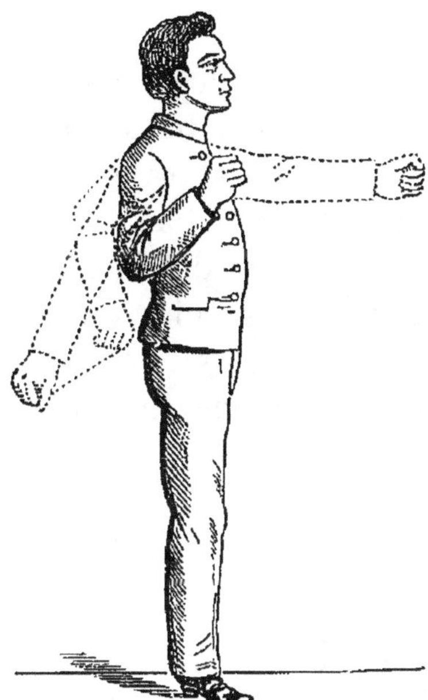

Fig. 65.

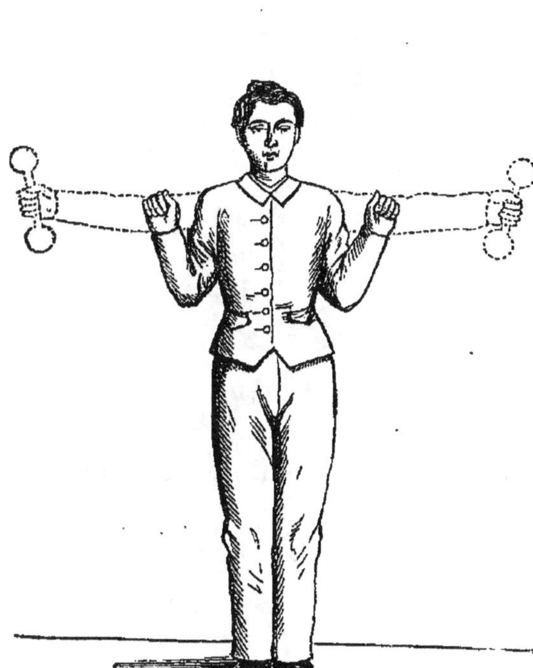

Fig. 66,

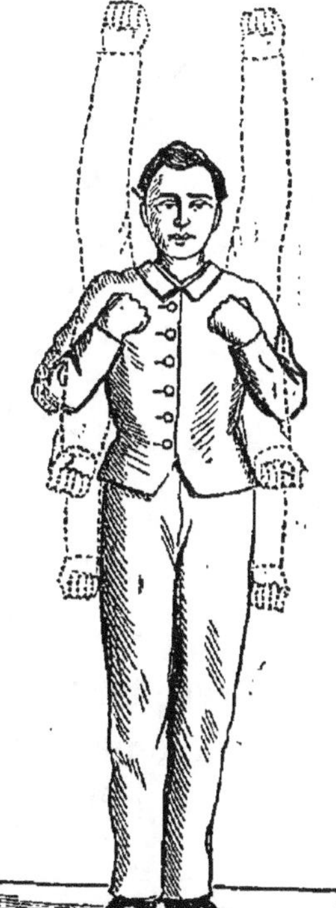

Fig. 67

6. Mains fermées en arrière (fig. 64).

7. Projection des bras en avant (fig. 65). (D'abord sans, ensuite avec haltères.)

8. Projection latérale des bras (fig. 66). (D'abord sans, ensuite avec haltères.)

9. Lancement des bras en haut et en bas (fig. 67). (D'abord sans, ensuite avec haltères.)

10. Mouvements de natation, que chacun connaît. (D'abord sans, ensuite avec haltères.)

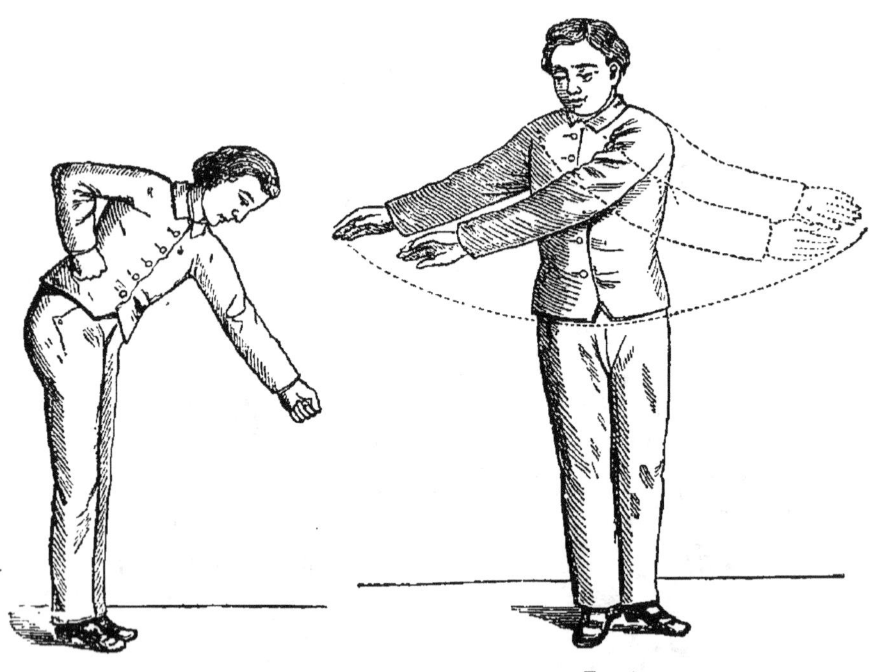

Fig. 68.   Fig. 69.

11. Mouvements de scie. (fig. 68). (D'abord sans, ensuite avec haltères.)

12. Mouvements de faux (fig. 69). (D'abord sans, ensuite avec haltères.)

13. Mouvements de hache (fig. 70). (D'abord sans, ensuite avec haltères.)

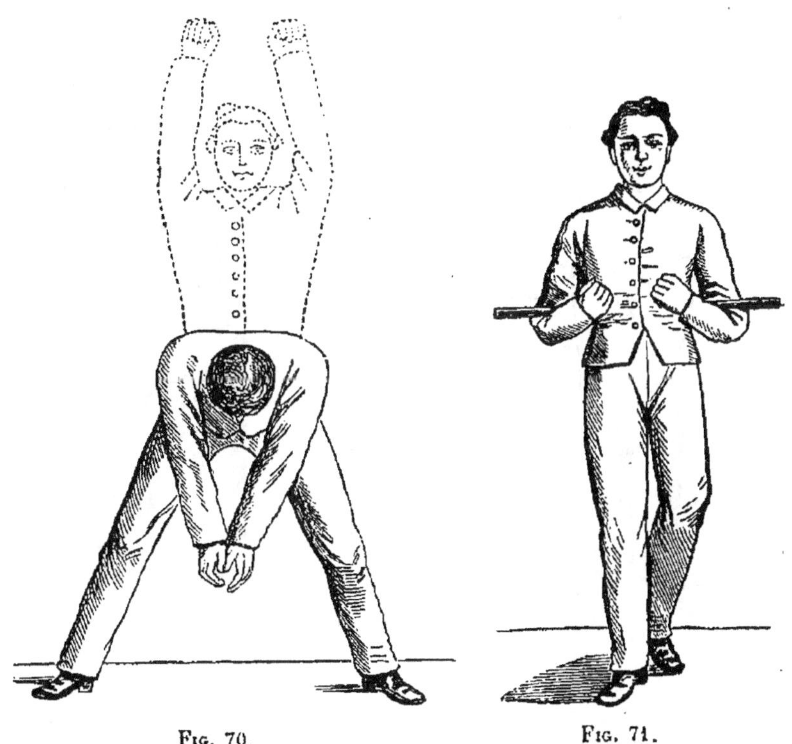

FIG. 70.　　　　FIG. 71.

14. Marche, la barre passée dans les coudes (fig. 71).

15. Porter la barre en avant, en arrière, par-dessus la tête, les deux bras aussi rapprochés que possible (fig. 72).

16. Franchir la barre (fig. 73).

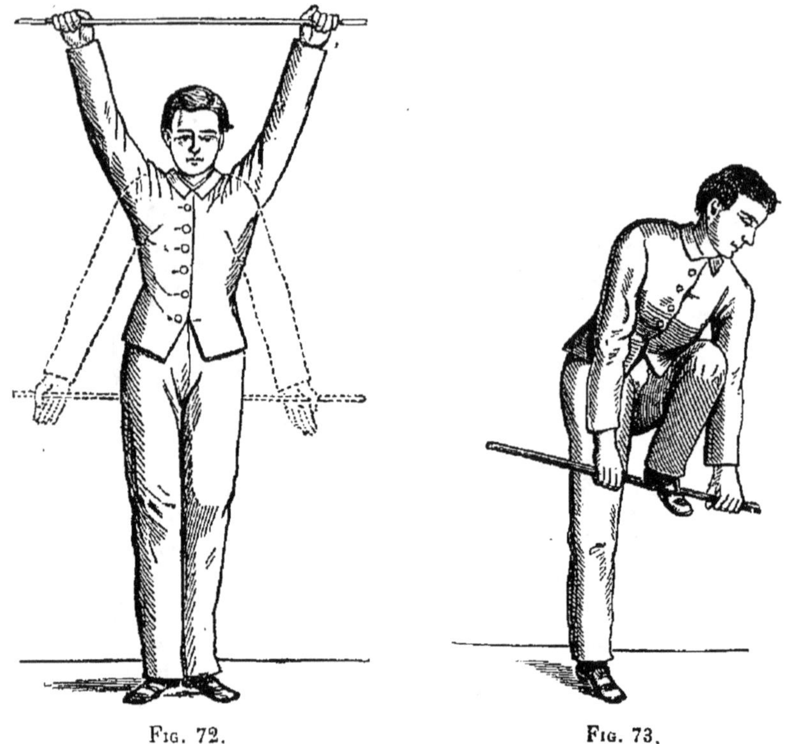

Fig. 72.   Fig. 73.

II. Exercices avec les appareils.

a. Barres.

1. Se dresser sur les bras (fig. 74).

2. Se dresser sur les coudes (fig. 75).

3. Mouvements de pendule sur les mains (fig. 76).

4. Progression sur les mains alternativement dé-placées (fig. 77).

5. Expansion thoracique par suspension en arrière, les pieds arc-boutés (fig. 78).

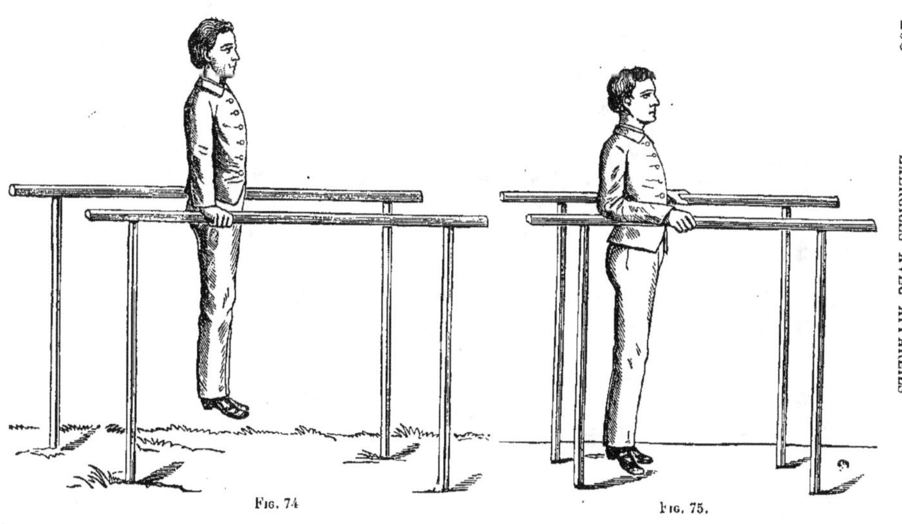

Fig. 74

Fig. 75.

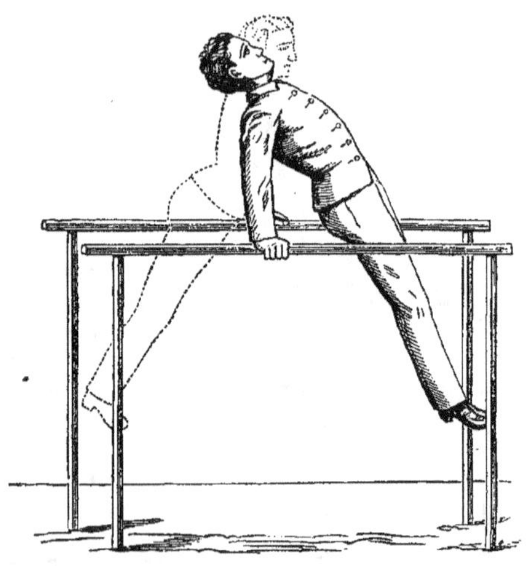

Fig. 76.

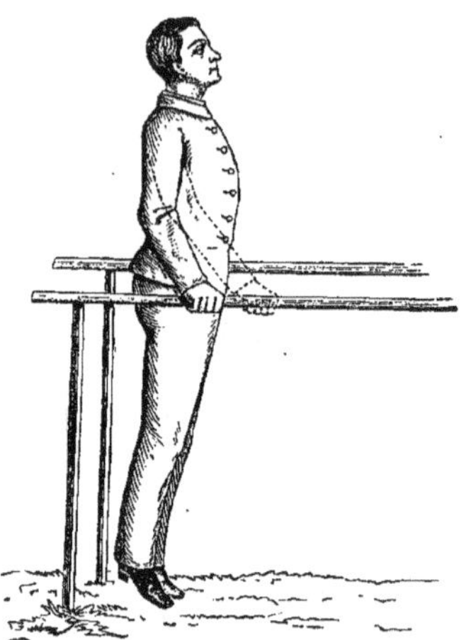

Fig. 77

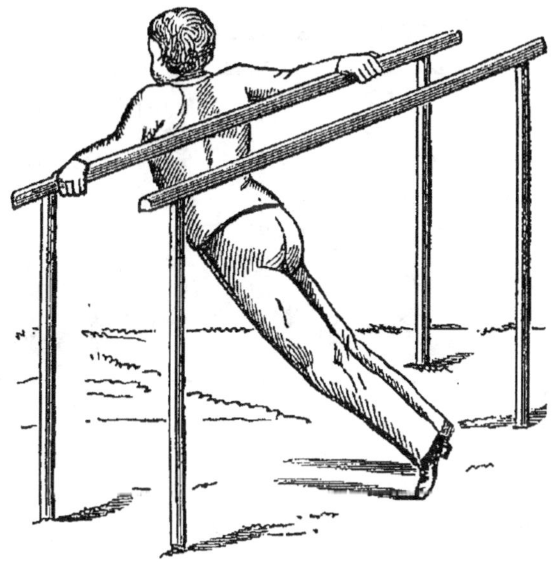

FIG. 78.

6. Suspension en avant dans les barres, les pieds arc-boutés (fig. 79).

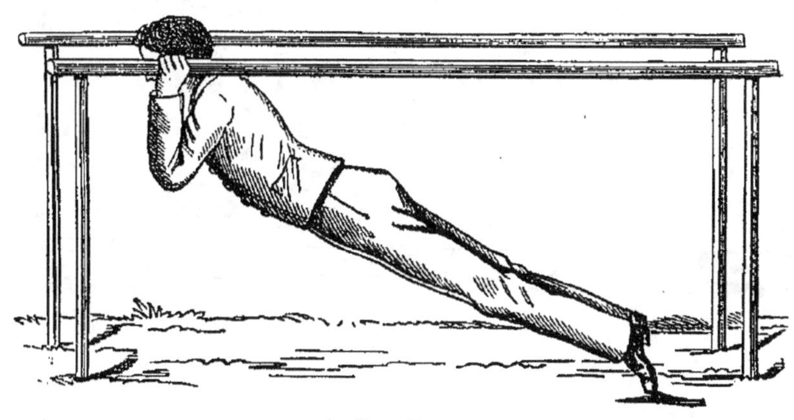

FIG. 79.

7. Suspension en arrière avec redressement, les pieds arc-boutés (fig. 80.)

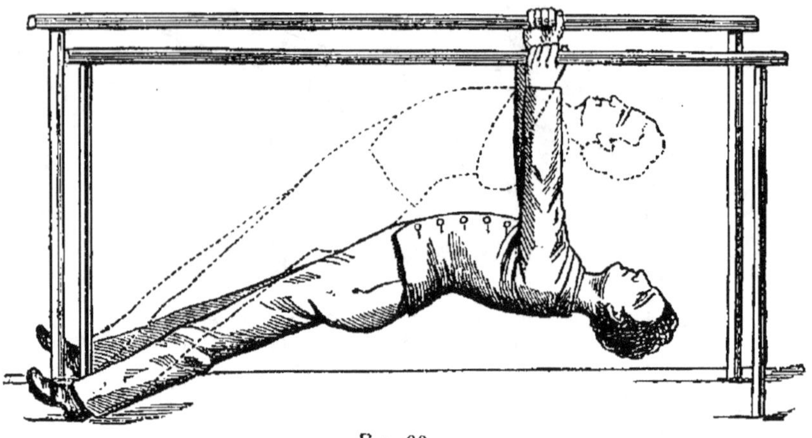

Fig. 80.

8. Suspension en arrière avec redressement, les pieds aux barres (fig. 81).

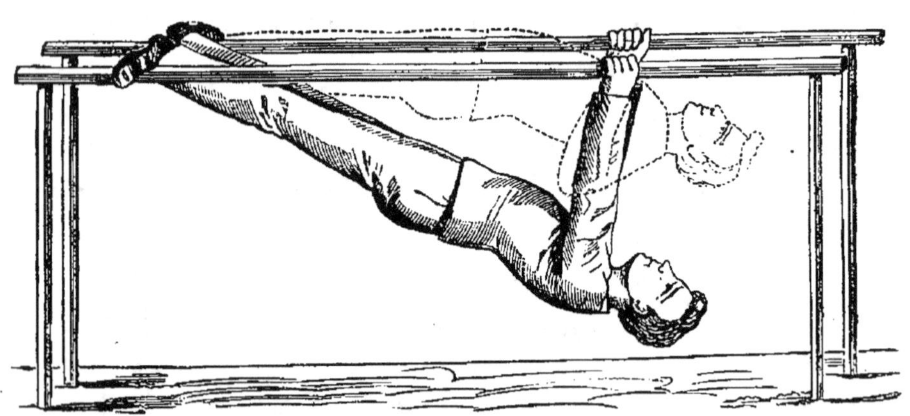

Fig. 81.

9. Suspension par les coudes, les pieds aux barres (fig. 82).

10. Expansion thoracique par suspension, les pieds aux barres (fig. 83).

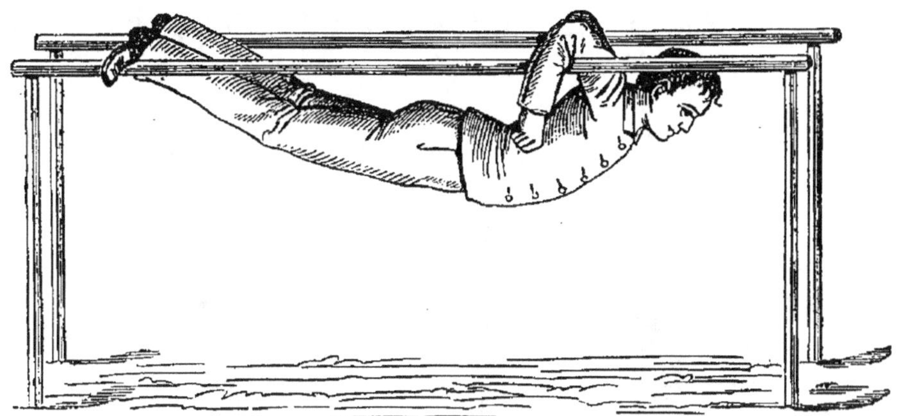

Fig. 82.

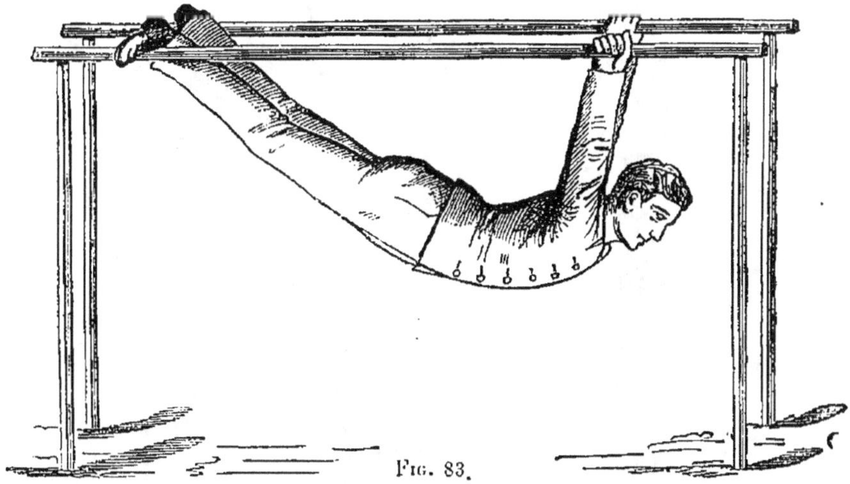

Fig. 83.

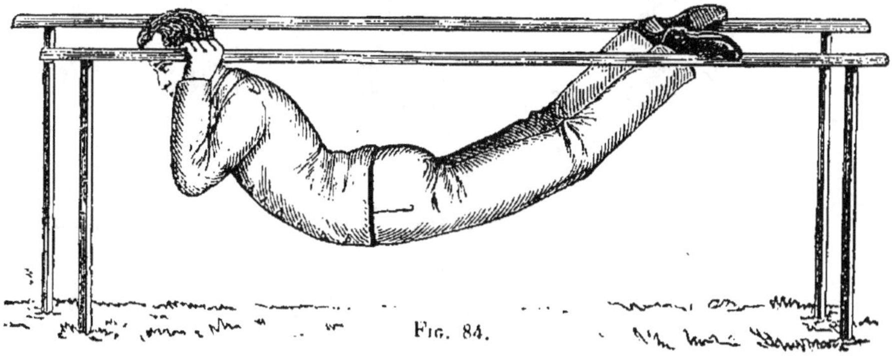

Fig. 84.

11. Suspension par les mains, les pieds aux barres (fig. 84).

b. Barre fixe.

1. Suspension par les mains (fig. 85).

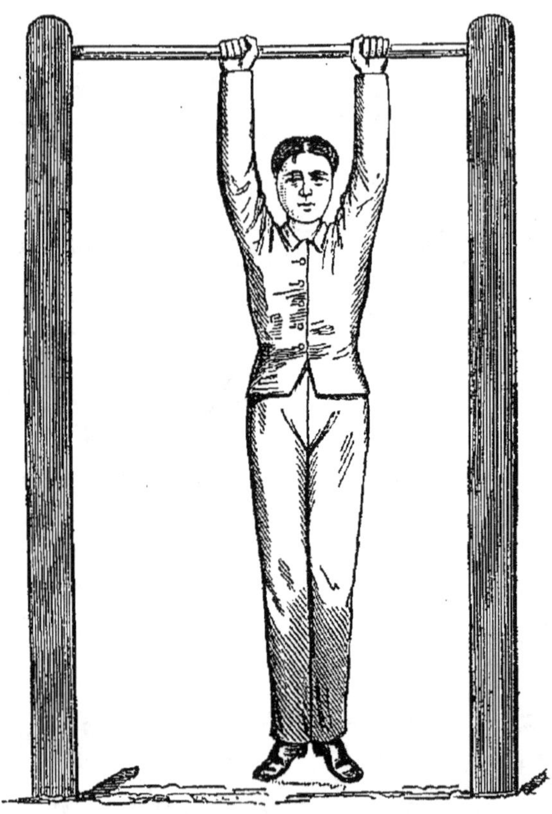

Fig. 85.

2. Déplacement le long de la barre par mouvements alternatifs des mains (fig. 86).

3. Raccourcissement les mains jointes (fig. 87).

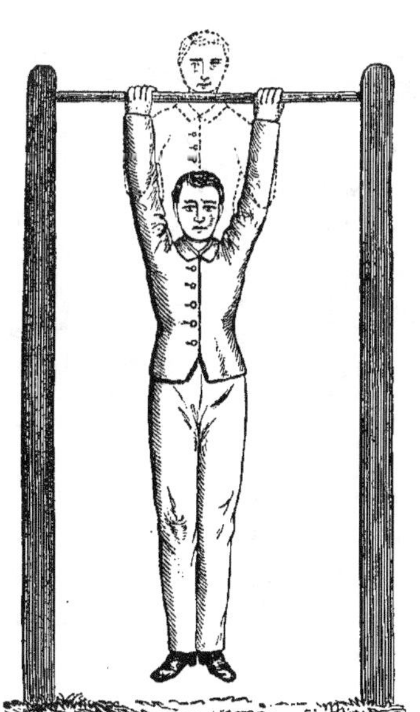

Fig. 86

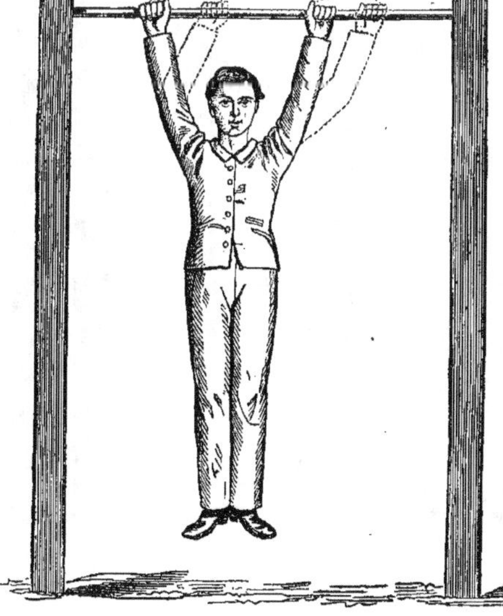

Fig. 87.

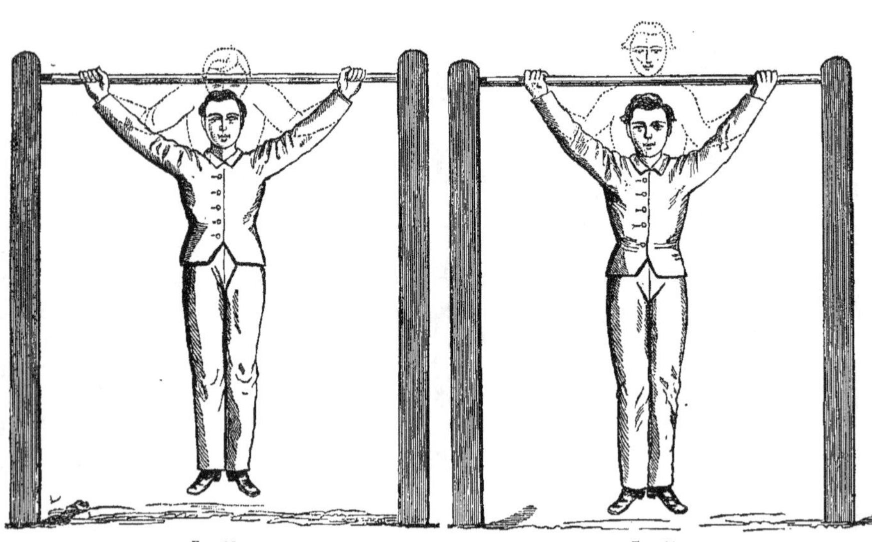

Fig. 88.

Fig. 89.

4. Raccourcissement les mains écartées :

    a. En pronation (fig. 88).
    b. En supination (fig. 89).

Ces exercices peuvent se modifier de mille manières.

Ces appareils sont simples, légers et faciles à monter dans une chambre ; tout médecin devrait se familiariser avec ce côté de la mécanothérapie. Il n'en est pas qui ne trouve tous les ans dans sa clientèle de jeunes individus chez lesquels il ait à redouter la phtisie. Il se préoccupe d'une prophylaxie sévère. Il prescrit un séjour dans un air pur et calme, une bonne nourriture, mais il laissera malheureusement de côté les exercices méthodiques, principalement des muscles s'insérant sur le thorax ; cependant ces exercices rendent bien plus de services que les médicaments les plus vantés. Il doit autant que possible diriger les exercices journaliers qui prennent ainsi une importance plus grande aux yeux du malade que ceux des gymnases, et sont plus appréciés par son entourage. Il en pratiquera chaque jour quelques-uns, ce qui ne lui prendra pas plus de quinze à vingt minutes : ils seront répétés en son absence. Combien de jeunes filles et de jeunes garçons devenus peu à peu phtisiques parce qu'on leur prêche les ménagements et le repos, qui seraient arrachés à leur triste sort si, avant l'infiltration des sommets ou avant la fonte purulente de l'infiltration, on les avait fortifiés par la gymnastique médicale de façon à produire une plus grande activité circulatoire, une meilleure nutrition et par suite à faire résorber les dépôts intrapulmonaires ! Si l'induration est étendue, s'il se produit des hémoptysies, de la fièvre, des cavernes, il ne faut plus naturellement penser à la gymnastique; les ménagements et le repos deviennent nécessaires pour prolonger les jours du malade.

Quant à la neurasthénie, et aux états analogues, l'hystérie, l'hypochondrie, ainsi qu'aux légers troubles psychiques qui en dépendent, la mécanothérapie doit remplir un triple but. Elle doit modifier la crase sanguine comme dans toutes les affections de ce groupe, combattre certains symptômes et enfin modifier l'esprit et le caractère. Beard (1), qui fait de la neurasthénie une maladie nouvelle principalement observée en Amérique, considère le traitement mécanique comme un moyen adjuvant de grande valeur, sinon indispensable, pour les malades cloués au lit par cette affection. Je puis ajouter que, quand un symptôme est justiciable de l'électricité ou de l'hydrothérapie, il cède bien mieux encore à la mécanothérapie. Parmi les symptômes multiples qui accompagnent la neurasthésie, les principaux sont l'hyperesthésie et la faiblesse musculaire, de sorte qu'Arndt (2) définit la maladie une augmentation de l'excitabilité avec tendance à une fatigue prompte, principalement dans la sphère motrice. Comme pour la névralgie et le rhumatisme musculaire, l'hydrothérapie et l'électricité sont ici supérieures à notre traitement pour la guérison de tous ces troubles musculaires.

1. *Neurasthésie.* Trad. en allemand sur la 2ᵉ édition par M. Neisser. Leipzig, 1881.
2. *Real-Encyclopædie der gesammten Heilkunde. IX*, 1881.

Le praticien a surtout à faire avec les hyperesthésies multiples que l'entourage du malade considère ordinairement comme une exagération, une affectation, une illusion. Les malades se plaignent de douleurs dans les muscles, dans les membres, principalement dans le dos et la colonne vertébrale. Cette dernière localisation est regardée comme caractéristique de la neurasthénie (irritation spinale). On observe ensuite les symptômes les plus divers de l'irritation cérébrale (céphalée, sensation de pesanteur et d'étau dans la tête, douleurs oculaires, photopsies, scotomes, bourdonnements d'oreille, sonneries, bruits de cloches, sensibilité exagérée pour les odeurs, idiosyncrasies, brusques changements dans le caractère, abattement, tristesse, vertiges, insomnies persistantes, etc.). Les malades éprouvent des craintes de tout genre, de sorte que les auteurs ont créé à ce sujet toutes les variétés de phobies. L'endolorissement qui peut frapper tous les groupes musculaires produit cette inquiétude particulière aux neurasthéniques, grâce à laquelle ils modifient continuellement la position et l'attitude de leurs membres ; cette affection, reposant sur une prédisposition congénitale, doit être considérée comme une anomalie constitutionnelle, d'où l'impuissance des médicaments proprement dits. Pour amener la guérison ou une amélioration notable, il faut tout un système de traitement destiné à transformer l'ensemble des conditions d'existence du malade. Aussi les soins donnés dans les familles, où il existe toujours des causes aggravantes à peine appréciables et difficiles à découvrir pour un étranger, offrent de grands inconvénients. Le changement d'air lui-même n'a qu'une faible action sur le malade, si les mauvaises conditions qu'il trouvait dans la vie de famille le suivent dans son déplacement.

C'est plutôt dans un établissement hydrothérapique que la guérison s'obtient ; là, tout est disposé en vue d'un traitement énergique, la journée tout entière est prise par des occupations. Les mouvements actifs sont pratiqués en commun avec d'autres malades de la même catégorie et ils constituent un passe-temps favorable pour leur système nerveux et leur moral. Ils feront des exercices libres avec ou sans haltères ; les barres, la perche, la barre fixe, l'échelle (oblique, horizontale), les sauts de tout genre, suivant leur force et leur habileté. Revêtir deux fois par jour le costume de gymnastique rend déjà au neurasthénique sa bonne humeur. Il voit qu'on s'occupe de lui, qu'il peut faire quelque chose. Il est très mauvais de taxer son mal d'imagination, d'affectation, car ses terreurs sont réelles.

Les manœuvres mécaniques pratiquées sur tout le corps (frictions, massage, hachage musculaire modéré) font disparaître, mieux que ne le fait l'électricité, l'hyperesthésie et l'anesthésie ; les mouvements passifs de toutes les grandes articulations (flexions et redressements, rotation au maximum) produisent le tiraillement des nerfs intra-musculaires, et le résultat est excellent aussi bien pour le moral que pour le physique. Le neurasthénique, contrairement au névralgique, aspire au moment où le traitement mécanique lui est appliqué. Il attend le médecin avec une impatience fébrile. J'en ai vu m'accueillir avec des larmes et des reproches quand je faisais ma visite une heure plus tard que d'ordinaire.

Pour ces malades, le traitement se fera une fois par jour, et un gymnaste bien stylé peut parfaitement s'en charger. De temps en temps, le médecin le contrôlera et assistera à la séance.

9ᵉ OBSERVATION.

M. C. de M., originaire de Russie, 38 ans, vient à Aussee dans l'été de 1876 ; son médecin espère que le climat de cette haute vallée le délivrera d'un état pour lequel depuis des années il se promène d'une station thermale à une autre.

Aucune altération appréciable des organes, sauf une langueur et un épuisement profond : il ne peut marcher dix minutes sans se fatiguer : l'appétit manque et les selles n'ont lieu que par des purgatifs. Cet état retentit sur le moral de la façon la plus fâcheuse. Il est presque tombé dans la mélancolie ; sa femme assure qu'elle ne l'a pas vu gai depuis des années ; le rire lui est véritablement inconnu. Sensation douloureuse le long de la colonne vertébrale, muscles mous, flétris, teint blafard, peau anémique : le tableau est complet.

Des mouvements passifs et actifs généralisés pratiqués tous les jours pendant trente à quarante-cinq minutes ont amené une transformation complète chez cet homme, apathique, morose, taciturne ; il dévore à table et fait des marches de quatre heures sans fatigue. Selles journalières faciles et retour graduel de la gaieté.

Ce que nous avons dit de la neurasthénie, s'applique aussi à l'hystérie, à l'hypochondrie et aux légers troubles psychiques qui en résultent. Arndt et d'autres ne regardent d'ailleurs ces états que comme un degré plus élevé de la neurasthénie. Si en effet, au lieu de la simple fatigue rapide, on voit survenir des crampes musculaires, des troubles vasculaires et glandulaires ou l'hystérie, l'épilepsie, s'il s'y ajoute encore une vive excitation intellectuelle, un sentiment d'inquiétude, avec ou sans terreurs, on a l'hypochondrie, la mélancolie ; s'il survient d'autre part des images et des idées subjectives délirantes, on a un début fréquent de l'aliénation mentale. La distinction de la neurasthénie d'une part, de l'hystérie et de l'hypochondrie de l'autre, est, d'après Arndt, absolument impossible quand on ne tombe pas dans les idées préconçues et arbitraires. Tel auteur, dit Arndt, croira devoir attribuer certain symptôme à la neurasthénie simple, telautre le rangera dans les chapitres hystérie, hypochondrie, épilepsie, troubles psychiques. C'est toujours la même affection qui revêt des noms différents : névrose spinale, spasmophilie, convulsibilité, faiblesse spinale habituelle, nervosisme, éréthisme du système nerveux, faiblesse nerveuse, faiblesse irritable, sensibilité exagérée, neurospasmie (Brachet), névralgie générale simulant des maladies graves des centres nerveux (Valleix), névropathie protéiforme, surexcitation nerveuse, état nerveux (auteurs français).

Tous les auteurs s'accordent à dire qu'il est presque impossible de faire disparaître cet état d'une façon durable, et surtout qu'il n'existe pas de médi-

cament qui calme définitivement l'éréthisme nerveux.
Gerhard (1) et autres auteurs assurent qu'on obtient
toujours de l'amélioration, quelque effrayants et
quelque menaçants que soient les phénomènes nerveux. Mais les malades ont besoin d'une surveillance
médicale attentive, d'une vie régulière, d'un nombre
d'heures de sommeil suffisant, d'un séjour dans un air
pur, d'une excitation intellectuelle agréable (lecture,
musique), d'un peu d'hydrothérapie, d'un travail
corporel. Ce travail, sous forme de traitement mécanique pratiqué chaque jour sous la direction du
médécin, remplira mieux le but que l'électricité, rien
que parce qu'il distrait le malade pendant une ou
deux heures d'une façon très agréable. Aussi les établissements hydrothérapiques, comprenant l'importance de la mécanothérapie, ont presque universelle-
ment classé cette méthode dans leur programme.

L'influence morale du médecin est telle que quelques
auteurs disent : Ce n'est pas la médecine, c'est le
médecin qui guérit. Les résultats favorables obtenus
récemment par l'hypnotisme sont encore une preuve
en faveur de la grande puissance des influences
morales, qui s'ajoutent d'ailleurs aussi bien à l'électrisation, au massage qu'à toutes les autres méthodes
thérapeutiques. Un fait bien instructif à cet égard est
celui qui a été rapporté par le Dr Israël (2) : Une hystérique était atteinte d'ovarie avec vomissements
incoercibles. N'obtenant aucun résultat, Israël proposa

1. *De quelques angioneuroses.* (*Volkmann 's Sammlung klin.*
Vortræge. Leipzig, 1881).
2. *Berliner klin. Wochenschrift,* 1880, 17.

la castration, qui fut acceptée. Pendant le sommeil chloroformique, il fit à la peau une petite incision qui fut pansée tous les jours avec le plus grand soin. La malade, se croyant privée de ses ovaires, fut aussitôt guérie de son mal, qui durait depuis six ans.

Dans son intéressant mémoire sur l'état nerveux des femmes, Rheinstædter (1) recommande une éducation spéciale pour les jeunes filles prédisposées ; instruction pratique, soins du ménage, exercices corporels (gymnastique, natation) : part minime faite à l'imagination.

Diabète sucré.

Les travaux récents, ont fait encore entrer cette maladie dans le domaine de la mécanothérapie. Les statistiques de médecins éminents qui ont soigné un nombre considérable de diabétiques (Seegen, Trousseau, Fleckles, Zimmer) prouvent qu'une grande proportion de ces cas concerne des individus gras des classes riches, et qu'une vie oisive et inactive jointe à une alimentation abondante constitue une cause prédisposante. Sur 218 diabétiques, Cantani compte 109 rentiers, prêtres et notaires. Un phénomène lié presque toujours à cette maladie est une faiblesse musculaire générale avec fatigue très prompte. Senator (2) le met sur le compte de la nutrition insuffisante du tissu musculaire par le sang contenant du

1. *Volkmann 's Sammlung klin. Vortræge.* Leipzig, 1880.
2. *Diabète sucré* (*in Ziemssen 's Handb. des sp. Pathol. und Therapie XIII,* 1).

sucre. On sait aussi qu'il se produit souvent dans cette
affection des secousses musculaires et des crampes,
principalement dans les membres inférieurs. Cantani
explique le diabète par une anomalie de la nutrition
dans laquelle le sucre ingéré ou bien résultant
normalement de la transformation des albuminates
n'est pas employé et s'élimine par les urines. Or ce
sont les muscles où se produisent les échanges organiques.

Zimmer (1) fait remarquer que par l'accroissement
de la nutrition musculaire, les parties solides augmentent, tandis que la graisse et l'eau diminuent; les
muscles sont plus fermes et leur faculté de transformer
le sucre même à l'état de repos augmente notablement. Ainsi après plusieurs jours de fatigue corporelle,
on trouvait beaucoup moins de sucre éliminé dans un
jour de repos qu'avant le traitement par l'exercice et
dans le même espace de temps.

Déjà Bouchardat avait avancé et Külz avait confirmé
que le sucre diminue dans l'urine par l'exercice et peut
même disparaître momentanément. Zimmer est convaincu que des exercices prolongés de tous les grands
groupes musculaires joints à une nourriture animale
abondante peuvent guérir beaucoup de diabètes d'origine hépatique ou au moins entretenir longtemps un
état satisfaisant ; malheureusement les exercices ne
sont past oujours possibles, par exemple chez les malades âgés, anémiques, atteints d'affections pulmonaires
ou cardiaques. Chez quelques malades, de plus, ces

1. *Des muscles comme dérivation, et du travail musculaire
comme moyen de traitement dans le diabète.* Carlsbad, 1880.

exercices n'ont aucun résultat, ou même augmentent le sucre ; cela dépend d'une insuffisance musculaire dont la cause réside quelquefois dans une richesse trop grande des muscles en graisse. Ainsi Zimmer parle d'un homme pesant 262 livres chez lequel le travail musculaire augmenta d'abord le sucre avant de le diminuer. S'il faut parfois suspendre ou proscrire ces exercices, il sera bon d'autres fois de les remplacer ou de les faire précéder par des manœuvres mécaniques (pressions, massage, hachures).

Zimmer a vu aussi des diabètes graves où l'exercice musculaire donnait de bons résultats au point de les transformer en cas légers, et il conclut en disant que ce traitement est dans une foule de cas plus favorable que la diète préconisée par Rollo.

Comme il faut exercer tous les muscles, il sera bon de recourir aux appareils ordinaires (barres, barre fixe, échelle, anneaux) dans l'ordre où nous les énumérons. On peut aussi recommander l'équitation rapide et les armes, qui donneront un résultat aussi favorable.

IVᵉ GROUPE

LA MÉCANOTHÉRAPIE DANS LES CONGESTIONS CÉRÉBRALES, LES HEMORRHOIDES ET L'EMPHYSÈME PULMONAIRE.

La propriété des muscles d'emmagasiner de grandes quantités de sang pendant le travail peut être très bien mise à profit pour favoriser la déplétion des organes internes engorgés. C'est un fait bien connu que la vie sédentaire favorise les congestions cérébrales et les hémorrhoïdes et que l'exercice journalier les combat heureusement. Les conséquences fâcheuses de la réplétion sanguine des viscères est la dilatation des veines et la perte de contractilité de leur tunique musculaire. Quand ces altérations sont définitivement établies, ni le travail musculaire, ni aucune méthode thérapeutique ne peut les faire disparaître.

L'emphysème pulmonaire n'est pas dû, comme on sait, à une insuffisance d'exercice musculaire, bien que Rokitansky l'ait cru autrefois ; mais il résulte de tout ce qui nécessite une expiration forcée ; la défécation pénible peut elle-même en être l'occasion. Elle aggrave un emphysème préexistant, et comme l'immobilité entraîne la paresse du tube digestif, il faut que les emphysémateux exercent journellement leurs muscles, soit par des marches modérées, soit par une gymnastique bien réglée et très prudente, car l'exagération serait ici nuisible. L'élasticité affaiblie du poumon en diminue aussi la puissance aspiratrice, réduit la surface des échanges gazeux, rend la respiration pénible, diminue l'oxydation du sang, entrave la circulation dans les capillaires et entraîne finalement des troubles de nutrition.

Et comme un travail musculaire pénible amène le surmenage des poumons, il augmenterait la dyspnée avec toutes ses conséquences. Il en faut juste assez pour dériver une partie du sang dans les muscles, y activer les échanges et accroître l'oxydation du sang.

Le traitement pneumatique des emphysémateux par l'air raréfié est purement mécanique. Le résidu d'air stagnant dans les alvéoles est aspiré, leur distension diminue, et à l'inspiration suivante, il pénètre de l'air pur chargé d'oxygène. La circulation capillaire se régularise et la nutrition du parenchyme s'améliore. Par ce traitement, les parties distendues du poumon, mais non encore atrophiées, peuvent recouvrer leur élasticité première. Gerhardt a recommandé une autre manœuvre. Il conseille de comprimer alternativement le thorax et l'abdomen suivant un rythme régulier.

Tandis que dans l'emphysème pulmonaire les mouvements actifs doivent être réduits à un degré très faible, et que la dérivation bienfaisante du côté de la peau s'obtient par ce qu'on appelle le massage généralisé (manœuvres mécaniques légères sur toutes les parties molles), il faut aux hémorrhoïdaires et aux congestifs un exercice énergique de tous les groupes musculaires. On commence par des exercices des muscles du cou, de la nuque, de la tête, puis on continue par les muscles des membres supérieurs, du tronc et des membres inférieurs. Pour les hémorrhoïdaires, il faut en outre des mouvements pass fs et de résistance, comme on les décrira dans le groupe suivant, et les manœuvres mécaniques convenant à ce groupe leur conviennent aussi.

Ve GROUPE

LA MÉCANOTHÉRAPIE DANS LES TROUBLES DIGESTIFS CHRO-NIQUES ET LA CONSTIPATION.

Ces deux états marchent presque toujours ensemble. Quand l'un d'eux a existé un certain temps, l'autre arrive toujours à sa suite.

Nous ne parlerons ici que de ces troubles de la digestion et de la défécation qui dépendent de ce qu'on appelle « pléthore abdominale. » La digestion, l'absorption et les évacuations se trouvent sous des influences nerveuses multiples (sympathique, pneumogastrique, ganglions, nerfs vaso-moteurs) qui règlent le système musculaire organique et volontaire si compliqué de la digestion. On comprend donc quels liens unissent des états purement moraux à la digestion et à la défécation, comment la peur produit une diarrhée subite et comment une excitation morale prolongée peut entraver la digestion. La digestion et le cheminement des aliments dans le tube digestif ne dépendent pas seulement de l'activité des différents appareils musculaires, mais encore de la couche musculaire des vaisseaux intestinaux et de la pression du sang qu'ils renferment, par conséquent de l'activité cardiaque. Que le sang coule sous une pression trop faible dans les parois intestinales, il y aura nécessairement stase dans le système porte avec toutes ses conséquences.

L'énergie de la respiration exerce aussi une influence essentielle sur la circulation sanguine de l'intestin, comme sur la progression du chyle. La respiration superficielle n'entraîne que de faibles excursions du diaphragme. Or l'activité des muscles abdominaux est en rapport direct avec celle du diaphragme et des muscles respiratoires. Une respiration faible ne sollicite pas de la part des muscles abdominaux une contraction en retour énergique : ils restent inactifs et cette inaction s'ajoute à la faible circulation sanguine dans les parois abdominales. Il est donc facile de comprendre le lien qui unit l'activité musculaire générale à la digestion et à la défécation. Ce fait est bien connu des gens du monde et l'expérience journalière le démontre.

De plus, d'après une loi de synergie exposée par J. Müller, le travail des muscles volontaires sollicite l'activité des muscles inorganiques. « Plus nous ménageons nos mouvements, plus la torpeur du tube digestif s'accentue, et chacun sait combien les mouvements du sytème de la vie animale agissent favorablement sur la régularité des mouvements du tube digestif et des excrétions. »

Selon Virchow, l'hypérémie du système porte se produit d'une double manière. Quand, par suite d'un trouble nerveux, les fibres musculaires des artères et des veines perdent leur puissance, l'action des fibres élastiques des parois devient prédominante. Les vaisseaux se dilatent, se relâchent, et le sang coule lentement comme un fleuve dans un lit agrandi. La seconde manière résulte d'une impulsion cardiaque trop faible.

Cette hyperémie entraîne nécessairement des troubles de la digestion et de la défécation : les vaisseaux portes gorgés perdent en partie leur faculté d'absorption et les lymphatiques ne peuvent suffire à leur fonction supplémentaire. D'où forcément stagnation dans l'estomac et l'intestin de la masse chyleuse qui finit par se décomposer, et l'introduction dans le sang des produits de décomposition donne naissance à des maladies générales. L'irritation qu'ils produisent sur la muqueuse intestinale cause aussi toute une série de réflexes (coliques, nausés, malaises, troubles musculaires), outre les éructations, gazeuses, acides, nidoreuses, etc. La constipation barrant le chemin de sortie des gaz, il survient du ballonnement et de la flatulence. Au bout d'un certain temps apparaissent l'amaigrissement, la tristesse, la sensation de fatigue, puis enfin l'hypochondrie et la mélancolie. Virchow admet que l'hypérémie chronique peut engendrer aussi l'ulcère rond de l'estomac et le foie muscade. La cause de ces graves affections réside dans une vie sédentaire, dans l'immobilité des muscles (principalement des inspirateurs et abdominaux).

Il est naturel que souvent on n'en découvre pas la cause. Il faut de nombreuses années pour que ces conséquences se manifestent, et les malades disent naïvement : « Mais autrefois j'étais toujours assis, et cependant je digérais bien. »

Quelquefois la cause réside dans une affection antérieure du tube digestif (dysenterie, fièvre typhoïde) ou dans des états qui affaiblissent l'innervation (vie irrégulière, excès *in Baccho et Venere*, surmenage intellectuel, émotions morales).

Il ne faut pas oublier qu'il existe des individus, surtout jeunes, qui avec une digestion excellente, une nourriture très bonne et une santé parfaite, sont atteints d'une constipation opiniâtre qui ne peut s'expliquer par aucune des causes sus-mentionnées. Ce sont principalement des jeunes filles auxquelles il est difficile d'appliquer la dénomination de « malades ». Chez elles, le bol fécal a un diamètre énorme et son passage dans le rectum, qui se trouve ainsi dans un état constant de dilatation, affaiblit l'élasticité des fibres musculaires.

Le but de la mécanothérapie est de rétablir l'action des fibres musculaires organiques des vaisseaux portes gastro-intestinaux. Il faut d'abord de violents mouvements actifs de tout le corps qui excitent l'activité cardiaque et augmentent la pression sanguine dans tous les vaisseaux. Suivant Du Bois-Reymond, les muscles lisses eux-mêmes se fortifient par l'exercice, comme le démontrent les faits pathologiques (hypertrophie cardiaque dans les lésions valvulaires, hypertrophie de la vessie et du pylore dans les cas d'obstacles) : ces faits sont une confirmation empirique de l'idée de Rosenthal d'après laquelle l'immunité contre les refroidissements produite par les bains froids et les affusions froides est due à l'exercice des muscles lisses de la peau et de ses vaisseaux. Du Bois-Reymond fait cette remarque : « L'eau froide est la gymnnastique des muscles lisses de la peau. »

Mais c'est surtout les mouvements qui forcent au travail les muscles abdominaux et thoraciques par lesquels on fera sortir de leur torpeur les organes contenus dans l'abdomen. Sous l'action de respirations puissantes et profondes, le diaphragme et la ceinture abdominale entrent en jeu, la pression intra-

abdominale augmente et diminue alternativement,
la circulation porte s'accélère, les tuniques musculaires se fortifient ; et la progression du chyle et des
matières fécales, ainsi que la puissance des muscles
de l'intestin, se rétablit.

Parmi les exercices gymnastiques, les suivants
suffiront.

A. *Exercices libres.*

1. Flexion du tronc en avant (fig. 90), en arrière

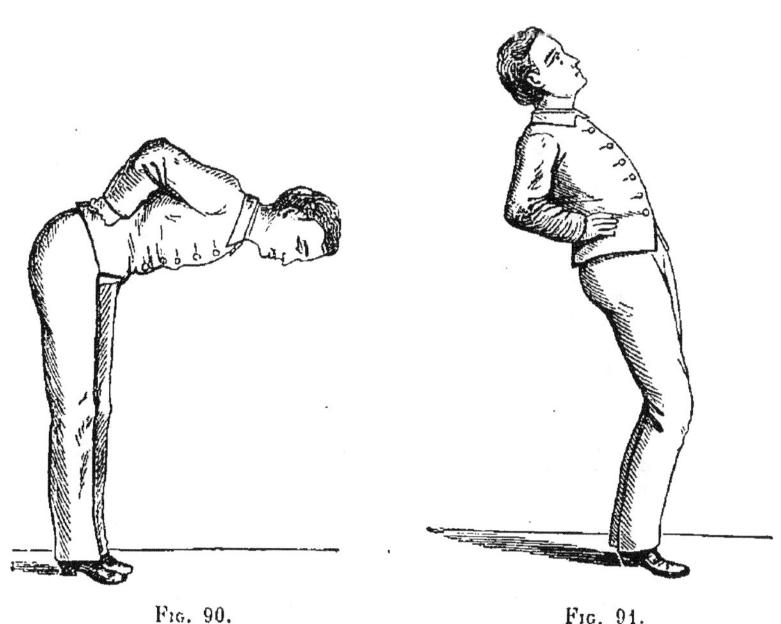

FIG. 90.   FIG. 91.

(fig. 91) à droite et à gauche. Le gymnaste aidera avec
ses mains.

On répète de 10 à 20 fois tous les exercices, suivant
que le nombre des catégories est grand ou petit.

2. Rotation circulaire du tronc, c'est la combinaison des quatre exercices précédents, chacun d'eux se transformant dans le suivant. Le gymnaste se tient devant le malade et accentue avec les bras ses mouvements d'abord gauches. Le tronc décrit un cône dont le sommet est au sacrum. Les pieds doivent

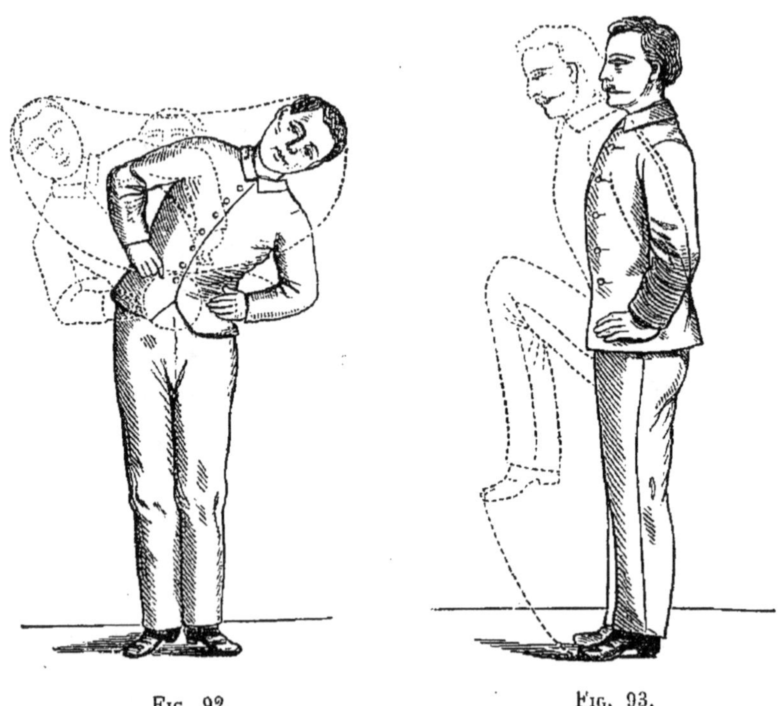

Fig. 92.   Fig. 93.

être réunis, les mains sur les hanches (fig. 92).

3. Élévation du genou jusqu'à la poitrine. Le tronc se penche un peu en avant (10 fois avec chaque jambe) (fig. 93).

4. Lancer les bras en avant et en arrière, le tronc se portant en même temps un peu dans le sens opposé,

de façon à produire un mouvement énergique dans les muscles abdominaux (avec ou sans haltères).

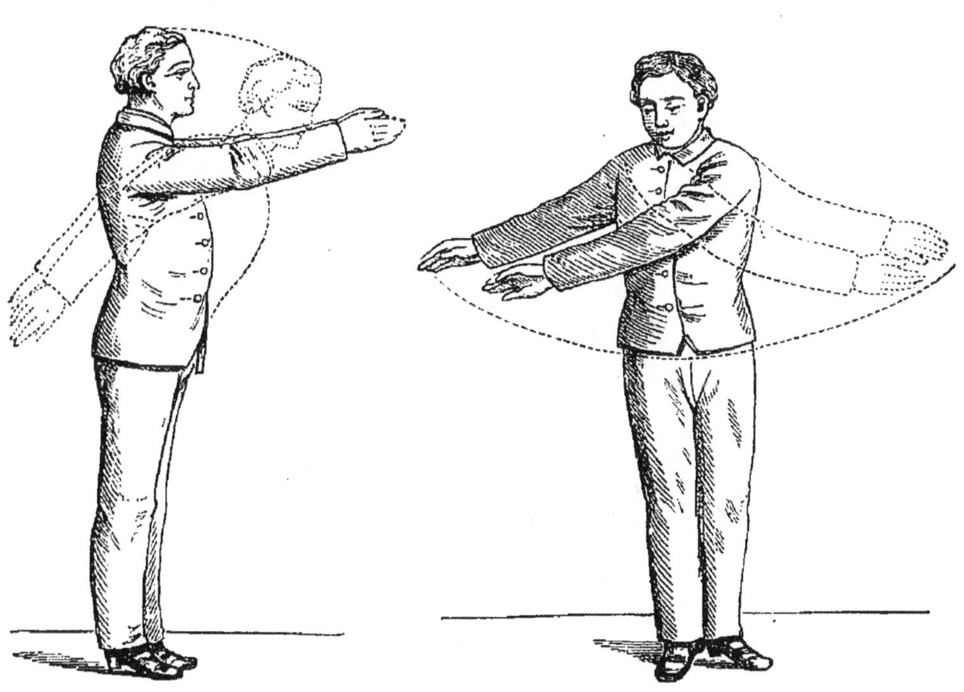

Fig. 94.   Fig. 95.

5. Lancer les bras de côté, le malade penchant un peu le corps en avant (avec ou sans haltères).

6. Mouvements de hache. Le malade écarte les jambes la pointe des pieds en dehors; il élève verticalement les bras étendus, puis fait un mouvement de tout le corps de haut en bas comme s'il voulait fendre une bûche placée entre les jambes.

Les mains doivent passer jusque derrière les jambes (avec ou sans haltères).

7. Mouvements de scie. Le corps est fortement

incliné en avant ; le malade projette un bras en avant

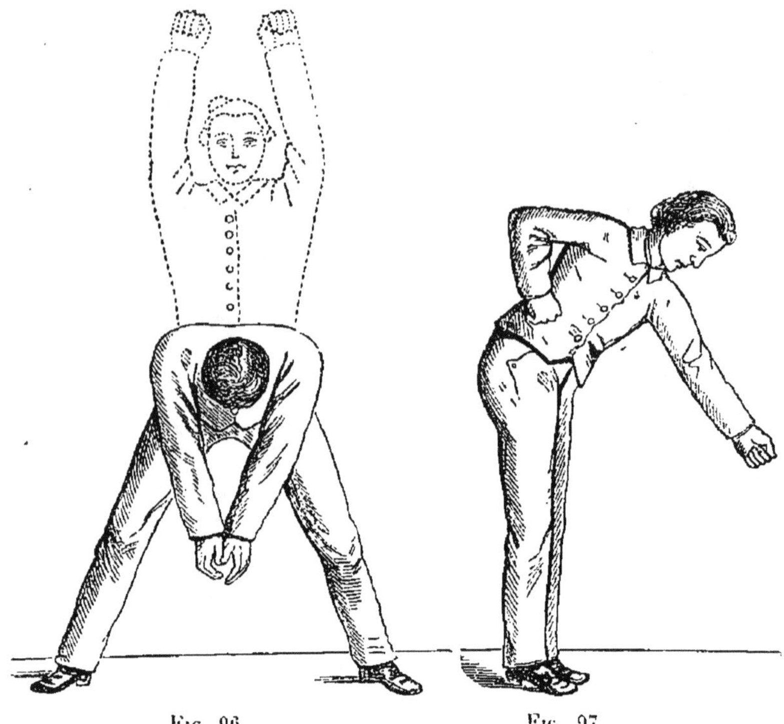

Fig. 96.   Fig. 97.

pendant qu'il retire l'autre en arrière, alternativement (fig. 97).

8. Changement de pied, avec rotation alternative
du tronc (à droite et à gauche). J'ai vu des malades,
même très intelligents, ne pouvoir exécuter cet exercice, malgré une description minutieuse. Je me contente donc de donner une figure qui en dit plus que
toutes les descriptions (fig. 98).

9. Chute en avant et en arrière avec flexion du
tronc. Le malade avance un pied autant qu'il peut,
fléchit la jambe au genou, l'autre restant étendue,

puis incline le corps en avant vers la cuisse fléchie et

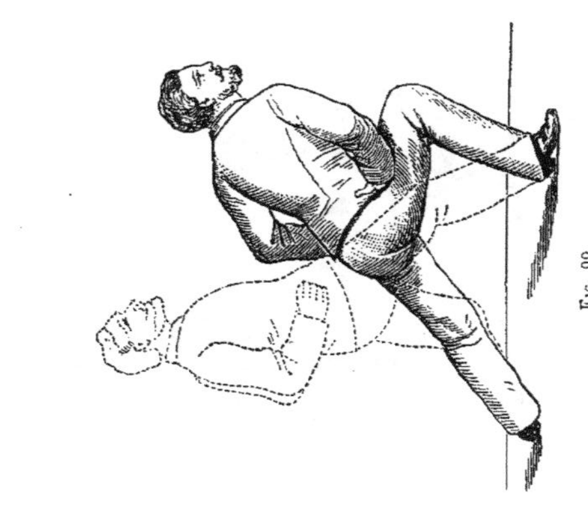

Fig. 99.

Fig. 98.

reste ainsi vingt secondes. Il se redresse et fléchit le

tronc en arrière, la jambe fléchie redevenant étendue,

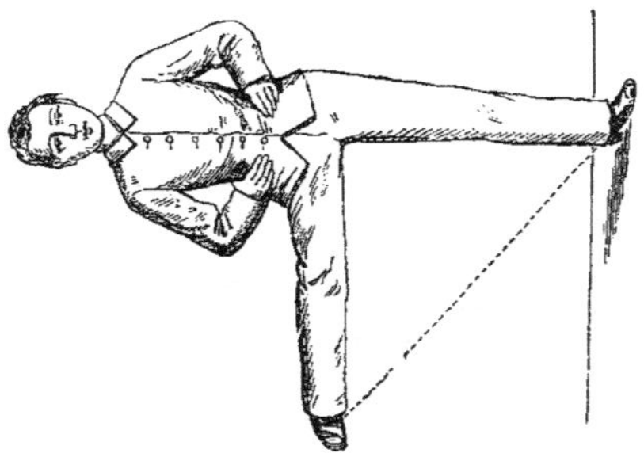

Fig. 102.

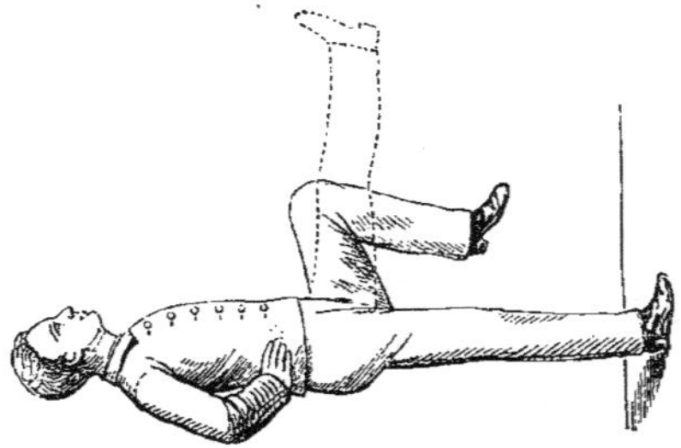

Fig. 101.

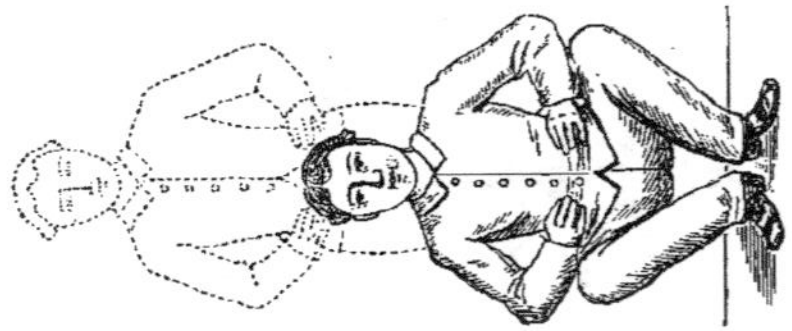

Fig. 100.

et l'autre se fléchissant. Au bout de cinq fois, le ma-

17.

lade répète le même exercice avec l'autre jambe.

10. Accroupissement. Les mains aux hanches, les pieds réunis avec les pointes en dehors, le malade s'accroupit et au bout de dix minutes se redresse

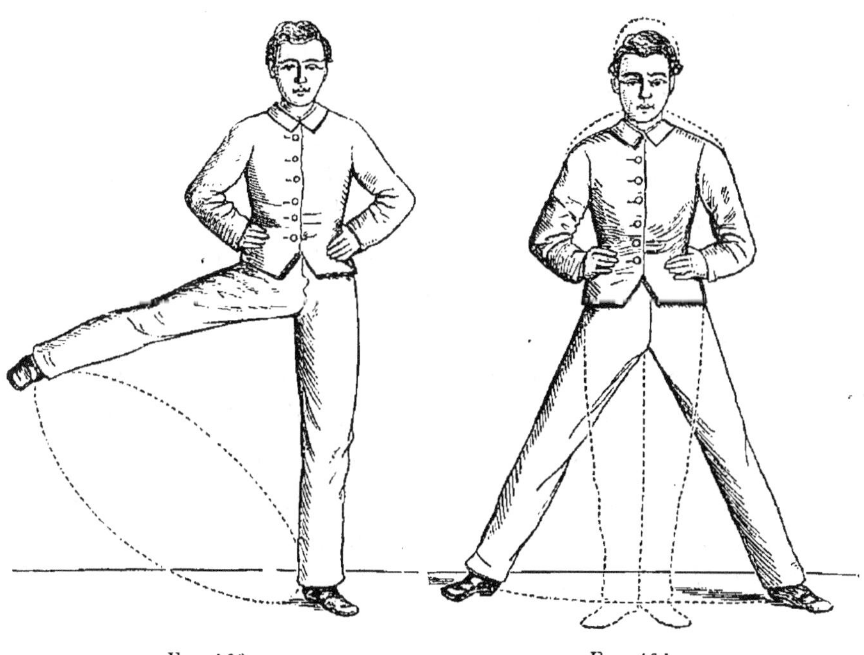

Fig. 103.   Fig. 104.

brusquement. Le mouvement doit se faire rapidement (fig. 100).

11. Projection antérieure de la jambe (fig. 101).

12. Projection latérale de la jambe (fig. 102).

13. Rotation de la jambe (fig. 103).

14. Réunion des jambes en sautant (fig. 104).

B. *Exercices avec des appareils.*

Je cherche à rendre possible le traitement du malade chez lui, je ne cite donc que les appareils que l'on peut établir à peu de frais dans une chambre. Pour obtenir un appareil de suspension, on tend entre les deux parois d'une pièce une barre ronde juste assez grosse pour être saisie par les mains du malade, ou bien on fixe au plafond avec des crochets de fer deux fortes courroies de cuir ou des cordes portant à leur extrémité inférieure des anneaux recouverts de cuir, d'une épaisseur correspondant à la main du malade. Ces anneaux ont l'avantage de s'appliquer aussi aux exercices auxquels ne convient pas la barre horizontale susdite qui remplace le chevalet. Les anneaux doivent pouvoir se lever et s'abaisser à l'aide d'un système de boucles.

1. Élévation des jambes en suspension. Les anneaux doivent être assez hauts pour que le malade les atteigne en se tenant sur la pointe des pieds. Les deux jambes étendues sont portées dans un plan horizontal où elles resteront autant que les forces le permettent. Elles sont ramenées au repos et l'exercice recommence dix fois (fig. 105).

2. Projection des jambes en suspension. Les genoux sont attirés contre la poitrine, puis la jambe poussée en bas avec force pour que la cuisse soit mise dans l'extension à la hanche (5 fois).

Après une courte pause, on répète l'exercice une seconde fois (fig. 106).

3. Rotation des jambes en suspension. Exercice

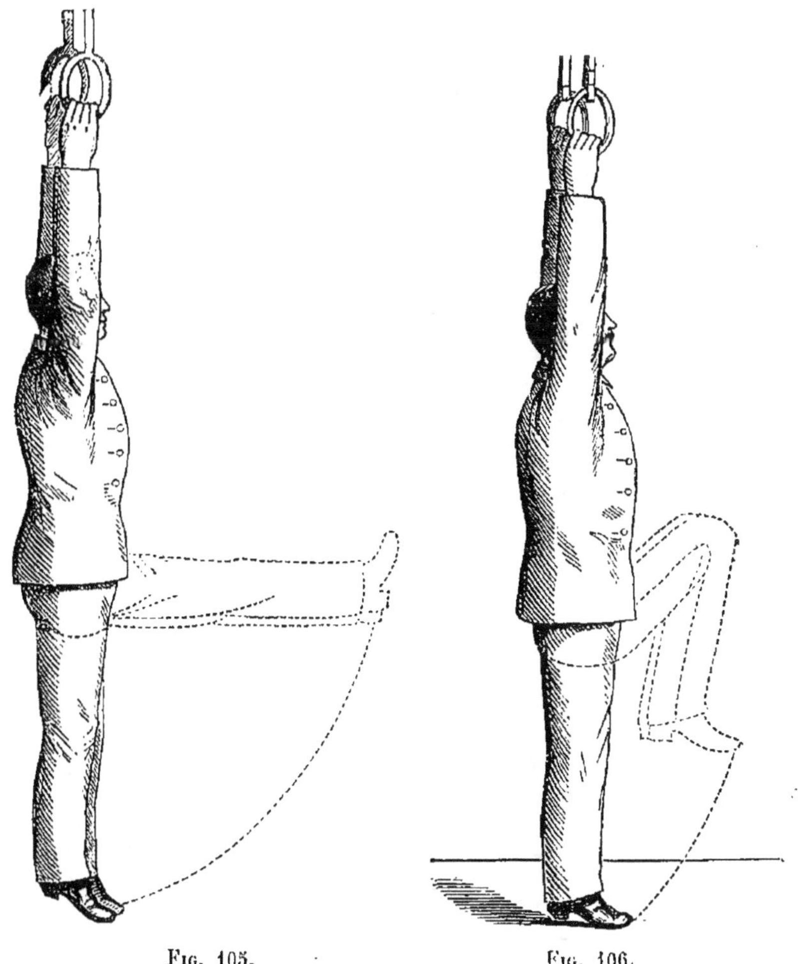

Fig. 105.

Fig. 106.

analogue à la rotation du tronc. Le malade, suspendu, décrit avec les jambes un cercle à droite, puis à gauche (10 fois). Ce mouvement est un peu difficile ; le tronc

suit facilement les jambes, ce qu'il faut absolument
éviter.

4. *Rotation conique en suspension.* Pour cet exer-

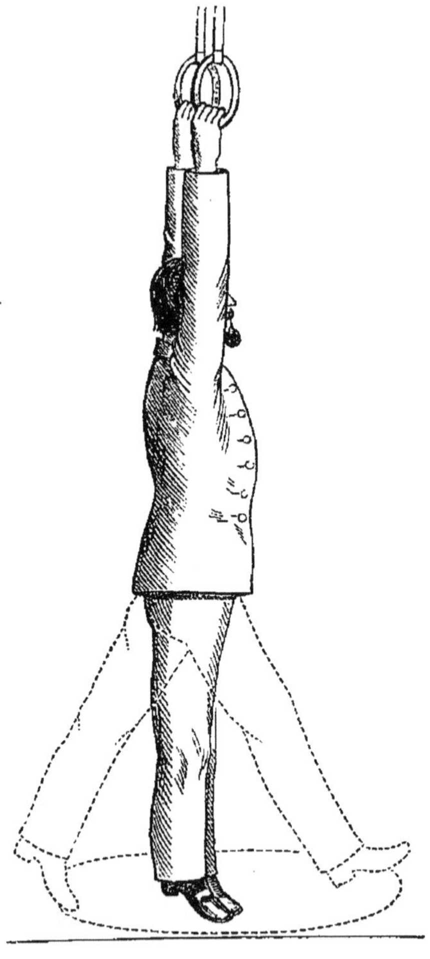

Fig. 107.

cice, les anneaux doivent descendre jusqu'à la
poitrine. Le malade saisit les anneaux, penche le
tronc en arrière, les bras dans l'extension, les pieds

conservant toujours la même position. Par la traction sur un bras, le tronc tombera forcément du même côté. En mettant à profit cette chute, le malade peut se lancer en avant et par l'action continue des muscles

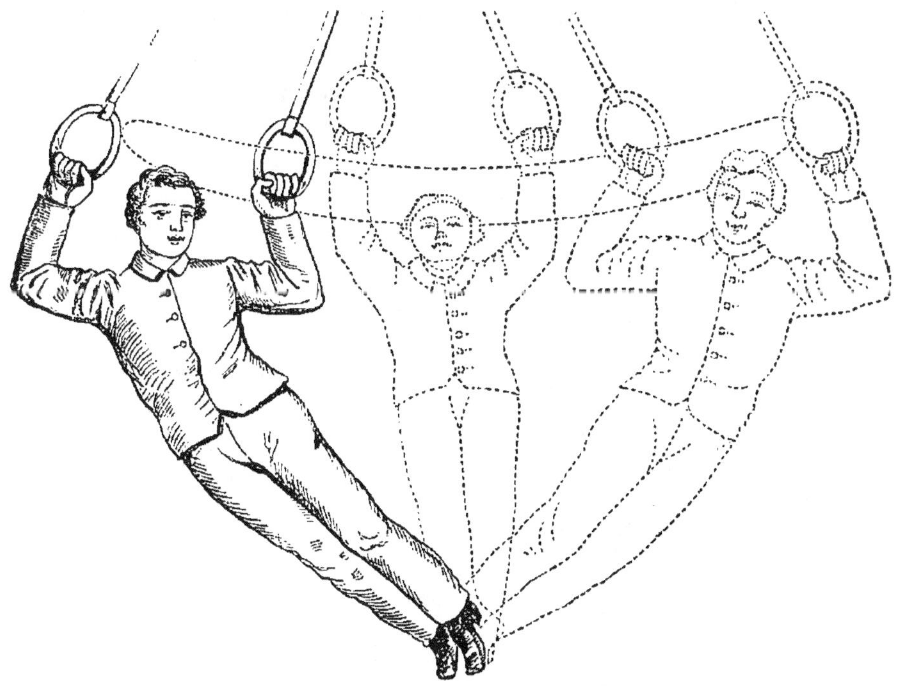

Fig. 108.

du bras, décrire avec le tronc un cône à sommet inférieur. Cet exercice doit se faire des deux côtés (à droite et à gauche).

Ces quatre exercices agissent favorablement sur les organes abdominaux en leur imprimant des ébranlements.

C. *Mouvements passifs.*

On en pratique un grand nombre dans les établissements de gymnastique médicale. Les suivants suffisent cependant.

1. Ébranlement des hanches. Le malade se tient

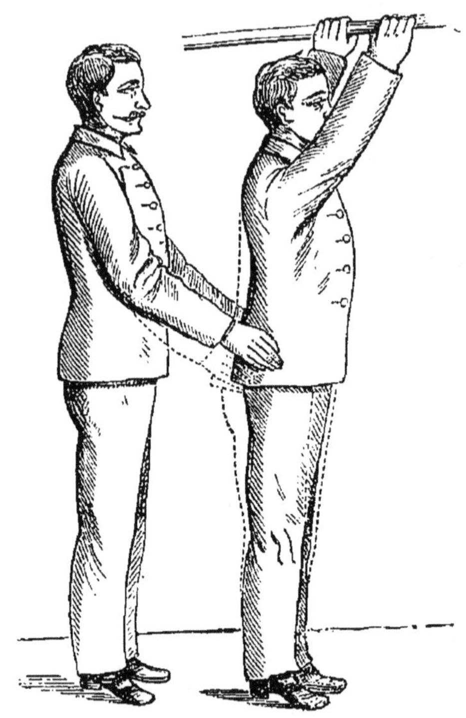

Fig. 109.

solidement à la barre. Le gymnaste se place derrière lui, pose ses mains sur la crête de l'iléon de façon à ce que les doigts entourent l'épine antéro-supérieure, puis il meut le bassin de façon à porter en avant tantôt la hanche droite, tantôt la hanche gauche. Le mouvement doit se faire rapidement. Les muscles du bassin étant relâchés (10 fois à droite, 10 fois à gauche), on donne un moment de repos et on recommence (fig. 109).

2. Rotation de la cuisse dans la hanche. Le malade est étendu horizontalement sur le banc gymnastique de façon que les cuisses, à partir des trochanters,

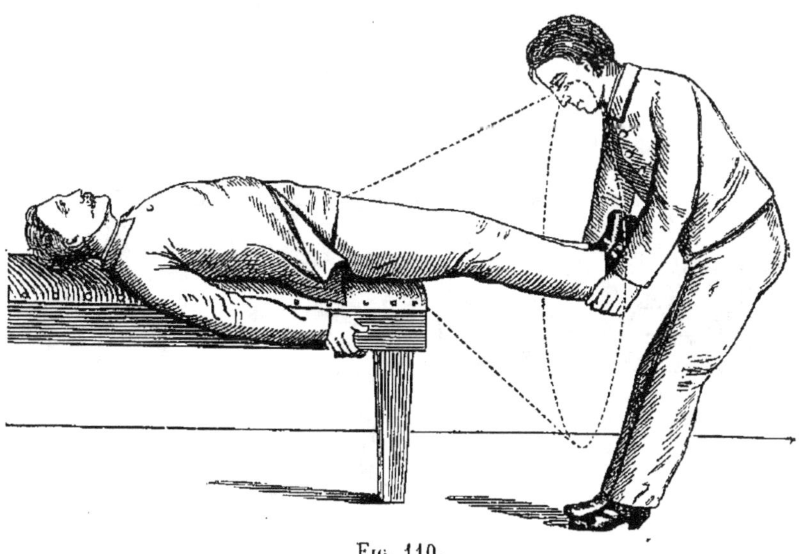

Fig. 110.

le dépassent. Le gymnaste saisit au niveau du cou-de-pied les jambes étendues et leur fait décrire un cercle (10 fois à droite et 10 fois à gauche) (fig. 110).

3. Flexion forcée dans la position horizontale. Le gymnaste élève les deux jambes, les fléchit au genou, puis redresse la cuisse et presse les genoux contre la poitrine ; il termine par une extension énergique (fig. 111).

Quand il s'agit d'une constipation chronique, les manœuvres mécaniques ont une action puissante. Par la compression des plexus cœliaque, hypogastrique, elles produisent des mouvements réflexes et ramènent les mouvements péristaltiques en excitant directement les nerfs vaso-moteurs (pincements, pression, ébranlements) et les muscles du tube digestif. Le plexus

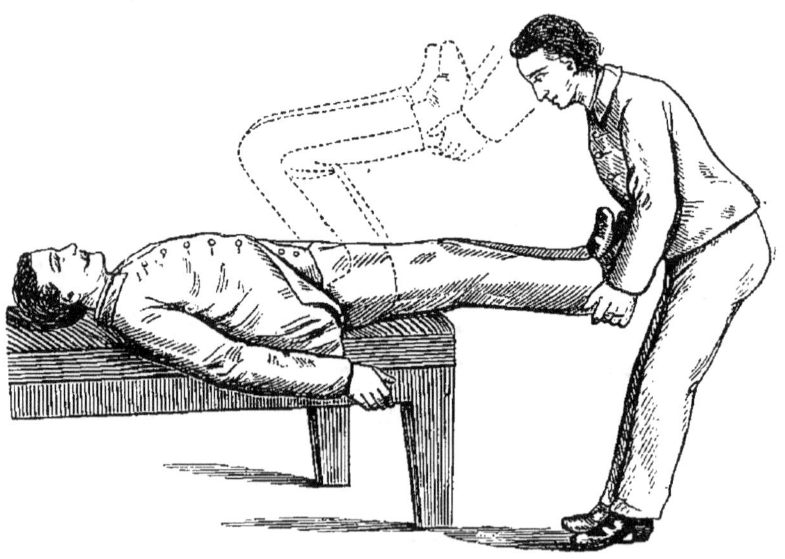

Fig. 111.

cœliaque est facile à trouver puisqu'il occupe la paroi antérieure de l'aorte descendante. Si l'on presse profondément au milieu de la ligne qui réunit l'appendice xyphoïde à l'ombilic, on tombe sur lui.

De même sur le milieu d'une ligne joignant l'ombilic à la symphyse, on atteint le plexus hypogastrique supérieur et ses ganglions. On emploie la pointe des doigts en extension. Le malade est demi-couché sur le banc, les cuisses et les genoux fléchis pour relâcher au maximum les muscles du ventre (fig. 112). Au lieu d'enfoncer directement les doigts étendus au niveau de ces deux points, je manipule tout le ventre de la façon indiquée, dans une direction d'abord transversale, puis longitudinale. Après cette manœuvre qui consiste en vibrations particulières, répétées de deux à trois

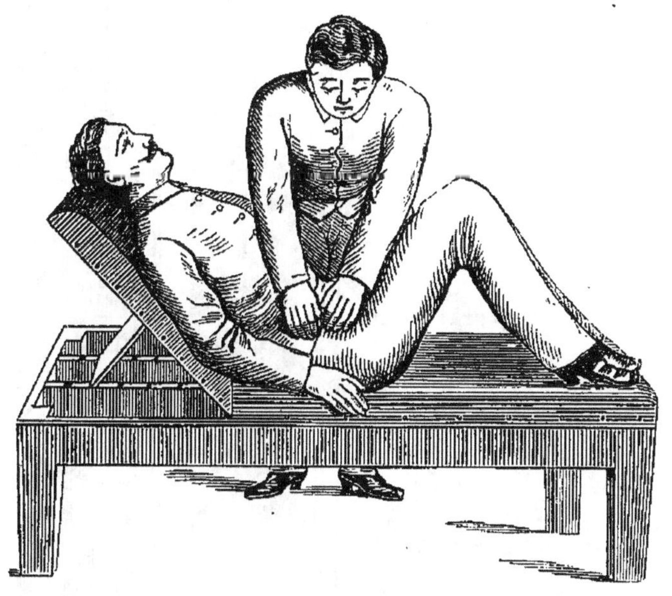

Fig. 112.

fois, je saisis entre le pouce et les quatre autres doigts dans l'hypochondre d'un côté le côlon ascendant, de l'autre le côlon descendant, et j'exerce un pétrissage énergique de haut en bas. Pour terminer, je presse profondément dans la région inguinale avec beaucoup de force pour masser et ébranler aussi la partie inférieure du côlon ascendant avec le cœcum et l'S iliaque avec le rectum.

Pour exécuter les mouvements avec résistance qui
doivent fortifier les muscles abdominaux, il n'y a rien

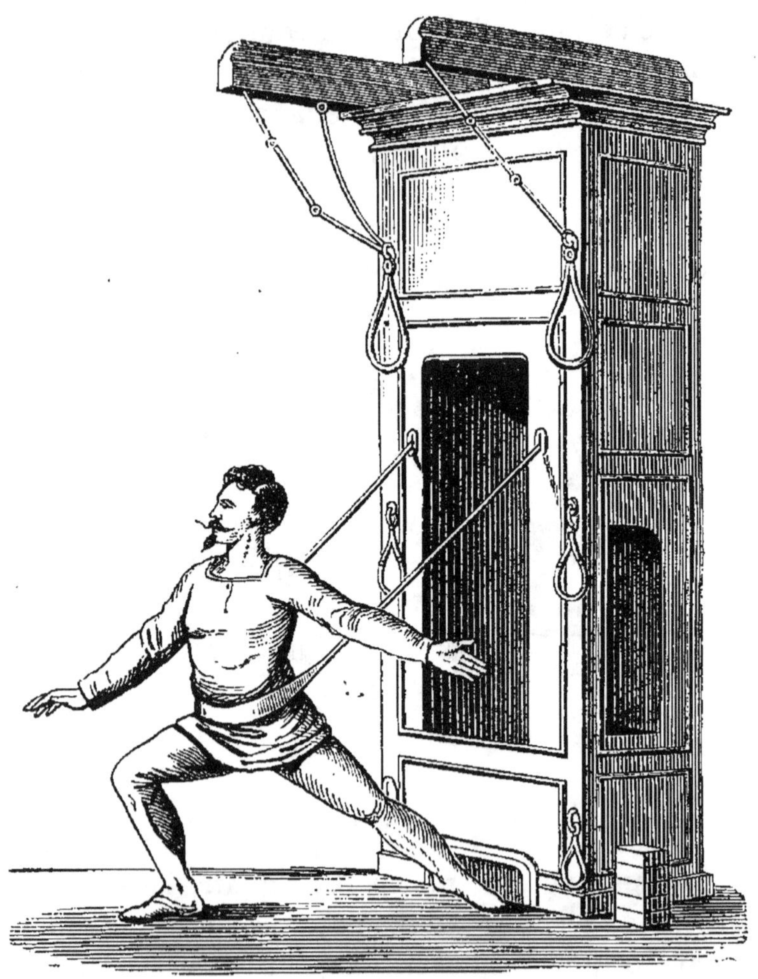

Fig. 113.

de mieux que l'appareil déjà mentionné (fig. 113). Le
dessin ci-contre fait comprendre leur action. La
force du gymnaste est remplacée par des poids qui

occupent l'extrémité des liens dans l'intérieur de l'appareil où ils se meuvent verticalement.

REMARQUES GÉNÉRALES.

Il va sans dire qu'un régime bien réglé doit accompagner les exercices. — Le traitement varie de quatre à douze semaines ; on voit au bout de ce temps les selles, qui n'étaient obtenues que par des purgatifs, survenir immédiatement après les exercices. Si au bout de six semaines on n'a pas obtenu de résultats, il ne faut donc pas encore renoncer au traitement. Il est vrai que, chez certains malades, on n'a rien obtenu au bout de trois mois ; mais ce sont des exceptions. Les observations sont peu intéressantes ; elles se ressemblent toutes ; si j'en rapporte une, c'est pour montrer que la mécanothérapie constitue souvent une dernière ressource.

10ᵉ OBSERVATION.

H. de B., 54 ans, est atteint de constipation depuis de nombreuses années ; il ne peut aller à la garde-robe sans médicament. Après avoir essayé de tous les traitements, il a subi un régime dans l'établissement de Wiel, mais sans succès. Pendant un mois, j'applique le traitement mécanique à la suite duquel il s'établit une selle normale tous les jours sans médicament.

VIᵉ GROUPE

LA MÉCANOTHÉRAPIE DANS LA CHORÉE ET LA CRAMPE DES
ÉCRIVAINS.

Autant on connaît bien la pathogénie de ces affections, autant on en connaît mal le siège anatomique.

Chorée.

Ziemssen (1) admet avec Charcot et d'autres auteurs que le cerveau et principalement les gros ganglions basilaires sont le siège principal des lésions de la chorée. D'autres (Bert, Onimus, Chauveau), les placent dans la moelle. On ne connaît pas mieux la nature de la maladie que son siège anatomique. On admet des embolies dans le corps strié, les couches optiques. Pour la chorée succédant brusquement à des causes morales, on admet des troubles de nutrition dans le cerveau portant sur le centre vaso-moteur et par suite sur la circulation cérébrale.

Nous ne ferons que mentionner l'importance d'un séjour dans un air pur, d'une bonne nourriture, d'un sommeil calme, d'une surveillance vigilante et affectueuse; ce sont là les adjuvants naturels de toutes les méthodes de traitement. Nous n'avons à nous occuper que du traitement mécanique.

1. *Chorée in Ziemssen's Handbuch*, XII, II, 2.

Pour quelques médecins, ce traitement n'est qu'un accessoire; pour d'autres, il est fondamental. Ziemssen ne recommande la gymnastique méthodique que pour la période de déclin. Elle a pour but alors de fortifier la volonté du malade par les interpellations, et de fixer son attention par des exercices réguliers. Il admet comme évident qu'aucun médecin dans la chorée symptomatique d'une lésion cérébrale ou spinale ne pensera à un traitement gymnastique.

Les premiers essais de cette méthode, déjà ancienne, remontent à l'année 1847; ils furent faits à l'Hôpital des enfants malades à Paris, et, le 22 juillet 1851, on avait déjà réuni quatre-vingt-quinze guérisons sur des cas où les autres méthodes avaient échoué. Le docteur Blache prononça à cette époque un discours intéressant devant le directeur de l'Assistance publique et de nombreux médecins à propos de l'application de la méthode dans son service par M. Laisné, professeur de gymnastique alors très connu. Quelque temps auparavant, le docteur Sée avait publié un excellent travail, couronné par l'Académie des sciences, dans lequel il donnait aux exercices gymnastiques la première place dans le traitement. Le docteur Blache disait que de tous les choréiques soumis à la gymnastique pendant quatre ans, il n'en était pas mort un seul.

M. Laisné, professeur de gymnastique au lycée Louis-le-Grand, rapporte dans son livre (1) un grand nombre d'observations intéressantes sur les choréiques

____

1. *Application de la gymnastique à la guérison de quelques maladies.* Paris, 1865.

qu'il a guéris par la gymnastique et décrit ensuite sa méthode. D'après son expérience, il est difficile au début de la maladie de se prononcer avec quelque certitude sur la durée du traitement. Des cas très graves arrivent rapidement à la guérison, tandis que d'autres, en apparence légers, se prolongent malgré tous les efforts. Dans sa longue pratique, il a constaté que les enfants très nerveux, extrêmement gâtés, acariâtres, guérissaient plus difficilement que les enfants bien élevés et de caractère doux. La guérison est également difficile quand la maladie survient à la suite de l'onanisme.

Dans les degrés légers, des exercices rythmiques, simples et faciles, suffisent. Voici comment Laisné procède : On place l'enfant en face de soi et on le maintient solidement avec ses jambes. On saisit alors ses mains et on lui fait exécuter des mouvements réguliers avec chaque bras pendant qu'on compte : un, deux, trois, etc., à voix haute, ou mieux en chantant, de sorte que tous les mouvements de l'enfant soient bien rythmés. Il faut bien faire attention à ce que l'enfant exécute les mouvements en mesure et non en comptant à volonté.

Il faut aussi veiller à ce qu'aucun mouvement spasmodique d'un membre ne se produise en même temps qu'un mouvement commandé. Cet exercice terminé, on fixe les bras, puis on fait aller les jambes en mesure, sans se préoccuper des mouvements pathologiques inévitables au début.

De temps en temps, on fait une pause, pendant laquelle on maintient les membres pour empêcher les mouvements anormaux de se produire. On place ensuite l'enfant sur l'échelle inclinée où on l'étend sur le dos. Les pieds sont fixés, et les bras élevés au-dessus de sa tête jusqu'à un échelon ; il doit se maintenir dans cette position tant que ses forces le lui permettent ; cet exercice sera répété plusieurs fois. On fait alors asseoir et reposer le malade. On exerce ensuite des frictions et un massage léger sur les épaules, le dos et les jambes. Au début, il ne faut pas exiger de l'enfant plus d'effort de volonté qu'il n'en peut donner. Si l'on dépassait la limite, au lieu d'amener du calme, on produirait de l'excitation et tout le gain péniblement acquis serait perdu d'un coup.

Une autre faute que l'on commet souvent est de faire trop marcher les petits malades. Il est encore mauvais de les laisser prendre part aux jeux bruyants des autres enfants ou bien de les reprendre toute la journée sur l'incoordination de leurs mouvements. On doit au contraire les calmer, les rassurer s'ils laissent échapper un objet de leurs mains. Il faut aussi veiller avec attention à ce qu'ils ne se coupent ni ne s'écorchent.

Dès que leur état s'est un peu amélioré et qu'ils exécutent assez bien les mouvements commandés, on ajoute des exercices nouveaux où la volonté prend exclusivement part : exercices à l'échelle horizontale, aux barres, à la barre fixe. Du moment où l'enfant est devenu assez maître de ses mouvements, on peut le laisser faire la gymnastique en commun et la guérison complète survient d'elle-même peu à peu.

Tout ce que nous avons dit concerne le traitement à l'hôpital, où les enfants sont soumis à la discipline sévère de la maison et où les exercices réguliers sont rigoureusement surveillés par les médecins. Mais, dans les familles, le traitement se heurte à de nombreuses difficultés. L'entourage de l'enfant ne comprend pas la manière de se comporter avec lui. On perd patience, et le pauvre petit ne peut rien faire convenablement malgré ses efforts. Tout cela contribue à traîner l'affection en longueur. Cependant comme le malade devient ordinairement du fait de la maladie bizarre, volontaire, il ne faut pas lui céder en tout; ce serait aggraver sa prédisposition morbide.

Dans les cas graves, les exercices doivent se faire deux fois par jour et avec encore plus de soin et de prudence. Il faut une surveillance plus stricte pour éviter les blessures. On ne peut souvent pas se dispenser d'attacher ces enfants dans leur lit, pour qu'ils ne tombent pas ou ne se donnent pas de coups. Dans les cas les plus prononcés, le traitement gymnastique ne peut commencer que quand l'état s'est un peu amélioré. Quand un enfant ne peut ni marcher ni parler, on doit le confier à une personne habituée à le comprendre. Car, dès qu'il ne peut exprimer ses désirs par des mots, il s'agite et crie d'autant plus que son désir est plus puissant. Il faut véritablement deviner sa pensée en étudiant son regard. Adressez-lui des questions pendant qu'il vous regarde fixement, si au bout de trois ou quatre vous ne l'avez pas deviné, il recommencera à crier et à gesticuler; c'est en vain qu'on lui présente les objets les plus divers, c'est en vain qu'on cherche à le calmer. S'il a faim, il faut le mettre sur un siège, puis une personne lui tient les bras et le tronc, une seconde la tête et une

troisième s'apprête à le faire manger dès qu'il ouvrira la bouche. De même pour les boissons. On tient
un gobelet près de sa bouche, et, chaque fois qu'il
l'ouvre, on lui projette une quantité de liquide suffisante pour une gorgée, car il est rare qu'il puisse
avaler plusieurs fois de suite. Souvent même il rejette
tout ce qu'il a dans la bouche. Cela ne doit pas empêcher de recommencer. Tous les ustensiles de table
doivent être en étain pour que l'enfant ne se blesse pas
en fermant brusquement les lèvres. Aussi est-il préférable de le nourrir à l'aide de liquides qu'il aspire
par un caoutchouc dès que les mouvements désordonnés lui laissent un répit.

Laisné, se basant sur un très grand nombre d'observations, arrive aux conclusions suivantes :

1° Aucune des méthodes thérapeutiques employées
jusqu'ici contre la chorée n'a donné un aussi grand
nombre de guérisons que la gymnastique.

2o Elle peut s'employer chez presque tous les malades tandis que pour toute autre méthode médicamenteuse il existe des contre-indications.

3o La guérison arrive à peu près dans le même
temps qu'avec les bains sulfureux ; mais elle est plus
durable et le calme survient dès les premiers jours.

4° Dès que les mouvements désordonnés cessent, la
nutrition s'améliore d'une façon remarquable ; les
enfants guérissent non seulement de la chorée, mais
de l'anémie qui l'accompagne ordinairement.

Les exercices gymnastiques, qu'au premier abord
on pourrait considérer comme dangereux, n'offrent
aucun inconvénient. Laisné fait aussi remarquer qu'au
début, quand les malades n'ont pas de contrôle sur

leurs muscles, on ne doit pratiquer que des mouvements passifs.

Un fait intéressant au point de vue historique est le
cas de mademoiselle Clémentine Lebègue, qui était
atteinte de chorée et qui guérit par la gymnastique.
Elle devint ensuite professeur de gymnastique à l'hôpital Sainte-Eugénie (aujourd'hui hôpital Trousseau)
où, par son intelligence, sa persévérance et sa patience, elle s'est acquis la reconnaissance des médecins.
Le traitement peut en effet être confié à des personnes
intelligentes étrangères à la médecine, après une
étude préliminaire.

La guérison de la chorée par la gymnastique méthodique est l'illustration la plus frappante de cet
axiome de Du Bois-Reymond : « L'exercice musculaire
n'est pas seulement l'exercice des muscles, mais bien
plutôt l'exercice du cerveau. »

Laisné a aussi guéri de cette façon des cas dont le
symptôme le plus saillant consistait en accès de toux
spasmodique qui duraient depuis des années et épui-
saient le malade.

Le Dr Blache (1) atribue la plus grande importance
aux mouvements passifs chez les enfants trop agités
pour pouvoir faire de la gymnastique avec les autres
malades, et il admet que l'on peut pratiquer les exercices même dans le lit.

1. *Traitement de la chorée par la gymnastique.* Rapport lu
à l'Acad. de médecine, le 10 avril 1855.

Traitement de la crampe des écrivains.

Entre la chorée et la crampe des écrivains, il existe
une notable différence aussi bien sous le rapport
anatomique que pathogénique et symptomatique
Les deux maladies n'ont comme point commun que
des contractions musculaires survenant involontairement. Mais, tandis que dans la chorée elles se produisent à tout moment et dans n'importe quel groupe
musculaire, dans la crampe des écrivains et ses dérivés (crampe des pianistes, des tailleurs, des cor-
donniers, des vachers), les spasmes involontaires n'accompagnent que certains actes, n'occupent que
certains muscles, d'ordinaire seulement quand ils ont
fonctionné quelque temps d'une façon normale. Tandis
que la chorée est le plus souvent une maladie des
cerveaux jeunes et se rencontre avec d'autres affections du système nerveux central ou d'autres états
constitutionnels et héréditaires, la crampe des écrivains ne se développe presque toujours qu'à la suite
d'un travail trop considérable des muscles atteints,
chez les adultes, soit que ces muscles ne puissent suffire
à la tâche qu'on réclame d'eux, soit que la fatigue
résulte d'une position vicieuse de la plume.

Sur la nature et le siège du mal, il règne des opinions divergentes qui toutes manquent de certitude.
Un seul fait est hors de doute, c'est que le symptôme
désigné généralement sous le nom de crampe des
écrivains repose sur des états pathologiques très
différents ; aussi Benedikt distingue-t-il trois types

que Erb admet provisoirement. Ce sont la crampe par contracture, par tremblement, et par paralysie. Toutes ces formes ont cette caractéristique commune que, non seulement en écrivant, mais dans toutes les occupations qui réclament l'exercice des doigts (couture, piano, violon, traite des vaches, martelage) il survient au bout d'un certain temps dans les muscles des perturbations que le malade perçoit sous forme de fatigue et lui rendent pénible ou impossible la continuation du travail. C'est aussi Benedikt qui a proposé pour cette affection la désignation caractéristique de « névroses fonctionnelles de coordination », parce que dans la majorité des cas la coordination des mouvements est altérée. Dans l'écriture, par exemple, il doit se produire une grande quantité de contractions simultanées ou rapidement successives dans les petits muscles digitaux (lombricaux, interosseux), les fléchisseurs et les extenseurs des doigts, en particulier du pouce, enfin dans les muscles de l'avant-bras et du bras. L'association des mouvements variés ne s'apprend, comme on sait, que par des exercices répétés des années jusqu'à ce qu'on les exécute presque inconsciemment. En même temps que le mouvement léger, à peine visible, des doigts nécessaire à former les traits des lettres, il se fait un déplacement constant de la main de gauche à droite d'où résulte la ligne.

Erb admet comme vraisemblable que les impulsions volontaires multiples qui déterminent les différents mouvements des doigts et de la main se groupent en des points déterminés du cerveau (appareils de coordination), bien que les voies conductrices coordinatrices soient jusqu'à un certain point indépendantes des voies motrices simples qui servent aux mouvements volontaires simples. On comprend que la plus légère modification dans la conductibilité d'une de ces voies doit provoquer une perturbation dans tout le système. Quand la résistance s'accroît dans certaines voies, l'activité musculaire correspondante s'affaiblit et le renforcement de la volonté destiné à ramener cette activité à son degré normal produit des crampes dans les muscles coordonnés. Mais il est aussi certain que ces crampes sont un résultat d'une lésion des nerfs et des muscles périphériques.

Les trois formes établies par Benedikt correspondent aux symptômes les plus saillants qui caractérisent la maladie. Dans les cas plus nombreux, il survient après avoir écrit quelque temps de véritables crampes (*forme par contracture*). Certains muscles ou plusieurs muscles sont atteints de spasmes toniques ou cloniques. C'est le pouce et l'index le plus souvent : les doigts s'étendent brusquement et la plume tombe, ou bien le pouce est serré fortement contre la plume, l'index fléchi s'écarte et la plume est chassée brusquement du papier. Parfois on observe aussi des mouvements spasmodiques de pronation et de supination dans l'avant-bras de sorte que la plume est soulevée brusquement du papier ou projetée à droite et à gauche ; exceptionnellement les mouvements anormaux ont leur origine dans des spasmes des muscles de l'épaule. La *forme par tremblement* se manifeste par une agitation de la main et de l'avantbras de sorte que l'écriture est ondulée, anguleuse et illisible. Dans la *forme paralytique* enfin, les crampes

font défaut : la main est si faible et si fatiguée qu'elle
semble paralysée. Elle est comme figée, et dans tout le
bras le malade perçoit une sensation douloureuse qui
se propage à l'épaule et au dos de sorte que l'écriture
est extrêmement pénible. Mais ordinairement tous les
autres travaux sont possibles avec les mêmes muscles. Les malades se plaignent de douleurs dans les
épaules, le dos, certaines apophyses épineuses, aux
apophyses transverses des vertèbres cervicales et dorsales, quelquefois dans l'occiput. Les douleurs peuvent affecter la forme névralgique. Parfois il existe en
certains points de l'avant-bras du fourmillement ou
de l'engourdissement. Presque toujours, l'affection
s'exagère par les émotions, la fatigue intellectuelle
et physique.

La cause principale de la crampe des écrivains
réside dans l'abus fonctionnel ; exceptionnellement
on l'observe chez des personnes qui écrivent peu.
Mais il faut mettre aussi en ligne de compte la position vicieuse de la plume, et l'emploi de becs durs et
pointus. On a cru que cette maladie ne s'observait que
depuis l'invention des plumes métalliques ; c'est une
erreur, car on possède des observations relevées à
une époque où l'on employait exclusivement des
plumes d'oie.

D'après tout ce qu'on connaît sur ce sujet, il faut
avec Erb considérer l'affection (dans ses formes type)
comme un trouble de nutrition du système nerveux,
dans la substance grise de la moelle cervicale, ou du
cerveau.

Suivant presque tous les auteurs, aucun traitement
ne serait capable de supprimer le mal. Une guérison

complète est rare, mais une amélioration notable
s'obtient souvent ; dans beaucoup de cas toute intervention reste sans succès. Au bout de quelque temps,
la maladie s'aggrave et l'écriture devient tout à fait
impossible. Dans tous les traitements (électricité,
hydrothérapie, gymnastique, bains, frictions narcotiques et alcooliques, manœuvres mécaniques), le
malade doit cesser absolument d'écrire. Nussbaum (1)
permet aux malades d'écrire autant qu'ils peuvent à
l'aide d'un appareil particulier qui les force à faire

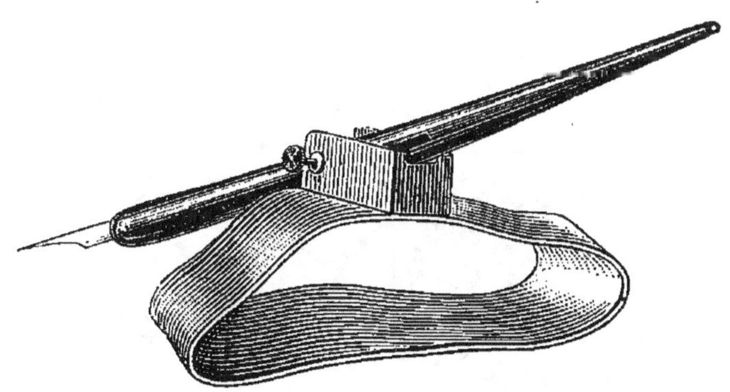

Fig. 114.

fonctionner leurs muscles dans une direction absolument opposée à la direction ordinaire. Il leur dit :
« Écrivez beaucoup avec cet appareil ; plus vous écri-
rez, plus vous guérirez vite. » Il part de cette idée que,
comme dans l'écriture ce sont presque exclusivement
les fléchisseurs et les adducteurs des doigts qui
sont actifs et que c'est leur fatigue qui amène la
crampe, on peut l'éviter ou la guérir en faisant fonc-

1. *Traitement simple et efficace de la crampe des écrivains*
(*Aerztl. Intelligenz-Blatt*), 1882, nᵒ 39.

tionner leurs antagonistes, extenseurs et abducteurs.

Dans ce but, il a construit un anneau en caoutchouc mince, ovale, large de 2 centimètres, un peu convexe en haut, qui s'applique à quatre doigts (l'auriculaire restant en dehors) qu'il entoure complètement, mais sans les serrer. A la face supérieure le porte-plume est fixé dans une charnière. Pour qu'il ne tombe pas de la main, il faut que les doigts s'é-

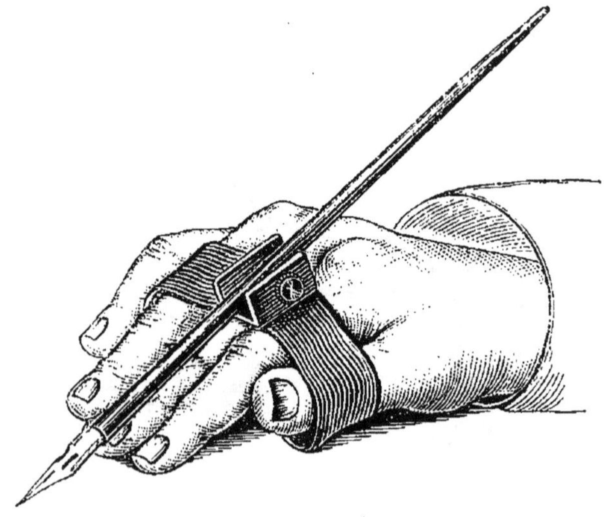

Fig. 115.

cartent un peu, le pouce à gauche, les trois autres doigts à droite (fig. 115). Ils exécutent donc un mouvement précisément opposé au mouvement ordinaire et l'écriture ne se fait plus par les doigts, mais par la main tout entière. L'innervation des fléchisseurs des adducteurs est remplacée alors par celle des extenseurs et des adducteurs.

Cet appareil doit non seulement permettre aux malades de continuer à écrire, mais les mettre à même d'écrire au bout d'un certain temps comme auparavant, car l'action des extenseurs et des adducteurs obtenue par cet appareil suffit à faire équilibre aux antagonistes et à prévenir ainsi les crampes. Le nombre des observations sur la valeur de cet ingénieux appareil est encore trop faible pour le juger définitivement (1). » On affirme qu'après quelques heures d'exercice avec les extenseurs, l'écriture est nette et belle ; cela est possible pour certains malades, mais non pour tous. Je me suis exercé souvent et longtemps avec le cercle de Nussbaum ; je suis arrivé à écrire distinctement, mais mon écriture n'était ni belle ni rapide. Il faut certainement des semaines pour y arriver. Les caractères sont énormes et irréguliers, les lignes difficilement droites, mais un malade qui ne peut donner sa signature sans contracture et qui arrive avec cette machine à tracer quelques pages, est naturellement très satisfait, Nussbaum croit que la guérison succède à son emploi, mais qu'elle peut être accélérée par l'usage accessoire du massage, des bains et de la faradisation. Voici d'ailleurs ses conclusions :

1° Des individus atteints de crampes des écrivains et qui ne pouvaient même griffonner leur nom écrivent à leur grande surprise quelques pages à l'aide de cet appareil, sans aucune fatigue.

2° Pendant son emploi, il n'y a pas trace de contracture.

3° Tous disent éprouver une sensation de bien-être

____

1. On le trouve chez Stiefenhofer frères à Münich. Il faut donner les dimensions de la main en faisant la commande.

dans les parties de la main qui auparavant étaient le siège de douleurs.

4° Au bout d'un certain temps, quelques malades ont la sensation qu'ils peuvent tenir de nouveau la plume à la manière ordinaire.

5° Il est certainement rationnel de mettre au repos les muscles contracturés et de fortifier leurs antagonistes plus faibles par une gymnastique active; c'est ce qu'on fait en écrivant de cette façon.

En supposant que la théorie par faiblesse des antagonistes soit vraie, l'appareil de Nussbaum est pour la gymnastique des abducteurs et des fléchisseurs, le moyen le plus commode et le plus simple; il est difficile d'imaginer un exercice qui atteigne aussi complètement le but proposé. Quant à la forme dite paralytique, où l'on ne constate pas de contractures, mais où la faiblesse, l'épuisement de la main et de l'avant-bras constituent le symptôme prédominant, toutes les formes du mouvement sont efficaces. Les manœuvres mécaniques (pressions, massage, hachures) des muscles de l'avant-bras, du pouce et de la face palmaire de la main rendront autant de services que les mouvements actifs et passifs. Pour agir sur les interosseux et les lombricaux, on saisit à deux mains la main du malade placé devant soi et l'on agit sur les métacarpiens de façon à les écarter autant que possible les uns des autres, on les élève et on les abaisse alternativement. Ensuite on saisit d'une main le bord radial, de l'autre le bord cubital tandis qu'on déprime la partie moyenne de la main, et on les élève. L'exercice se fait après en sens inverse. Les métacarpiens de l'index et de l'auriculaire sont refoulés en haut. Par ces mouvements passifs, les lombricaux et les interosseux difficilement accessibles par d'autres méthodes sont travaillés mécaniquement et les nerfs qu'ils contiennent tiraillés et ébranlés. L'électricité elle-même pénètre difficilement jusqu'à ces muscles profondément cachés sous la graisse et l'épiderme épais. Ce sont principalement les interosseux qui produisent l'adduction et l'abduction. Les sept interrosseux palmaires et dorsaux se répartissent de telle sorte que chaque doigt en reçoit deux, à l'exception de l'auriculaire qui ne possède qu'un interosseux palmaire et dont l'abduction est produite par son abducteur : si un de ces muscles agit isolément, il tire de son côté la première phalange, d'où adduction ou abduction. Si les deux interosseux de chaque doigt agissent simultanément, comme ils se confondent sur la face dorsale de la première phalange entre eux et avec l'extenseur commun, ils tirent à eux cette phalange et par conséquent la fléchissent, puis ils tendent le tendon de l'extenseur commun qui devient par là capable d'étendre les deux dernières phalanges, ce qu'il ne pourrait faire sans le concours des interosseux. Cette théorie, due à Haupt, explique parfaitement l'action des muscles, et il n'est pas besoin d'admettre avec Duchenne une double action des interosseux (flexion de la première, extension de la deuxième et de la troisième phalange) action double opposée, jusqu'ici inconnue en anatomie.

Je donne les deux seules observations de crampe des écrivains qui me soient personnelles et que je recueille avec le plus grand intérêt depuis plusisurs années. Elles sont sous tous les rapports tellement différentes qu'elles représentent certainement des états pathologiques tout à fait opposés, et elles n'ont qu'une caractéristique commune, c'est que les deux malades éprouvent pour écrire une difficulté qui va jusqu'à l'impuissance.

11e OBSERVATION.

M. de B., 44 ans, très vigoureux, ressentit en 1872 les premières atteintes de son mal, sans y attacher d'importance. Depuis cinq ans il éprouve dans la main une pesanteur et une gêne en écrivant. Il a surtout peine à tracer les lettres de haut en bas et de droite à gauche, comme *m, n, t, f*. Dans l'*s* allemande, sa main est projetée involontairement à gauche, de sorte qu'elle est toujours terminée par un crochet. La main tend toujours à se fléchir vers le radius. Au bout d'une demi-heure à une heure, les mouvements deviennent pénibles, irréguliers, spasmodiques, jusqu'à ce qu'ils ne puissent plus se produire sur le papier, bien que les mêmes mouvements s'exécutent sans difficulté dans l'air. L'avant-bras est le siège de tiraillements douloureux, le pouce s'applique fortement au médius, et ce doigt par suite de cette pression qui dure depuis des années porte un calus à la dernière phalange. Quand le spasme se produit, le malade peut tracer encore quelques lettres sans difficulté ; par contre, écrire des mots entiers est pénible et douloureux. L'écriture devient saccadée, illisible. Pour s'opposer à la production de cette infirmité qui le gêne beaucoup dans sa profession, le malade appuie en écrivant le médius de la main gauche contre la main droite pour l'empêcher de se déplacer à gauche. Depuis deux ans il ne parvient à écrire pendant quelque temps qu'à l'aide de cet artifice et seulement lentement.

La douleur principale siège au poignet et immédiatement au-dessus entre le radius et le cubitus. Si le malade continue d'écrire quand la douleur a atteint le poignet, il lui faut saisir le bras et l'avant-bras, puis les muscles de l'épaule, mais cependant la douleur finit par y remonter (fosse sus-épineuse principalement) et c'est plutôt une douleur qu'une fatigue. Chose remarquable, par le mauvais temps et les basses pressions (tempête, pluie, vent du sud), son état s'aggrave. Cette correlation est si nette que le malade, par la douleur et la fatigue qu'il ressent en écrivant, peut prédire avec une précision mathématique les changements de temps de douze à dix-huit heures à l'avance.

Toute émotion, gaie ou triste, produit le même effet. Le moment où M. de B. écrit le mieux est le matin, quand il a l'esprit calme.

Outre les variations explicables, chaque jour offre des heures bonnes et mauvaises pour lesquelles il n'y a aucune explication possible. Le malade est souvent obligé de rester du matin au soir à son bureau. Voici les variations qui se manifestent alors dans son état : Le matin, de 8 à 9 heures, c'est le moment où l'écriture est la plus nette et la plus facile. De 9 heures à midi, moment où il quitte son bureau pour deux heures, la difficulté augmente graduellement. Malgré ce repos, l'état n'est pas bon de 2 à 5 heures. Mais alors il survient brusquement une grande amélioration sans cause appréciable ; aussi le malade remet-il à ce moment toutes les lettres qui doivent être écrites lisiblement.

Pendant ses loisirs, il peint et joue du piano. Ces deux occupations qui réclament le fonctionnement de la main malade ne le fatiguent jamais, même au bout de plusieurs heures. Il a seulement beaucoup de peine à peindre les petits objets. Dès qu'en écrivant il pense à son état, ou chaque fois qu'il est obligé d'ércire rapidement et de se dépêcher, l'état s'aggrave et il se produit une transpiration. Il faut dire encore que M. de B. éprouve au réveil une sensation d'engourdissement dans la main droite, ses doigts se sont comme tuméfiés ; il se sent maladroit en saisissant de petits objets. Ces sensations disparaissent après sa toilette et quand il a un peu marché. La fatigue corporelle (une heure de marche est suffisante) rend l'écriture plus pénible.

Le 27 août 1882, tous les traitements imaginables ayant été épuisés, je commençai le traitement mécanique ; M. de B. avait pris un congé de trois mois pour donner à sa main un repos complet.

Chaque jour les extenseurs de la main, très vigoureux, les muscles du pouce, de la paume de la main, les lombricaux et les interosseux furent manipulés de la façon indiquée plus haut. Je recommandai au malade d'apprendre en même temps la cithare, ce qui ne lui était pas difficile avec son éducation musicale. A ce moment, je ne connais sais pas encore l'anneau de Nussbaum qui en somme arrive au même but, mais d'une façon plus énergique et plus complète. Les muscles du pouce eux-mêmes dans l'exercice de la cithare sont précisément exercés dans une direction opposée à celle de l'écriture, puisque armé de l'anneau métallique, il doit s'écarter des autres doigts pour pincer les cordes basses.

Le massage journalier n'avait pas produit de résultat appréciable au bout d'un mois. A ce moment, M. de B. remarqua qu'il écrivait beaucoup plus facilement quand il tenait de la main gauche l'extrémité cubitale du bras droit, les quatre doigts étant placés en dehors, le pouce en dedans vers le condyle interne. Je recourus alors à l'emploi si vanté de la strychnine, tous les trois jours, une seringue Pravaz d'une solution au 1/200 en injection sous-cutanée (chaque fois 5 milligr.). La première injection fut faite le 30 octobre. Le jour même, M. de B. écrivait notablement mieux, avec plus de facilité, de sûreté, de régularité. Il est vrai que ce jour-là il avait joué pendant quelques heures pour fatiguer les muscles du bras.

3 novembre. — Deuxième injection. Le soir M. de B. écrit des lettres pendant une heure et demie sans fatigue, sans douleur, sans cahots et sans s'aider de sa main gauche. Résultat surprenant, malheureusement trompeur.

15 novembre. — Une observation exacte prouve que la hauteur barométrique, un temps sec, frais, avec du soleil, améliore l'état; les conditions contraires l'aggravent.

28 novembre. — Le malade se plaint toujours d'une douleur pénible dans la profondeur du poignet et me fait remarquer qu'il se produit pendant les mouvements un craquement violent que l'on peut même

entendre distinctement. Je considérai cet état du poignet comme le reliquat d'une affection rhumatismale ancienne et ordonnai une pommade iodée.

15 jours après il avait diminué, les douleurs s'atténuaient et, chose curieuse, depuis ce moment le malade ne put plus prophétiser le temps d'après l'état de son poignet. Il avait moins de douleurs par le vent du sud, mais par contre l'écriture était souvent pénible par les hautes pressions et le beau temps. Il n'était plus douteux que la crampe des écrivains n'eût été compliquée ici d'un rhumatisme chronique du poignet. La guérison par l'iode laissa subsister la crampe seule.

11 décembre. — Les massages de l'avant-bras et de la main répétés de temps en temps ne donnent aucun résultat. Ayant lu la description de l'anneau de Nussbaum, je le fais venir, mais au bout de quelques jours le malade n'obtenant pas de soulagement cesse de s'en servir.

18 janvier 1883. — Pas de changement ; le malade déclare qu'il peut distinguer tous les jours trois périodes dans son état :

1° D'abord un peu de gêne ; 2° qui disparaît ensuite ; 3° puis il survient de la fatigue et les mouvements n'obéissent plus à la volonté.

Voici quelques remarques faites par le malade sur l'exécution de certains mouvements. Tous les mouvements de gauche à droite et de bas en haut sont difficiles, principalement pour les traits arrondis comme l'*n* latine. Les traits verticaux sont manqués, ils sont déviés à gauche. Les lignes horizontales sont ondulées. Tous les traits obliques de haut en bas et

de droite à gauche sont plus longs qu'ils ne le de-
vraient. Parfois, sans cause appréciable, l'écriture
devient bonne et facile.

6 février 1883. — Aucun des moyens recommandés
jusqu'ici n'a pu améliorer la crampe. La cause en
est évidente ; elle est due à la manière dont la plume
est tenue ; on voit (fig. 116) avec quelle crispation elle
est saisie. Le calus du doigt médius est dû à la force

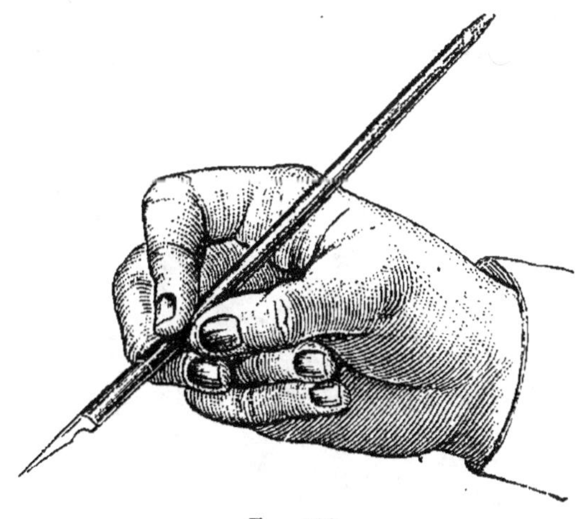

Fig. 116.

exagérée avec laquelle les doigts sont pressés contre
la plume (adduction) ; d'ailleurs le malade raconte
lui-même qu'il casse quelquefois son porte-plume en
écrivant : malgré sa puissance musculaire, la dépense
exagérée de force due à la position vicieuse de la
plume et le surmenage des muscles du pouce amène
promptement la fatigue. La figure 117 servira à faire
la comparaison avec l'attitude normale de la main qui
écrit. Malheureusement aujourd'hui, malgré tous ses
efforts, le malade ne peut plus s'habituer à une autre

manière. Les muscles de l'avant-bras ont augmenté
de volume par suite du traitement mécanique (1 centimètre et demi de tour en plus).

12ᵉ OBSERVATION

M. A. V., 52 ans, de constitution délicate et de
muscles débiles, fut atteint en 1877 de la goutte au
membre inférieur gauche et au membre supérieur
droit. Les bains sulfureux et le traitement méca-

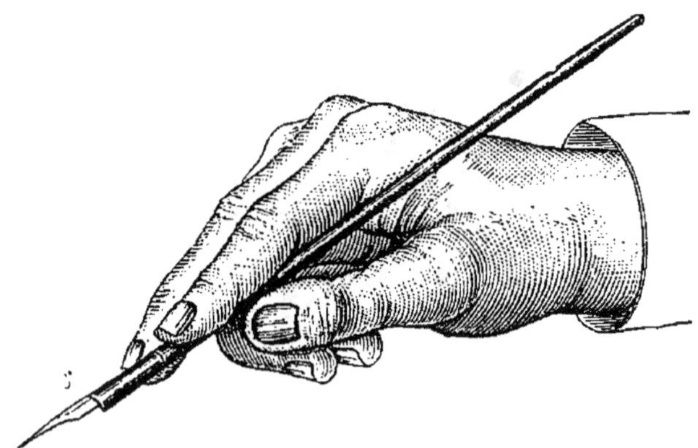

Fig. 117.

nique ramenèrent à l'état normal le cou-de-pied
et le poignet devenus méconnaissables par le gonflement.

L'électrisation de la main perclue, l'emploi des
balles de caoutchouc ramenèrent les mouvements
des doigts. Le malade put écrire de nouveau et
faire même des travaux calligraphiques.

En mai 1880, à la suite de longues écritures, il survint de la fatigue qui finit par dégénérer en crampe

des écrivains. Aux premières lettres, l'avant-bras était
entraîné en pronation, mais sans douleur ; il existait
seulement une sensation d'impuissance complète, de
paralysie des fléchisseurs. L'écriture avec la main
droite devint tout à fait impossible, de sorte que le
malade s'exerça de la main gauche dont il se servit
pendant un an. Mais au bout de ce temps, il y ressentit
aussi une faiblesse sans douleur et il éprouva des
crampes dans les doigts et la main. Le pouce et l'index s'étendaient brusquement (le malade dit s'éle-
vaient) et la plume tombait.

On lui prescrivit les frictions avec le chloroforme.
Elles produisaient une sensation de chaleur agréable
dans les parties engourdies et il écrivait plus facilement le lendemain. Les frictions répétées tous les jours
eurent un résultat très appréciable ; l'écriture était
plus facile. Nouveau traitement sulfureux en 1881,
mais sans résultat. Au contraire, la faradisation du
bras et de la main améliora la situation, de sorte
que le malade put écrire de nouveau avec la main
droite ; cependant les doigts étaient raides et l'écriture manquait de ressort. Il ne pouvait pas écrire
plus de 30 minutes de suite ; un repos de 10 minutes était alors nécessaire : ceci pour la matinée.
L'après-midi la fatigue devenait si forte qu'il lui fallait se reposer une demi-heure après un travail d'une
demi-heure. C'est le lundi que le malade écrit le
mieux, par suite du repos du dimanche. Dès que la
fatigue survient dans l'avant-bras et la main, il se
manifeste un tremblement qui force à interrompre
le travail. C'est principalement les muscles du
pouce qui sont atteints. Le malade a fait cette re-

marque : dès que je commence à écrire, la pulpe
de la 2ᵉ phalange du pouce droit, tendue jusqu'à
ce moment, devient molle, il y apparaît des plis
qui s'étendent peu à peu à l'éminence thénar. Puis le
bras s'affaiblit et je deviens incapable d'écrire. Les
changements de temps n'ont aucune influence. Les
émotions au contraire m'empêchent d'écrire et exercent leur action jusqu'au lendemain. De même le
sommeil agité ou l'absence de sommeil se révèlent
le jour suivant sur mon écriture. Après un long
repos, il se produit dans la main et l'avant-bras, toujours froids, une sensation de chaleur agréable et
bienfaisante ; alors l'écriture est plus facile.

On est autorisé à admettre le surmenage comme
cause de la maladie, d'autant que les muscles sont
faibles, peu développés. Cependant pendant 30 années
le malade a écrit du matin au soir avec ces muscles.
Il semble que la goutte du poignet ait entraîné à sa
suite un trouble nutritif dans les muscles et les nerfs
et que ce soit depuis ce temps qu'ils aient perdu leur
agilité. Ce cas rentre bien dans la forme paralytique
de Benedikt.

J'ordonnai au malade les massages journaliers des
fléchisseurs digitaux, de l'éminence thénar, des muscles palmaires et les manipulations des métacarpiens
par lesquels on fortifie les interosseux et les lombricaux; les mouvements furent pratiqués par sa femme.
Je lui recommandai en même temps de déposer la
plume aux premiers symptômes de fatigue et à ce
moment de se faire projeter un vigoureux jet d'eau
froide sur l'avant-bras. Ce traitement ponctuellement
suivi eut un résultat merveilleux. Au bout de trois mois,

19.

M. V. pouvait écrire huit à dix heures par jour sans fatigue, sans paralysie, sans que la plume tombât de ses mains. L'écriture était plus belle et plus ferme. Le malade écrit toujours mieux avec une plume d'oie qu'avec une plume de fer.

Voici les notes qu'il a prises sur sa guérison.

17 septembre 1882. — « 1er Bulletin. — Il y a déjà une amélioration en ce que les muscles de l'avant-bras fonctionnent plus longtemps, c'est-à-dire que la main ne se fatigue pas si vite. Maniement de la plume encore irrégulier. Si l'amélioration se continue ainsi, j'arriverai certainement à bien écrire.

27 septembre. 2e Bulletin. — Amélioration continue. La fatigue du bras est moindre ; pas d'autre remarque.

3 novembre. 3e Bulletin. — 1re Question posée au malade : Votre rapport est-il écrit lentement ? — Réponse : Au début, je n'écris plus lentement comme autrefois ; ce n'est qu'avec l'apparition de la fatigue que le mouvement de la plume devient lent et incertain, au bout de 2 heures environ : je ne ressens pas de douleur, mais seulement une fatigue du bras qui disparaît au bout d'une demi-heure de repos.

2e Question. — L'écriture est-elle normale ? — Elle ne l'est pas encore, il lui manque toujours la vélocité. Les lettres sont inégales et anguleuses. J'attribue ces défauts à l'insuffisance des muscles de l'avant-bras. Mes observations me portent à croire que, quand le massage journalier lui aura donné la force nécessaire, tout cela disparaîtra. Pas de progrès notable depuis mon dernier bulletin.

20 novembre 1882. 4e Bulletin. —Progrès notables.

Je puis écrire au moins deux heures sans fatigue, mais toujours lentement. Je suis déjà très satisfait de ce résultat.

10 novembre 1882. 5e Bulletin. — J'écris plusieurs heures sans fatigue, mais toujours notablement mieux avec la plume d'oie. La plume métallique finit par irriter les muscles de l'avant-bras. Maintenant, au lieu de fatigue, je ne ressens plus, et seulement à la partie externe de l'avant-bras, que des contractions légères qui disparaissent au bout d'un quart d'heure de repos. La main a l'air plus vivante et je la trouve notablement plus forte.

3 décembre 1882. 6e Bulletin. — Les contractions à la suite d'un long travail sont plus rares.

14 janvier 1883. 7e Bulletin. — Je suis surchargé de travaux, j'écris jusqu'à dix heures de suite, tous les jours y compris les dimanches et fêtes, de sorte que je suis émerveillé de voir que, malgré tout, l'état de ma main s'améliore. Si je pouvais suivre plus à la lettre vos recommandations, cher docteur, je suis sûr que le résultat serait encore plus beau. En somme je puis dire que, pourvu que j'évite les plumes d'acier, le résultat est excellent. L'écriture est plus grossière avec la plume d'oie, mais cela est sans importance.

J'ai essayé récemment l'appareil de Nussbaum, et j'en ai obtenu des résultats très satisfaisants. A mon humble avis, il doit rendre des services aux personnes atteintes de crampe partielle. Si la crampe remonte jusqu'à l'avant-bras, comme pour mon bras gauche, cet appareil produira un résultat insuffisant ou nul. Il ne peut donner aucun résultat pour ma main droite, puisque le siège du mal réside dans l'avant-bras. »

Ce jugement d'un malade observateur vaut la peine d'être rapporté.

FIN

INDEX BIBLIOGRAPHIQUE

PAR ORDRE CHRONOLOGIQUE

Francis Fuller. Gymnastique médicale. *Londres*, 1740. — Borner. Dissertatio de arte gymnastica nova. *Helmstadt*, 1748. —Gerike. De gymnasticae veteris inventoribus. *Helmstadt*, 1748. — Tissot. Gymnastique médicale ou l'Exercice appliqué aux organes de l'homme d'après les lois de la physiologie, de l'hygiène et de la thérapeutique. *Paris*, 1781. — John Pugh. Treatise on the science of muscular action. *London*, 1794. — Barclay. The muscular motions of the human body. *Edinburgh*, 1808. — Balfour. Illustrations on the power of compression in the cure of rheumatism, gout and in promoting health and longevity. *Edinburgh*, 1808. — Koch. La gymnastique au point de vue de la diététique et de la physiologie. *Magdeburg*, 1830. — Londe. Gymnastique médicale. *Paris*, 1821. — Martin. Du traitement de quelques affections musculaires faussement attribuées jusqu'à ce jour au rhumatisme. *Lyon*, 1837. — Goyet Indebeten. Therapeutic manipulation or medical mechanics. *London*, 1840. — Sonden. Leçon sur la gymnastique appliquée au développement du corps et à la médecine, faite au congrès des naturalistes scandinaves. 1840. — Pinette. Précis de la gymnastique moderne. *Paris*, 1842. — E.-H. Richter. La gymnastique médicale et la gymnastique nationale en Suède. Discours à la réunion des médecins et naturalistes allemands, 1815. — Hartwig. La thérapeutique péripatétique, ou guérison des maladies par le mouvement. *Düsseldorf*, 1847. — ROTHSTEIN. La gymnastique d'après le système de Ling. *Berlin*, 1848. — GEORGII. Cinésithérapie ou traitement des maladies par le mouvement selon la méthode de Ling. 1849. — LAISNÉ. Gymnastique. *Paris*, 1850. — LUTERBACH. Révolution dans l'art de marcher. *Paris*, 1850. — SÉE. La chorée et les affections nerveuses. *Paris*, 1851. — BECQUEREL. Du traitement de la chorée par la gymnastique (Gaz. des Hopitaux, 1851). — BRANTING. Gymnastique médicale ou l'Art des exercices appliqués au traitement des maladies d'après la méthode de Ling. *Berlin*, 1852. — MELICHER. 1er Rapport sur l'établissement de gymnastique thérapeutique suédoise dirigé par l'auteur. *Vienne*, 1853. — BONNET. Thérapeutique des maladies articulaires. *Paris et Lyon*, 1853. — HEIDLER. De l'ébranlement comme moyen thérapeutique et diagnostique. *Brunswick*, 1853. — M. EULENBURG. Gymnastique suédoise. Essai d'interprétation scientifique. *Berlin*, 1853. — BEREND. Gymnastique médicale principalement au point de vue du Suédois Ling. 1853. — BLACHE. Traitement de la chorée par la gymnastique. Mém. lu à l'Ac. de médecine (Moniteur des Hop., 1854). — BLACHE : *Ibid.* Rapport à l'Acad. de médecine, 10 avril 1855. — M. EULENBURG. Guérison des affections abdominales chroniques. *Berlin*, 1856. — MAGNE. Gaz.-méd. 1856. — LEBATARD. Gaz des Hop. 1856. — PICHERY. Gymnase de chambre. Manuel de Gymnastique. *Paris*, 1857. — N. DALLY. Cinésilogie ou Science du mouvement. *Paris*, 1857. — GIRARD. Sur les frictions et le massage (Gaz. hebd. 1858, n° 46). — HERVIEUX. Traitement du sclérème des nouveau-nés par le massage et l'excitation des muscles (Bullet. de thérapeutique. Mars 1859). — PIORRY. Douleur musculaire très ancienne rapidement guérie par le massage (Gaz. des Hop. 1868, n° 49). — Dr HAUPT. Crampe des écrivains. Pathologie et thérapeutique. *Wiesbaden*, 1860. — ELLEAUME. Du massage dans l'entorse (Gaz. des Hôp. 1860). — RIZET. Du traitement de l'entorse par le massage. *Arras*, 1862. — QUESNOY. Mém. de méd. et de chir. milit. 1862. — SERVIER. *Ibid.* — ESTRADÈRE. Du massage, son historique, ses manipulations. Thèse de *Paris*, 1863. — MILLET. Du massage, comme traitement de l'entorse (Bullet. gén de Thérap. 30 janvier 1863). — RIZET. De la manière de pratiquer le massage dans l'entorse. *Arras*, 1864.

— Rizet. Du massage dans les ecchymoses et les contusions (Gaz méd., n° 50, 1864). — Chancerel. Historique de la gymnastique médicale depuis son origine jusqu'à nos jours. *Paris*, 1864. — Laisné. Application de la gymnastique à la guérison de quelques maladies. *Paris*, 1865. — Van Lair. Les névralgies, leurs formes et leur traitement. *Bruxelles*, 1866. — Rizet. Emploi du massage pour le diagnostic de certaines fractures. *Paris*, 1866. — Runge. Nature et traitement du Lumbago (Deutsche Klinik, n° 8, 1867). — Bérenger-Féraud. Du massage dans l'entorse (Bull. de Thérap. 1867). — Laisné. Du massage, etc. *Paris*, 1868. — Thure Brandt. Nouvelle méthode gymnastique et magnétique pour le traitement des maladies des organes du bassin et principalement des maladies utérines. *Stockholm*, 1868. — Nitzsche. Traitement des paralysies nerveuses et musculaires, des vices de conformation et des affections abdominales par la gymnastique médicale de chambre. *Dresde* (sans date). — Paz. Moyen infaillible de prolonger l'existence et de prévenir les maladies. *Paris*, 1870. — Phélippeaux. Étude pratique sur les frictions et le massage ou Guide du médecin masseur. *Paris*, 1870. — Dally. Manipulations thérapeutiques (Dict. encyclop. des sc. méd. *Paris*, 1871). — Cabasse. Observ. pour servir au trait. de l'entorse par le mass. (Gaz des Hop. Févr. 1871). — Metzger. Traitement des télangiectasies (Langenbeck's Archiv. 1871, XIII). — Bicking. Gymnastique respiratoire comme traitement de différentes maladies, principalement la phthisie. *Berlin*, 1872. — Schreber. Gymnastique méd. de chambre. *Leipzig*, 1872. — Berglind. Du massage (Petersb. med. Zeitschrift, IV 5, 1873). — Rossander. Un cas de crampe des écrivains, guéri par le mass. et les injections de strychnine (Deutsche Klinik. Nov. 1873). — Bardinet. Les rétrécissements de l'urèthre et leur traitement par le massage interne (Union méd. 1874). — Bergham och Helleday. Remarques sur le massage (Nord. med. Archiv, V, 7, p. 131, 1874). — Ulrich. Pathologie et thérapeutique des déviations de la colonne vertébrale d'origine musculaire. *Brême*, 1874. — M. Fontaine. Le mass. dans le traitement des entorses (Archiv. méd. belges, 3, 1874). — C. Berghmann. Trait. des affections articulaires traumatiques aiguës par le mass. (Centralblatt für Chirurgie, n° 52. 1875). — Gassner. Du mass. (Baier. Intelligenz-Blatt. XXII, 1875). — Billroth. Discussions sur quelques questions chirurgicales à l'ordre du jour, III. Du massage (Wien. med. Wochenschr, n° 45. 1875).—Witt. Du mass. (Langenbeck's Archiv, XVIII. 1875). — Grasser. Du mass. dans les rétractions articulaires et les entorses (Med. Centralzeitung, n° 71. 1875). — Mullier. Quelques remarques sur le trait. de cert. affect. chirurg. par le mass. local (Arch. méd. belges, 7. 1875). — Glatter. Considérations génér. sur la valeur de la gymnast. méd. (Wiener med. Presse, 8, 9, 11. 1875). — Mosengeil. Du mass. (Archiv. für klin. Chirurgie, XIX. 1876). — Wagner. Du mass. et de son importance pour le méd. praticien (Berliner klin. Wochenschr., 45, 46. 1876). — Cederschjöld. De la gymn. thérap. suédoise, principalement dans ses rapports avec l'excitation mécanique des nerfs (Hannover) (Virchow's Jahresbericht, I, 2. 1879). — Norström. Trait. des mal. des femmes par le mass. (Gaz hebd., 3. 1876). — Graham. Du massage dans la crampe des écrivains et autres affections similaires (New-York med. Record. 28 avril 1876). — Nycander. Du mass., son applic. dans le trait. de l'entorse. Bruxelles, 1877. — Mullier. Du mass., son action physiol. et sa valeur thérap., spécialement au point de vue du trait. de l'entorse (Journal de méd. de Bruxelles, 1877). — Ziemssen. Mass. avec la douche chaude dans le bain chaud (Deutsche med. Wochenschr., n° 34. 1877). — Podratzky. Du mass. (Med. Presse, 10, 11. 1877). — Graham. Crampe des écrivains, Cr. des pianistes et autres troubles fonctionnels des muscles (New-York med. Record. Avril, 1877). — Klemm. Percussion musculaire, gymnastique de chambre active et passive pour l'individu sain ou malade. Riga, 1877. — S. Herrmmann. De la valeur pratique du mass. (Pester med. chir. Presse, n° 50, 1877). — Bruberger. Du mass. et de son emploi dans les hopit. militaires, d'après les rapports au ministre de la guerre (Deutsche milit. aerztliche Zeitschr. Berlin, 7. 1877). — M. R. Levi. Della flagellazione. Venise, 1877. — Le Blond. Manuel de gymnastique. Paris, 1877. — Korner. Du mass. au point de vue de la méd. milit. (Deutsche Zeitschr. für prakt. Medizin, n° 26. 1877). — Starke. Les principes physiologiq. dans le trait. des arthrites rhumatismales (Charité-Annalen, 1876. Berlin, 1878). — Serbsky. Un cas d'obstruction intestinale (Petersb. med. Wochenschr., n° 12..

1878). — Winivarter. Deux observations sur l'emploi du massage dans les affections chroniques des organes internes (Wiener med. Blätter, 29, 31. 1878). — Anal. dans Centrabl. für Chirurgie, n⁰ 26, 1879). — Cederschjöld. Des mouvements passifs. Rapport sur l'institut de gymnastique suédoise à Hanovre (Virchow's Jahresbericht, I, 2. 1878). — Niehaus jeune. Du massage — (Corresp.) Bl. für Schweizer Ærzte, n⁰ 7, 1878). — D. Prince. Machine pour pratiquer les frictions (Americ. Practitioner. Fév. 1878. — Mash Howard. Des manipulations ou mouvements forcés comme traitement chirurgical (St. Barthol. Hosp. Reports. XIV). — Puttmann James. Exercices physiques pour les malades (Boston med. and. surg. Journal, XCV, n⁰ 13, 28 sept.). — Mill. Céphalalgie nerveuse et hémicrânie (Philadelphia med. and surg. Reporter, XXXIX, 14 oct. 1878). — Estlander. Prostatite chronique traitée par le massage (Tuiska läkäres ällskhande, XX, 4, 1878). — Asp. Mass. de l'utérus (Nordiskt med. Arch., X, 22, 1878). — Treichler. La gymnastique dans les mains du médecin (Corresp. Blatt für Schweizer Ærzte, n⁰ 4. 1877); Virchow's Jahresbericht, I, 2, 1878). — Garrod. S. W. Traitement des hémorrhoïdes (The Clinik, XIV, 9 mars 1878.) — Roth. Traitement des paralysies infantiles. (Brit. med. Journal, 14 juin 1879). — E. Dally, *ibid.* (Journ. de Thérap. *Paris*, 1879). — Dally. Du trait. des déformat. du rachis par la suspension cervico-axillaire. *Paris*, 1879) — Quinart. Massage des amygdales hypertrophiées (Journ. de méd. et de chirurgie, 1879). — Gerot. Valeur thérap. du massage. *Würzburg*, 1879. — Starke. Act. physique du M. (Charité Annalen, III; Schmidt's Jahrb., CLXXXIV, n⁰ 10. 1879). — Pagenstecher. Du mass. de l'œil dans les différentes affections oculaires (Centralbl. für prakt. Augenheilk., II, déc. 1878). — Metzger. Fracture de la rotule guérie par le mass. (Bergmann's Mittheilungen; Schmidt's Jahrb., LXXXIV, n⁰ 10. 1879). — Blaikie. Comment on devient et comment on se maintient vigoureux. *New-York*, 1879. — Bela Weiss. Le mass., son histoire, son emploi et son action (Wiener Klinik, nov.-déc. 1879). — Rossander. Mass. dans les fractures du bras (Virchow's Jahresber. II, 2. 1879). — Douglas Graham. Asthénopie musculaire avec myopie, hypermétropie ou emmétropie (New-York med. Record, XVI, 8,

p. 172, août 1879). — Johnsen. Entorses récentes (Hospitals
Tidende, II, p. 7-10, 1878; Schmidt's Jahrb., 1879, CLXXXIV,
1879). — Rossander. Fract. de la rotule (Hygiea, XLI, 2, p. 95.
Février; Svenska lakares-ällsk. förh., p. 41, mai 1879). — Asp.
Mass. dans les affections utérines chroniques (Virchow's Jahresb.,
XIIIᵉ ann., II, 3. 1879). — Winiwarter. Kyste de l'ovaire multiloculaire, œdème chez une femme de 79 ans (Chirurg. Centralbl., VI, 26. 1879). — Gerst. Malad. du nez, du larynx, et des
voies aériennes (Virchow's Jahresb., II, 1. 1879). — G. M. Beard.
Crampe des écrivains (New-York med. Record, 15, nᵒ 11. et
Prager med. Wochenschr. 1879). — Althaus. Le percuteur
musculaire dans la paralysie infantile (British med. Journal,
1879). — Gradenigo. Du mass. de l'œil (Centralbl. für Augenheilk,. avril 1880). — Weissenberg. Utilité du mass. dans les
bains minéraux (Discours au 8ᵉ congrès balnéologique de
Silésie. 1880). — J. Gautier. Du mass. ou manipulation appliquée à la thérap. et à l'hygiène. *Le Mans*, 1880. — Ad. Hitzigrath.
Le mass. *Ems*, 1880. — Rewes. Mass. de l'utérus augmenté de
volume par différentes causes (Virchow's Jahresber., XV, II, 3,
1880). — A. Tidemann. Guérison d'un cas de chorée rebelle par la
gymnast. thérap. (Norsk. Mag. f. Lagewidensk. 3 R. VIII, 1,
1878; Schmidt's Jahrb., IX, p. 187, 1880). — James M. Craith.
Lumbago, sciatiques et autres affections du même genre
(Brit. med. Journ., 14 août, p. 267; Med. Times and Gazette,
4 sept. 1880; Schmidt's Jahresb., IX, 187. 1880). — Victor Sil-
berer. De la valeur et de l'importance de la gymnast. Confé-
rence faite à la réunion des ingén. et des archit. le 21 janvier 1880. *Vienne*, 1880. — Busch. Mass. dans l'ileus par
rétention des matières et invagination (Virchow's Jahresber.,
XV, II, 1, p. 192. 1880). — Vogt. Orthopédique moderne.
Stuttgart, 1880. — Mundé. De la palpation en obstétrique
(Amer. Journ. of obstetr., juillet-oct. 1879, avril 1880). — Chodin. De l'emploi du mass. dans la discision de la cataracte. Réunion des médecins de Pétersbourg, 1880. — Bolin. Fract. de la
rotule, traitée par le mass. (Nord. med. Archiv, n. 21. 1880). —
Weiss. Observations concernant l'emploi du mass. dans la
laryngite catarrhale et diphthéritique (Archiv für Kinderheilk.,
I, 5. et 6. 1880). — Pedraglia. Mass. de l'œil (Centralbl. für
prakt. Augenheilk., V, avril 1881; Schmidt's Jahrb., nᵒ 11. 1881).

— Bela weiss. Emploi du massage dans la laryngite catarrhale et diphtéritique (Archiv. für Kinderheilk., I, 433, 536). — Pagenstecker. De l'emploi du massage dans les affections oculaires (Schmidt's Jahrb., III, p. 189. 1881). — Schreiber. Du mass. contre l'anesthésie de l'ataxie locomotrice (Wien. med. Presse, n° 10, 1881). — Delhaes. De l'emploi simultané du massage aux théories de Teplitz (Deutsch. med. Wochenschr., n° 13. 1881). — Reeves Jackson. Du mass. de l'utérus contre certaines formes d'augmentation de volume de l'utérus (Trans. of the amer. gynec. societ., V. *Boston*, 1881). — Baudet. Trait. de la douleur par les vibrat. mécaniques (Progrès méd.. n° 5. 1881). — Ritterfeld-Confeld. Le mass., étude de vulgarisation. *Wiesbaden*, 1881. — P. Haufe. Le mass., sa nature et sa valeur thérap. *Francfort sur le Main*, 1881. — Gussenbauer. Étude sur le mass. (Extrait du Prag. med. Wochenschr. *Prague*, 1881). — Dally. De l'exercice méthodique de la respiration dans ses rapports avec la conformation thoracique et la santé générale. *Paris*, 1881. — Schreiber. Trait. des formes graves de névralgie et de rhumatisme muscul. par le mass. et les exercices muscul. méthodiques. Lecture à la 54° réunion des natur. et med. allem. à Salzburg (Wien. med. Presse, 48,49,50, 51. 1881). — Freund. Trait. de la laryngite catarrhale et diphthérite par le mass. Lecture à la réunion des médecins de Leitmeritz (Prag. med. Wochenschr., n° 47. 1881). — Weil. Le restaurateur des forces, un renforçateur élastique pour la gymnastique de chambre. *Berlin* 1881. — Past. Électro-massage, New-York med. Record (XIX. 1881). — Durand-Fardel. Mass. du foie dans l'engorgement hépatique simple (Bull. gén. de thérap., 31 mai 1881). — Peters. Act. du mass. dans les bains de boues (Berlin. Klin. Wochenschr., n° 34. 1881). — S. Klein. Emploi du mass. en ophtalmologie (Wiener med. Presse, 9, 10, 12, 15. 1882). — Granville. Percussion comme traitement des affections nerveuses (Brit. med. Journ., 11 mars 1882). — Gillete. Succès du mass. combiné au sommeil chloroformique dans un cas d'invagination intestinale (New-York med. Journ.. sept. 1882; Wiener med. Wochenschr., n° 50). — Averbeck. La gymnast. médic. *Stuttgart*, 1882. — Trait. de l'engorgement laiteux par le mass. (Med. chir. Rundschau, mai 1882). — Friedmann. Mass. dans les mal. des yeux (Wiener med. Presse.

n° 23. 1882). — A. EULENBERG. De quelques nouvelles tentatives thérapeut. contre les myélites chroniques, notamment l'ataxie (Œsterreichische Badezeitung, n° 13. 1882). — D. NUSSBAUM. Trait. simple et efficace de la crampe des écrivains (Münchner ærztl. Intelligenz-Bl., n° 39. 1882). — EULENBURG. Encyclop. des sc. méd., art. MASSAGE. *Vienne*, 1882. — SCHENKL. Du mass. de l'œil (Prager med. Wochenschr., n° 30. 1882). — ROSSBACH. Traité des méthodes thérapeutiques physiques, II. *Berlin*, 1882. — BUSCH. Orthopédie, gymnast. et massage (Ziemssen's Handbuch des allgem. Therapie, II, 2. *Leipzig*, 1882). — LITTLE ET FLETSCHER. Du mass. (Brit. med. Journ. 1882). — GRANVILLE. La vibration nerveuse comme agent thérapeutique (Lancet, n° 23. 1882). — GRANVILLE. Note sur le trait. de l'ataxie locomotrice par la vibration nerveuse (Brit. med. Journ., sept. 1882). — VIGOUROUX. Trait. de la crampe des écrivains par la méthode de Wolf de Francfort (Progrès méd., 1882). — STEIN. Trait. de la crampe des écrivains (Berl. Klin. Wochenschr., n° 34, 1882). — SCHOTT. Trait. de la crampe des écrivains et des pianistes (Deutsche med. Zeitung, n° 9. 1882). — GOODHARDT ET PHILIPPS. Trait. de la chorée aiguë par le mass. et une alimentation fortifiante (Lancet, août 1882). — KRONLEIN. Trait. chirurg. de l'ileus (Corresp. Bl. für schweizer Ærzte, 15, 16. 1882). — BITTERLEIN. Obstruction intestinale, vomissements fécaloïdes, guérison par le mass. (L'Union, n° 37. 1882). — KORBL. Trait du lymphome (Wien. med. Wochenschr., n° 19. 1882). — ENGELMANN. Massage et expression, manœuvres externes dans l'obstétrique des peuples primitifs (Amer. Journ. of obstetr., juillet 1882). — PROCHOWNICK. Trait. des exsudats pelviens anciens (Deutsche med. Wochenschr., n° 32, 33. 1882). — BUNGE, Mass. de l'abdomen, principalement de l'utérus et de ses annexes (Berliner Klin. Wochenschr., n° 25. 1882). — REIBMAYER. Le mass., son emploi dans les différentes branches de la médecine pratique. *Vienne*, 1883. — SAMUELY. Le mass. au point de vue du méd. praticien. *Vienne*, 1883. — STEIN. Du mass. électrique et de la gymnast. électrique (Wien. med. Presse, n°, 2. 1883. — BEUSTER. De la valeur thérap. du mass. dans les affect. nerveuses périphériques et centrales. Réunion des médec. de Berlin, 8 janv. 1883. — KOCHMANN. Le mass. employé avec succès dans la phlegmatia alba dolens (Allgem.

med. Centralzeitung, 16. 1883). — D'Aigner. Emploi du mass. dans les aératothermes (Wien. med. Presse, n° 21. 1883). — Operum. Mass. dans les exsudats circumutérins (Gynæcol. obst. med. D. Bl. I, 2). — Voy. en outre les traités d'accouch. et de gynécologie. — Chrobak. Traité des mal. des femmes, rédigé par Billroth, V. — Bandl, Hegar, Kaltenbach. Gynécol. opératoire avec les méthodes d'exploration. *Stuttgart*, 1881. — Nombreux extraits et comptes rendus dans Schmidt's Jahrb. CL, 1873, 1877, 1879, 1880, 1881. — Dans les comptes rendus de l'hôpital Wieden à Vienne 1877 et 1878. — Dans Virchow's Jahresber., II, 2, 1879.

FIN DE L'INDEX ALPHABÉTIQUE

CORBEIL. — IMPRIMERIE DE B. RENAUDET

TABLE DES MATIÈRES

Avant-propos...   V

Histoire de la mécanothérapie..............................   1

La méthode de Ling...   10

Chapitre premier..   21

   Définition du mot massage...........................   21
   Pourquoi la mécanothérapie n'est-elle pas devenue
      jusqu'ici l'apanage des médecins...............   23
   Peut-on apprendre le massage sans maître?........   27
   Dans quelle mesure le médecin praticien peut-il
      s'occuper de mécanothérapie et que doit-il aban-
      donner au spécialiste?...............................   28
   Peut-on confier le traitement à d'autres personnes
      qu'à des médecins?...................................   30
   Peut-on remplacer la main par des appareils?......   31
   Conclusions...   32

Chapitre II..   34

   Action physiologique des manœuvres mécaniques..   34
   I. Action directe (mécanique)........................   34
   II. Action indirecte......................................   38
      Production de chaleur dans le muscle par les
         ébranlements mécaniques.......................   46

Chapitre III...   47

   Description des manœuvres mécaniques............   47

Division des manœuvres mécaniques..............   50

  a.) Manœuvres sur place.........................   51

    Pressions...................................   51
    Percussion, choc, vibrations..................   58
    Percuteur musculaire de Klemm..............   61
    Pincements...................................   65
    Broiements...................................   67

  b.) Manœuvres avec déplacement : passes, frictions   68

    Mouvements passifs   69
    Doit-on graisser les parties malades avant le massage ?.....................................   72
    Doit-on pratiquer le traitement mécanique à nu ou à travers un vêtement ?.............   73

CHAPITRE IV..................................   77

  Mouvements actifs...........................   77
  Gymnastique thérapeutique, gymnastique suédoise.   78
  Peut-on remplacer la force humaine par des appareils ?.....................................   83
  Action physiologique de la gymnastique............   93

    I. Action sur la circulation du sang et sur l'activité du cœur...............................   93
    II. Action sur les fonctions de la peau des reins...   95
    III. Action sur le pannicule adipeux..............   95
    IV. Action sur la respiration....................   96
    V. Action sur la digestion.....................   96
    VI. Action sur le système nerveux central et sur le caractère...............................   96

CHAPITRE V...................................   101

  A quelles maladies s'applique le traitement mécanique ?.....................................   102

  Premier groupe..............................   105

    Traitement mécanique des névralgies et du rhumatisme musculaire........................   105
    Traitement mécanique de la névralgie sciatique et crurale................................   110
  Les malades doivent-ils exécuter des exercices en

dehors de ceux qu'ils pratiquent sous la direction du médecin?... 144
Observations... 145
Le traitement s'applique-t-il aussi aux cas récents?.. 155
Traitement de la névralgie cervico-brachiale........ 159
Considérations générales............................. 175
Traitement de la névralgie cervico-occipitale........ 178
Traitement de la névralgie du trijumeau............ 180
Traitement de la névralgie intercostale............ 185
Traitement de la céphalalgie........................ 187
Traitement du rhumatisme musculaire.............. 190
Traitement du torticolis rhumatismal.............. 197
Le traitement mécanique peut-il s'appliquer dans les états fébriles?.. 197
Traitement mécanique de l'anesthésie et de l'hyperesthésie... 200
Traitement des arthralgies.......................... 204
Traitement mécanique des paralysies............... 209
Du traitement mécanique dans les empoisonnements par l'opium, la morphine et le chloroforme....... 212
Traitement mécanique dans les empoisonnements par le chloral...................................... 217

Deuxième groupe.................................... 218

Traitement de l'entorse, de la synovite, de la synovite tendineuse, des adénopathies, de la métrite chronique, de l'endométrite hémorrhagique.. 218
Traitement médical de l'entorse.................... 218

Traitement médical de la synovite articulaire, de la synovite tendineuse, des adénopathies.......... 226
Synovite tendineuse chronique séreuse et crépitante. 227
Traitement de la mastite, de l'amygdalite.......... 228
Traitement de la métrite et de la paramétrite chronique.. 230
Traitement de la raideur des articulations et des tendons.. 242
Traitement mécanique des affections oculaires...... 249

Troisième groupe.. 256

Traitement mécanique de la chlorose, de la gas-
trite chronique, de la phtisie pulmonaire, de
la neurasthénie, de l'hystérie, de l'hypochondrie, du diabète sucré............................... 256
Observation... 280
Diabète sucré... 283

Quatrième groupe....................................... 285

Traitement mécanique de la congestion cérébrale, des hémorrhoïdes, de l'emphysème pulmonaire.. 285

Cinquième groupe....................................... 288

Traitement médical des troubles digestifs chroniques et de la constipation........................ 288
a.) Exercices libres.............................. 292
b.) Exercices avec des appareils................. 299
c.) Mouvements passifs........................... 306
Remarques générales..................................... 308

Sixième groupe... 309

Traitement mécanique de la chorée et de la
crampe des écrivains............................... 309
Chorée... 309
Crampe des écrivains................................... 316

INDEX BIBLIOGRAPHIQUE..................................... 337

FIN DE LA TABLE DES MATIÈRES

OCTAVE DOIN

ÉDITEUR

8, PLACE DE L'ODÉON, PARIS

CATALOGUE DES PUBLICATIONS

SUR LES

SCIENCES NATURELLES

— AVRIL 1887 —

BOTANIQUE

ARCHIVES BOTANIQUES DU NORD DE LA FRANCE. — Revue botanique mensuelle, paraissant depuis le 1er avril 1881, publiée sous la direction de Eugène Bertrand, professeur à la Faculté des sciences de Lille, 32 pages par mois, avec de nombreuses figures et planches.

ABONNEMENT POUR UN AN :

France. . . . . 20 fr. | Etranger. . . . . 22 fr.

Les abonnements partent du 1er avril et ne sont reçus que pour un an.

Atlas des champignons comestibles et vénéneux de la France et des pays circonvoisins, contenant 72 planches en couleur où sont représentées les figures de 210 types des principales espèces de champignons recherchés pour l'alimentation et des espèces similaires suspectes ou dangereuses avec lesquelles elles peuvent être confondues, dessinées d'après nature avec leurs organes reproducteurs amplifiés par Charles Richon, docteur en médecine, membre de la Société botanique de France. Accompagné d'une monographie de ces 210 espèces et d'une histoire générale des champignons comestibles et vénéneux, par Ernest Roze, lauréat de l'Institut, membre de la Société botanique de France, etc. Texte illustré de 45 photogravures des dessins primitifs des anciens auteurs, d'après des reproductions exécutées par Charles Rollet. *L'ouvrage sera publié en 9 facicules in-4°. Chaque fascicule contient 8 planches et 32 pages de texte.* Prix de chaque fascicule. 10 fr. Les six premiers fascicules sont parus. — Le 7e paraitra le 15 juin 1887 et les suivants de deux en deux mois.

On peut souscrire dès maintenant à l'ouvrage complet au prix de 75 fr. — Les souscriptions à ce prix de 75 francs ne seront plus acceptées à partir de l'apparition du 7e fascicule. — L'ouvrage, dont nous avons *tout le manuscrit et les planches* entre les mains, sera entièrement publié avant la fin de l'année courante.

BAILLON (H.). professeur d'histoire naturelle médicale à la Faculté de médecine. — **Le jardin botanique de la Faculté de médecine de Paris.** Guide des élèves en médecine et des personnes qui étudient la botanique élémentaire et les familles naturelles des plantes. Contenant un résumé de leurs affinités et de leurs propriétés. 1 vol. in-18, cartonné diamant, avec un plan du jardin collé sur toile. . . . . 5 fr.

BAILLON (H.). — **Iconographie de la Flore française,** paraissant par séries de 10 planches chromolithographiées (10 couleurs), d'après les aquarelles faites d'après nature sous les yeux de l'auteur. — Le texte explicatif, très complet, est imprimé au verso même des planches. — Chaque planche porte un numéro qui n'indique que l'ordre de publication. — Un index méthodique et des clefs dichotomiques établissant les séries naturelles suivant lesquelles les espèces doivent être disposées, seront publiés ultérieurement. — Le nom des plantes qui appartiennent à la Flore parisienne est accompagné d'un signe particulier (*). Les principales localités des environs de Paris sont indiquées à la fin du paragraphe relatif à l'habitat.

Prix de chaque série de 10 planches avec couverture. . . . . . 1 fr. 25

L'ouvrage sera publié en 40 ou 50 séries. Les seize premières séries sont en vente (mars 1887). Il parait en moyenne une série par mois.

Les 100 premières planches de l'**Iconographie** viennent d'être réunies en un volume, cartonnage toile, lettres dorées. M. Baillon, pour cette première centurie a fait un résumé des plantes qu'elle contient ainsi qu'un titre et une courte introduction à l'ouvrage (en tout 24 pages de texte). — On peut se procurer à la librairie, le texte en question ainsi que le cartonnage, moyennant **1 franc**. — Pour chaque centurie suivante, un texte analogue sera établi par l'auteur et sera vendu avec un cartonnage semblable, au même prix de un franc.

BAILLON (H.). — **Guide élémentaire d'herborisations et de botanique pratique**, petit volume avec figure dans le texte. . . . . 1 fr.

BARDET, ADRIAN et **BLONDEL. Étude botanique et chimique du Piligan** et de son alcaloïde la piliganine. Brochure in-8°. . . . . 1 fr.

BARROIS (Th.). — **Rôle des Insectes dans la fécondation des végétaux.** Un volume grand in-8° de 150 pages, avec 25 figures. . . . . 4 fr.

BEAUVISAGE (Ch.), agrégé d'histoire naturelle à la Faculté de médecine de Lyon. — **Les Galles utiles**, grand in-8° de 100 pages. . . . . 3 fr.

BLONDEL (R.), préparateur à la Faculté de médecine. — **Le Droguier de la Faculté de médecine de Paris.** 1 vol. in-18, cartonné diamant, de 900 pages avec 300 figures, sous presse . . . . » «

BOLLES LEES et **HENNEGUY**, préparateur du cours d'embryogénie comparée au Collège de France. — **Traité de méthodes techniques de l'anatomie microscopique**, avec une préface du professeur RANVIER. Un volume gr. in-8° de 500 pages . . . . 12 fr.

CARNOY (J.-B.). — **Biologie cellulaire.** (Voir *Zoologie.*)

CORRE et **LEJANNE**, médecins de la marine. — **Résumé de la matière médicale et toxicologique coloniale.** Un volume in-18 de 200 pages, avec figures dans le texte. . . . . 3 fr. 50

COURCHET (Lucien), agrégé à l'École de pharmacie de Montpellier. — **Du noyau dans les cellules végétales.** in-8°, de 184 pages. . . . . . 4 fr.

CRIE (Louis), professeur à la Faculté des sciences de Rennes, Dr ès sciences, pharmacien de 1re classe. — **Nouveaux éléments de botanique**, pour les candidats au baccalauréat ès sciences et les élèves en médecine et en pharmacie, contenant l'organographie, la morphologie, la physiologie, la botanique rurale et des notions de géographie botanique et de botanique fossile. 1 gros vol. in-18, de 1160 pages avec 1332 figures dans le texte. . . . . 10 fr.

CRIE (L.). — **Cours de botanique** (organographie, familles naturelles), pour la classe de 4e, et à l'usage des Écoles d'agriculture et forestières et des Écoles normales primaires, 3e édition. 1 beau vol. in-18, cartonné, de 500 pages, avec 863 figures dans le texte. . . . . 4 fr. 50

CRIE (L.). — **Anatomie et Physiologie végétales** (cours rédigé conformément aux nouveaux programmes), pour la classe de philosophie et les candidats au baccalauréat ès lettres. 2e édition. 1 vol. in-18, cartonné, de 250 pages, avec 230 figures dans le texte. 3 fr.

CRIE (L.). — **Premières notions de Botanique**, pour la classe de huitième et les Écoles primaires. 1 vol. in-18 cart., de 150 pages avec 132 fig. . . 2 fr.

CRIE (L.). — **Essai sur la Flore primordiale** : ORGANISATION. — DÉVELOPPEMENT. — AFFINITÉS. — DISTRIBUTION GÉOLOGIQUE ET GÉOGRAPHIQUE. Gr. in-8° avec nombreuses figures dans le texte. . . . . 3 fr.

DUTAILLY (G.), professeur à la Faculté des sciences de Lyon, docteur ès sciences naturelles. — **Sur l'apparition tardive d'éléments nouveaux dans les tiges et les racines des Dicotylédones.** 1 vol. in-8° de 105 pages, avec 8 planches hors texte. . . . . 8 fr.

FLUCKIGER, professeur à l'Université de Strasbourg, et **HANBURY**, membre des Sociétés royale et linnéenne de Londres. — **Histoire des drogues d'origine végétale**, traduite de l'anglais, augmentée de très nombreuses notes par le Dr J.-L. DE LANESSAN, professeur agrégé d'histoire naturelle à la Faculté de médecine de Paris. 2 vol. in-8° d'environ 700 pages chacun, avec 350 figures dessinées pour cette traduction. . . . . 25 fr.

FORET (La), revue forestière indépendante, paraissant le 6 de chaque mois, et envoyant en outre à ses abonnés, chaque semaine lorsqu'il y a lieu, un bulletin de mutations et nominations du personnel forestier.

ABONNEMENT POUR UN AN

France. . . . . 10 fr. | Étranger. . . . . 12 fr.
Les abonnements partent du 1er janvier et ne sont reçus que pour un an.

FORÊTS (Annuaire de l'administration des). Tableau complet au 1er février 1887, du personnel de l'administration des forêts de France et d'Algérie. 1 vol. grand in-8°, de 165 pages . . . . 3 fr. 50

FORQUIGNON (L.), professeur à la Faculté des sciences de Dijon. — **Les Champignons supérieurs.** PHYSIOLOGIE. — ORGANOGRAPHIE. — CLASSIFICATION. — Avec un vocabulaire des termes techniques. 1 vol. in-18, cartonné diamant, avec 100 figures. . . . . 5 fr.

GÉRARD (René), professeur agrégé à l'École supérieure de pharmacie de Paris. — **Traité pratique de micrographie** appliquée à l'étude de la Botanique, de la Zoologie, des Recherches cliniques et des Falsifications. 1 vol. gr. in-8° cartonné en toile, de 550 pages ou 280 figures dans le texte et 40 planches sur cuivre, hors texte contenant 1200 dessins. 18 fr.

GRANEL, professeur agrégé à la Faculté de médecine de Montpellier. — **L'Ergot, la rouille et la carie des céréales.** In-8° de 90 pages, avec figures dans le texte et une planche hors texte. . . . . 3 fr.

HANSTEIN. — **Le protoplasma considéré comme base de la vie des animaux et des végétaux.** Traduit de l'allemand. 1 vol. in-18. . . 2 fr.

E. HECKEL ET SCHLAGDENHAUFFEN. Nouvelles recherches sur le Bonduc et sur ses graines. Brochure in-8° . . . . 50 cent.

HENNEGUY (Ch.), préparateur au Collège de France. — **Les Lichens utiles.** In-8° de 120 pages avec 20 figures dans le texte. . . . . 3 fr.

LANESSAN (J.-L. de), professeur agrégé d'histoire naturelle à la Faculté de médecine de Paris. — **Manuel d'Histoire naturelle médicale (botanique, zoologie).** 2° édition. Corrigée et augmentée. 2 forts volumes in-18 formant 2200 pages avec 2050 figures dans le texte. . . . . 20 fr.
Cartonné diamant. . . . . 22 fr.

LANESSAN (J.-L. de). — **Flore de Paris** (phanérogames et cryptogames), contenant la description de toutes les espèces utiles ou nuisibles, avec l'indication de leurs propriétés médicales, industrielles et économiques et des tableaux dichotomiques très détaillés, permettant d'arriver facilement à la détermination des familles, des tribus, des genres et des espèces de toutes les phanérogames et cryptogames de la région parisienne ; augmentée d'un tableau donnant les synonymes latins, les noms vulgaires, l'époque de floraison, l'habitat et les localités de toutes les espèces, d'un vocabulaire des termes techniques et d'un memento des principales herborisations. 1 beau volume in-18 jésus de 950 pages avec 702 figures dans le texte.
Prix : broché . . . . 8 fr. | Cartonné diamant. . . . . . . 9 fr.

LANESSAN (J.-L. de). — **Du Protoplasma végétal.** Thèse présentée au concours d'agrégation (histoire naturelle). In-8° de 150 pages . . . . 4 fr.

LANESSAN (J.-L. de). — **Histoire des Drogues simples d'origine végétale.** 2 vol. in-8°. (Voir *Fluckiger et Hanbury*). . . . . 25 fr.

LANESSAN (J.-L. de). — **Flore générale des Champignons.** (Voir *Wunsche*.)

LANESSAN (J.-L. de). — **Revue internationale des Sciences biologiques.** (Voir ce mot.)

LORENTZ ET PARADE. — **Cours élémentaire de Culture des Bois.** 6° édition publiée par MM. A. Lorentz, directeur des forêts au ministère de l'agriculture, et L. Tassy. 1 beau vol. in-8° de 750 pages, avec une planche hors texte. . . . . 9 fr.

MANGENOT (G.). — **Les Algues utiles.** In-8° de 90 pages, avec 27 figures dans le texte. . . . . 3 fr.

MARCHAND (Léon), professeur à l'École supérieure de pharmacie de Paris. — **Botanique cryptogamique pharmaceutico-médicale.** 2 vol. gr. in-8° de 500 pages, avec de nombreuses figures dans le texte et des planches hors texte dessinées par Faguet.
L'ouvrage comprendra cinq parties :
1re Partie. — *Introduction à l'étude des Cryptogames* (parue).
2° Partie. — *Des Cryptogames protorganisés* (Ferments figurés et ferments amorphes) (parue).
3° Partie. — *Des Cryptogames sans chlorophylle* (Champignons et Lichens).
4° Partie. — *Cryptogames munis de chlorophylle* (Algues, Hépatiques, Mousses, Fougères, Prêles, Lycopodes, etc.).
5° Partie. — *Résumé des connaissances acquises dans le Cours de botanique cryptogamique, des herborisations*, etc.
Le tome I, qui comprend la 1re et la 2° partie, est en vente. Il forme 1 vol. de 509 pages, avec 130 figures dans le texte et une planche en taille-douce hors texte. . . . . 12 fr.
La 3° partie est sous presse.

MARCHAND (L.). — **De l'utilité de l'étude des Cryptogames au point de vue médico-pharmaceutique.** Cours professé à l'École supérieure de pharmacie de Paris. In-8° de 15 pages. . . . . 1 fr.

MARCHAND (L.). — **Des herborisations cryptogamiques.** In-8° de 15 pages. . . . . 1 fr.

NOEL (Arthur), inspecteur des forêts. **Essai sur les repeuplements artificiels et la restauration des vides et clairières des forêts.** Un vol. in-8° de 335 pages, avec 3 planches hors texte. . . . . 6 fr.

PIERRE (L.), directeur du Jardin botanique de Saïgon. — **Flore forestière de la Cochinchine.** Ouvrage publié sous les auspices du ministère de la marine et des colonies. 400 planches grand in-folio lithographiées d'après les dessins de l'auteur et 800 pages de texte.

CONDITIONS DE LA PUBLICATION ET DE LA SOUSCRIPTION :

Cette importante publication parait trimestriellement par fascicules de 16 planches et de 32 pages de texte.

Elle sera complète en 25 fascicules qui feront 5 volumes.

On paye 250 fr. en retirant les fascicules 1 à 8 et les fascicules 9 et 10 sont payés à l'avance.

On paye 125 francs en retirant le fascicule 11.

— 125 — — — 16.

— 125 — — — 21.

625 francs.

L'ouvrage une fois complet sera porté à 750 fr.

PORTES (L.), chimiste expert à l'Entrepôt, pharmacien en chef de Lourcine, et **F. RUYSSEN.** — **Traité de la Vigne et de ses produits,** précédé d'une préface de M. A. CHATIN, membre de l'Institut, directeur de l'École supérieure de pharmacie de Paris. 2 vol. de plus de 700 pages chacun avec de nombreuses figures dans le texte. Prix de l'ouvrage complet. . . . . 24 fr.

POULSEN (V.-A.). — **Microchimie végétale,** guide pour les recherches phytohistologiques à l'usage des étudiants, traduit d'après le texte allemand par J. Paul LACHMANN, licencié ès sciences naturelles. 1 vol. in-18. . . . . . . 2. fr.

QUELET (Lucien). — **Enchiridion Fungorum in Europa Media et praesertim in Galia vigentium.** 1 vol. in-18, cartonnage percaline verte, tranches rouges. . . . . 10 fr.

Exemplaire interfolié de papier blanc quadrillé. . . . . 14 fr.

L. TASSY. — **Aménagement des forêts.** 1 vol. in-8° de 700 pages, 3e édition très augmentée, 1886 . . . . 8 fr.

L. TASSY. — **État des forêts en France.** Travaux à faire et mesures à prendre pour les rétablir dans les conditions normales. Une brochure in-8 de 120 pages. — Prix. . . . . 2 fr.

Ce travail est extrait de la 3e édition de « L'Aménagement des Forêts ».

VILLA-FRANCA (baron de). — **Note sur les plantes utiles du Brésil.** in-8°. . . . . 2 fr.

WUNSCHE (Otto), professeur au Gymnasium de Zwickau. — **Flore générale des Champignons.** Organisation, propriétés et caractères des familles, des genres et des espèces, traduit de l'allemand et annoté par J.-L. DE LANESSAN, professeur agrégé à la Faculté de médecine de Paris. 1 vol. in-18 de plus de 500 pages. . . . . 8 fr.

Cartonné diamant . . . . 9 fr.

ZOOLOGIE ET ANTHROPOLOGIE

AUBUSSON (Louis Magaud d'). — **Les Oiseaux de la France.** Tome Ier *Corvidés.* 1 beau vol. in-4° cartonné, contenant 100 pages de texte et 22 planches dessinées et coloriées d'après nature. , ... 35 fr.

L'ouvrage sera complet en 8 volumes. Le tome II est sous presse.

BALBIANI, professeur au Collège de France. — **Cours d'Embryogénie comparée du Collège de France.** *De la génération des Vertébrés.* Recueilli et publié par M. F. HENNEGUY, préparateur du cours. Revu par le professeur. 1 beau vol. grand in-8° avec 150 figures dans le texte et six planches chromolithographiques hors texte. . . . . 15 fr.

BALBIANI. — **Cours d'Embryogénie comparée du Collège de France.** *Leçons sur les Sporozoaires,* recueilli par le Dr J. PELLETAN, revu par le professeur. 1 vol. grand in-8°, contenant 52 figures dans le texte et 5 planches lithographiées hors texte. . . . . 10 fr.

BARROIS (J.). — **Recherches sur l'embryologie des Bryozoaires.** 1 vol. in-4° de 305 pages, avec 16 planches hors texte contenant 287 figures. . 30 fr.

BERENGER-FÉRAUD (L.-J.-B.), médecin en chef de la marine. — **La Race provençale.** Caractères anthropologiques, mœurs, coutumes. aptitudes. etc. et ses peuplades d'origine, 1 vol. in-8° de 400 pages. . . . . 8 fr.

BRIEGER, professeur à l'Université de Berlin. **Microbes ptomaïnes et maladies.** Traduit et annoté par les docteurs ROUSSY et WINTER, avec une préface du professeur HAYEM. Un volume in-18 de 250 pages. Prix . . . . 3 fr. 50.

BULLETIN SCIENTIFIQUE DU DÉPARTEMENT DU NORD et des pays voisins, publié sous la direction de M. Alfred GIARD, professeur à la Faculté des sciences et à la Faculté de médecine de Lille. Paraissant tous les mois, depuis 1878, par cahier de 32 pages, avec figures.

ABONNEMENT POUR UN AN :

France et étranger. 8 fr.
Les abonnements partent de janvier et ne sont reçus que pour un an.

CARNOY (J.-B). — Professeur à l'Université de Louvain. **La biologie cellulaire,** étude comparée de la cellule dans les deux règnes. 1er fascicule : Un volume de 300 pages avec 141 figures dans le texte. Prix. . . . . . 12 fr.
L'ouvrage sera publié en 3 fascicules, payables séparément. — On peut dès maintenant souscrire à l'ouvrage complet pour 25 francs.

CAUVIN (Ch.), médecin de 1re classe de la marine. — **Mémoire sur les races de l'Océanie.** 1 vol. in-8° avec figures. . . . . 5 fr.

CORRE (A.), professeur agrégé à l'École de Brest. — **La Mère et l'Enfant dans les Races humaines.** In-18 de 300 pages, avec figures dans le texte. 3 fr. 50

COUTANCE (A.), professeur des sciences naturelles à l'École de médecine navale de Brest. — **Les théories de la vie jugées dans l'œuf.** — 1 vol. in-8 de 105 pages. . . . . 3 fr.

DEBIERRE (Ch.), professeur agrégé à la Faculté de médecine de Lyon. — **Manuel d'embryologie humaine et comparée,** précédé d'une préface de M. J. RENAUT, professeur d'anatomie générale à la Faculté de médecine de Lyon. 1 vol. in-18 de 796 pages, avec 321 figures dans le texte et 8 planches en couleur hors texte. . . . . 8 fr.

DICTIONNAIRE DES SCIENCES ANTHROPOLOGIQUES. Anatomie, crâniologie, archéologie préhistorique, ethnographie, (mœurs, lois, arts, industrie), démographie, langues, religions. Publié sous la direction de MM. A. BERTILLON, COUDEREAU, A. HOVELACQUE, ISSAURAT, ANDRÉ LEFÈVRE, CH. LETOURNEAU, DE MORTILLET, THULIÉ ET E. VÉRON. 1re partie (A.-H.), livraison 1 à 12. 1 beau volume petit in-4° de 560 pages, imprimé à deux colonnes avec de nombreuses figures dans le texte. Prix. . . . . 15 fr.
L'ouvrage sera complet en 24 livraisons. Les livraisons 13 à 19, commençant la 2e partie, sont parues (avril 1887). Prix de chaque livraison. . . . . 1 fr. 25

FABRE (P.). — **Du rôle des Entozoaires** et en particulier des Anchylostomes dans la pathologie des mineurs. Br. in-8°. . . . . 2 fr.

FOSTER et **LANGLEY**. — **Cours élémentaire et pratique de Physiologie générale,** traduit de l'anglais par F. PRIEUR, bibliothécaire des facultés de Besançon. 1 vol. in-18 de 450 pages avec 115 figures. . . . . 5 fr.

HALLEZ, docteur ès sciences, professeur à la Faculté de médecine de Lille. — **Contribution à l'histoire naturelle des Turbellariés.** 1 vol. in-4° de de 215 pages, avec 11 planches sur cuivre hors texte. . . . . 25 fr.

HALLEZ. — **Recherches sur l'embryogénie** et sur les conditions du développement de quelques Nématodes. 1 vol. in-8° de 75 pages, avec 4 planches. . . . . 6 fr.

HALLEZ. — **Sur un nouveau Rhizopode** (*Arcyothrix, Balbiani, nov. gen. nov. sp.*) Une brochure in-8° de 5 pages avec une planche hors texte. . . 2 fr.

HALLEZ. — **Pourquoi nous ressemblons à nos parents ?** Une brochure in-8° de 25 pages. . . . . 2 fr.

HALLEZ. — **Anatomie de l'Atractis dactylura** (Duj.), une brochure in-8°, de 20 pages, avec une planche double. . . . . 3 fr.

HERON-ROYER. — **Note sur l'œuf de la première période embryonnaire du Pélodyte ponctué.** In-8°, avec 3 planches hors texte, contenant 36 figures. . . . . 2 fr.

L'HOMME. — **Journal illustré des Sciences anthropologiques,** publié sous la direction de Gabriel DE MORTILLET, paraissant tous les quinze jours, le 10 et le 25 de chaque mois.

ABONNEMENT POUR UN AN

France et Algérie. . . . . 20 fr. | Union postale. . . . . . . 22 fr.
Les abonnements partent du 1er janvier et ne sont reçus que pour un an.

HOVELACQUE (Abel). — **Les débuts de l'humanité. L'homme primitif contemporain.** In-18 de 336 pages, avec 40 figures dans le texte. . 3 fr. 50

HUXLEY (T.-H.), secrétaire de la Société Royale de Londres et **MARTIN** (H.-N.). — **Cours élémentaire et pratique de Biologie,** traduit de l'anglais par F. PRIEUR. 1 vol. in-18 de 400 pages. . . . . 4 fr.

LACERDA (J.-B. de), sous-directeur du laboratoire de physiologie de Rio-de-Janeiro. — **Leçons sur le venin des serpents du Brésil** et sur la méthode de traitement des morsures venimeuses. 1 vol. in-18 avec 3 planches chromolithographiques hors texte. . . . . 8 fr.

LANESSAN (J.-L. de). professeur agrégé d'histoire naturelle à la Faculté de médecine de Paris. — **Traité de Zoologie. Protozoaires.** 1 beau vol. grand in-8° de 350 pages, avec table alphabétique et 300 figures dans le texte. . . . 10 fr.

Le traité de zoologie parait par volumes ou parties à 300 ou 400 pages, ornés de très nombreuses figures, contenant l'histoire complète d'un ou plusieurs groupes d'animaux, et terminés par une table analytique.

1re partie. — *Les Protozoaires* (parue).

2e partie. — *Les Œufs et les Spermatozoïdes des Métazoaires. Les Cœlentérés* (sous presse).

3e, 4e et 5e partie. — *Les Vers et les Mollusques.*

6e et 7e partie. — *Les Arthropodes.*

8e, 9e et 10e partie. — *Les Proto-Vertébrés et les Vertébrés.*

LANESSAN (J.-L. de). — **Manuel de Zootomie,** guide pratique pour la dissection des animaux vertébrés et invertébrés à l'usage des étudiants en médecine, des écoles vétérinaires et des élèves qui préparent la licence ès sciences naturelles, par August Mojsisovics Elden Von Mojsjvar, privat-docent de zoologie et d'anatomie comparée à l'Université de Graz. Traduit de l'allemand et annoté par J.-L. de Lanessan. 1 vol. in-8° d'environ 400 pages, avec 128 figures dans le texte. . 9 fr.

LANESSAN (J.-L. de). — **Le Transformisme. Évolution de la matière et des êtres vivants.** 1 fort vol. in-18 de 600 p., avec fig. dans le texte. 6 fr.

MONIEZ (R.), professeur à la Faculté de médecine de Lille. — **Essai monographique sur les Cysticerques,** In-4° de 100 pages, avec 3 planches hors texte. contenant 37 figures. . . . . 15 fr.

MONIEZ (R.). — **Études sur les Cestoïdes** 1 vol. in-4° de 200 pages, avec 12 planches hors texte. . . . . 30 fr.

NABIAS. — **Les Gales et leurs habitants..** Un volume grand in-8 de 150 pages. . . . . 4 fr.

ORGEAS (G.), ancien médecin de la marine. **La Pathologie des races humaines et le problème de la colonisation.** Un volume grand in-8° de 420 pages. . . . . 9 fr.

PHILIPPON (Gustave), professeur d'Histoire naturelle au Lycée Henri IV. — **Cours de zoologie, l'homme et les animaux,** rédigé suivant les nouveaux programmes, pour les Lycées et Collèges, et à l'usage des Écoles normales primaires. Un joli volume in-18 cartonné toile, de 500 pages, avec 300 figures dans le texte. . . . . 4 fr. 50

RAY-LANKESTER (E.), professeur de zoologie et d'anatomie comparée à l' « University college » de Londres. — **De l'embryologie et de la classification des animaux.** 1 vol. in-18 de 107 pages, avec 37 figures hors texte. . . . . 1 fr. 50

REVUE INTERNATIONALE DES SCIENCES BIOLOGIQUES, publiée sous la direction de M. J.-L. de Lanessan. 2 vol. gr. in-8° de 600 pages chacun par année. Les années 1878, 1879, 1880, 1881, 1882 et 1883, formant 12 forts volumes, sont en vente.

> *Prix de l'année* 1878. . . . . 30 *francs.*
> *Prix de chaque année suivante.* . . . . 20 *francs.*
> *Prix de chaque volume séparément.* . . . . . . 10 *francs.*

REY (Marius). — **Étude anthropologique sur les Botocudos.** In-8° de 80 pages, avec 10 figures dans le texte et 1 planche lithographique hors texte. . . . . 3 fr.

ROCHEBRUNE (A.-T. de), ancien médecin colonial à Saint-Louis (Sénégal), aide-naturaliste au Muséum d'histoire naturelle de Paris. — **Faune de la Sénégambie.**

SONT EN VENTE :

Le 1er fascicule. *Les Poissons,* gr. in-8 avec 16 planches. Prix. . . . . . 10 fr.

Le 2e — *Les Mammifères,* gr. in-8 avec 9 planches. Prix. . . . 10 fr.

Le 3e — *Les Oiseaux,* gr. in-8 avec 30 planches. Prix . . . . . 30 fr.

Le 4e — *Les Reptiles,* gr. in-8 avec 20 planches. Prix. . . . . 20 fr.

Le 5e — *Les Amphibiens,* gr. in-8 avec 10 planches. Prix. . . . 10 fr.

Le 6e — *Introduction et Table,* gr. in-8 avec portrait de l'auteur et une carte géographique . . . . 10 fr.

VERTEBRATORUM NOVORUM VEL MINUS COGNITORUM ORÆ AFRICÆ occidentalis incolarum diagnoses. Auctore Dr A. T. de Rochebrune, Museo Parisiensi. Une brochure in-8 de 16 pages. Prix. . . . . 2 fr.

SELVATICO (Sylvestro). — **Sur le développement embryonnaire des Bombyciens.** Traduit par le Dr J. Pelletan. In-8° avec 7 planches hors texte.   2 fr. 50
TARTARIN. — **L'âge de la pierre à Saint-Martin-la-Rivière (Vienne)**, description d'un cimetière et de stations préhistoriques. Une brochure in-8 de 45 pages.   1 fr. 50
TROUESSART (Ed.-L.) et **MEGNIN** (P.). — **Les Sarcoptides plumicoles ou analgésinés.** 1re partie. *Les Ptérolichés.* gr. in-8° de 90 pages, avec 17 figures et 2 planches hors texte.   3 fr.
WAGNER (Morittz). — **De la Formation des Espèces par la ségrégation**, traduit de l'allemand. 1 vol. in-18.   1 fr. 50

MINÉRALOGIE, GEOLOGIE ET PALÉONTOLOGIE

BARROIS (Ch.). maître de conférences à la Faculté des sciences de Lille. — **Recherches sur les terrains anciens de la Galice.** In-4° de 530 pages, avec 20 planches hors texte.   40 fr.
BARROIS (Ch.). — **Notes sur les terrains paléozoologiques de la Bretagne.** Brochure in-8°.   5 fr.
BARROIS (Ch.). — (Voir *Zittel et Schimper.*)
CRIE (Louis). — **Essai sur la Flore primordiale :** Organisation. — Développement. — Affinités. — Distribution géologique et géographique. Gr. in-8° avec nombreuses figures dans le texte.   3 fr.
GOSSELET (J.), professeur à la Faculté des sciences de Lille. — **Esquisse géologiques du Nord de la France.** Gr. in-8° avec planches et coupes.
  Tome Ier — Terrains primaires.   10 fr.
  Tome II — Terrains secondaires.   12 fr.
  Tome III — Terrains tertiaires.   10 fr.
GOSSELET (J.). — **Etudes sur le terrain houiller du nord de la France.** In-8° avec coupes, 3 fascicules, chacun.   1 fr.
JAGNAUX (R.), membre de la Société Minéralogique de France et de la Société des Ingénieurs. — **Traité de Minéralogie appliquée** aux arts, à l'industrie, au commerce et à l'agriculture, comprenant les principes de cette science, la description des minéraux, des roches utiles et celle des procédés industriels et métallurgiques auxquels ils donnent naissance, à l'usage des candidats à la licence, des ingénieurs, des chimistes, des métallurgistes, des industriels, etc., etc. Un très fort volume gr. in-8° de 900 pages, avec 468 figures dans le texte.   20 fr.
PERSIFLOR FRASER. Mémoire sur la géologie de la partie sud-est de la Pensylvanie. Petit in-4°.   8 fr.
PORTES (L.), pharmacien en chef de l'hôpital de Lourcine. — **Manuel de minéralogie.** 1 vol. in-18 raisin, cartonné diamant, de 366 pages, avec 66 figures intercalées dans le texte.   5 fr.
ZEILLER. — **Notes sur la Flore Houillère des Asturies.** Petit in-4°.   2 fr.
ZITTEL (Karl), professeur à l'Université de Munich, et **SCHIMPER** (Ch.). professeur à l'Université de Strasbourg. — **Traité de Paléontologie.** Traduit de l'allemand par Ch. Barrois, maître de conférences à la Faculté des sciences de Lille. 3 vol. grand in-8° de 700 à 800 pages chacun, avec 1800 figures dans le texte.
Le tome I — *Paléozoologie.* 1 vol. in-8° de 770 pages, avec 563 figures dans le texte, est en vente.   37 fr. 50
Le tome II — *Paléozoologie* (fin). Comprenant les mollusques, les articulés, avec 1109 figures dans le texte.   45 fr.
Le Tome III — *Paléobotanique.* — (Sous presse.)

CHIMIE, ÉLECTRICITÉ ET MAGNÉTISME

ARTHUIS (A.). — **Electricité statique,** manuel pratique de ses applications médicales. 1 vol. in-18 de 207 pages avec figures.   3 fr.
BARDET (G.). — **Traité élémentaire et pratique d'électricité médicale** avec une préface de M. le professeur C. M. Gariel. 1 beau vol. in-8° de 640 pages, avec 250 figures dans le texte.   10 fr.
BARDET (G.). — **De l'exposition d'électricité au point de vue médical et thérapeutique.** In-8° de 100 pages, avec 90 figures dans le texte. 2 fr. 50.
BARETY (A.), ancien interne des hôpitaux de Paris. — **Le Magnétisme animal,** étudié sous le nom de force neurique rayonnante et circulante, dans ses propriétés physiques. 1 vol. gr. in-8° de 600 pages avec 82 figures.   14 fr.
BERNHEIM professeur à la Faculté de médecine de Nancy. — **De la suggestion et de ses applications à la thérapeutique,** 1 vol. in-18, cartonné diamant, de 450 pages avec figures dans le texte.   6 fr.
BERNHEIM. — **De la suggestion dans l'état hypnotique.** Réponse à M. Paul Janet. Br. in-8° avec figures dans le texte.   0 fr. 50

BOUDET DE PARIS, ancien interne des hôpitaux de Paris. — **Electricité Médicale**. Etudes électrophysiologiques et cliniques. 1 vol. gr. in-8° de 600 pages, avec de nombreuses figures dans le texte. Cet ouvrage paraîtra en 3 fascicules. Le 1er fascicule est en vente, il forme 100 pages.   . 3 fr.
Le 2e et le 3e fascicule paraîtront en 1886.

BOUDET DE PARIS. — **L'Electricité en médecine**. Br. in-8°. . . . . 1 fr.

BOUDET DE PARIS. — **La photographie sans appareils** pour la reproduction des dessins, gravures, Photographies et objets, plans quelconques in-8 avec 10 planches en héliogravures hors texte. . . . . 3 fr. 50

CHAZARIN et **CH. DECLE** . — **Découverte de la polarité humaine**. Une brochure de 30 pages avec une planche hors texte. . . . . 2 fr.

DUJARDIN-BEAUMETZ et **AUDIGE**. — **Recherches expérimentales sur la puissance toxique des alcools**. Ouvrage couronné par l'Académie de médecine. 1 vol. gr. in-8° de 400 pages. . . . . 10 fr.

DUJARDIN-BEAUMETZ et **AUDIGE**. — **Recherches expérimentales sur les alcools par fermentation**. In-8° de 61 pages. . . . . 2 fr.

DUTER (E.), agrégé de l'Université, docteur ès sciences physiques, professeur de physique au lycée Louis-le-Grand. — **Cours d'électricité** rédigé conformément aux nouveaux programmes. 1 vol. in-18. cartonné toile, de 280 pages, avec 200 figures dans le texte. . . . . 3 fr. 50

GARIEL (C.-M.), professeur agrégé à la Faculté de médecine de Paris, membre de l'Académie de médecine, ingénieur en chef des ponts et chaussées. — **Traité pratique d'électricité**, comprenant les applications aux *Sciences* et à l'*Industrie* et notamment à la *Télégraphie*, à l'*Eclairage électrique*, à la *Galvanoplastie*, à la *Physiologie*, à la *Médecine*, à la *Météorologie*, etc.. etc. Deux beaux volumes grand in-8 formant 1000 pages avec 600 figures dans le texte. Ouvrage complet . . . . 24 fr.

GAY (François), professeur agrégé à l'Ecole supérieure de pharmacie de Montpellier. — **Altérations dites spontanées des médicaments chimiques**, causes et phénomènes, moyens de conservation. In-8° de 136 pages . 3 fr.

GIBIER (P.). — **Le Spiritisme (Fakirisme occidental)**. Un vol. in-18 de 400 p. avec figures. . . . . 4 fr.

GRAHAM (professeur). — **La chimie de la panification**, traduit de l'anglais. 1 vol. in-18 . . . . 2 fr.

HETET, pharmacien en chef de la marine, professeur de chimie à l'Ecole de médecine navale de Brest. — **Manuel de chimie organique** avec ses applications à la médecine, à l'hygiène et à la toxicologie. 1 vol. in-18, de 880 pages, avec 50 figures dans le texte. Broché . . . . 8 fr.
Cartonné. . . . . 9 fr.

JAGNAUX (R.), professeur de chimie à l'Association philotechnique, membre de la Société Minéralogique de France, et de la Société des ingénieurs civils etc. — **Traité de chimie générale analytique et appliquée**, 4 vol. grand in-8 formant 2200 pages avec 800 figures dans le texte, et deux planches en couleur hors texte . . . . 48 fr.

JAGNAUX (R.) — **Traité pratique d'analyses chimiques et d'essais industriels**, méthodes nouvelles pour les dosages des substances minérales, minerais. métaux, alliages et produits d'art, à l'usage des ingénieurs, des chimistes, des métallurgistes, etc. 1 vol. in-18 de 500 pages avec figures . . . . . . 6 fr.

NEUMANN. — **Les appareils électro-médicaux à l'exposition d'électricité**. Br. in-8° . . . . 1 fr. 50

OCHOROWICZ (J.), ancien professeur agrégé à l'Université de Lemberg. **La Suggestion mentale**. 1 vol. in-18 jésus, de 500 pages. . . . . . . 5 fr.

ORDONNEAU (Ch.), pharmacien, membre de la Société chimique de Paris. — **Alcools et eaux-de-vie**, études chimiques comparatives. 1 vol. in-12 de 110 pages. Prix. . . . . 3 fr.

PAULIER (A.-B.) et **HETET**, professeur de chimie légale à l'Ecole navale de Brest, pharmacien en chef de la marine. — **Traité élémentaire de Médecine légale, de Toxicologie et de Chimie légale**. 2 vol. in-18 formant 1350 pages avec 150 figures dans le texte et 24 planches en couleur hors texte. . . 18 fr.

YUNG (Emile), Privat-Docent à l'Université de Genève. — **Le Sommeil normal et le Sommeil pathologique**, magnétisme animal, hypnotisme, névrose hystérique. 1 vol. in-18. . . . . 2 fr. 50

CORBEIL. — IMPRIMERIE RENAUDET.